新时代职业教育护理专业高水平实践教学系列教材

U0772014

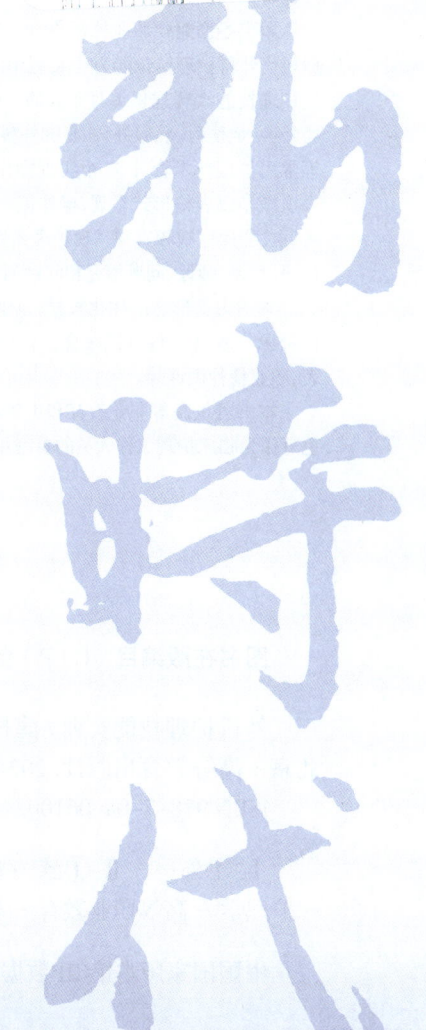

外科护理
技能实训

□ 主编 薛梅 曹晶 张彦芳

中国教育出版传媒集团

高等教育出版社·北京

内容简介

　　本书是新时代职业教育护理专业高水平实践教学系列教材之一，是根据现代外科护理岗位能力需求、全国护士执业资格考试大纲及全国职业院校护理技能大赛规程编写而成的。内容包含 9 个模块，涵盖围手术期、神经外科、烧伤科、乳腺外科、心胸外科、普通外科、肝胆外科、泌尿外科、骨科等常用护理技术合计 57 个实训操作任务。本书通过临床案例导入任务，每项操作以表格形式呈现，操作流程明晰，附有情境对话，图文并茂；同时通过技能操作视频直观呈现护理操作程序和职业规范；实训评价反馈采用自评、互评、师评、问题探究和问题测试等多种形式，进行全方位评价。

　　本书为新形态一体化教材，以纸质教材为载体，用二维码将数字教学化资源与教材进行有机融合。教学配套资源有 PPT、视频、测试题、评价表、职业精神微课等。

　　本书可供高等职业教育和中等职业教育护理、助产等专业教学使用，也可作为临床护理工作人员的参考用书。

图书在版编目（CIP）数据

外科护理技能实训 / 薛梅，曹晶，张彦芳主编. --
北京：高等教育出版社，2024.6
　　ISBN 978-7-04-061002-4

　　Ⅰ. ①外… 　Ⅱ. ①薛… ②曹… ③张… 　Ⅲ. ①外科学 – 护理学 – 高等职业教育 – 教材 　Ⅳ. ①R473.6

　　中国国家版本馆CIP数据核字（2023）第148717号

WAIKE HULI JINENG SHIXUN

策划编辑	夏　宇	责任编辑	夏　宇	封面设计	王　琰	版式设计	徐艳妮
责任绘图	易斯翔	责任校对	刘丽娴	责任印制	赵义民		

出版发行	高等教育出版社	网　　址	http://www.hep.edu.cn
社　　址	北京市西城区德外大街4号		http://www.hep.com.cn
邮政编码	100120	网上订购	http://www.hepmall.com.cn
印　　刷	北京市白帆印务有限公司		http://www.hepmall.com
开　　本	850mm×1168mm　1/16		http://www.hepmall.cn
印　　张	19		
字　　数	520千字	版　　次	2024 年 6 月第 1 版
购书热线	010-58581118	印　　次	2024 年 6 月第 1 次印刷
咨询电话	400-810-0598	定　　价	58.00元

新时代职业教育护理专业高水平实践教学系列教材
编审委员会

《外科护理技能实训》编写人员

主　编　薛　梅　曹　晶　张彦芳
副主编　刘　萍　郭书芹　字绍芬　蒋争艳　陈梅丽
编　者　(以姓氏笔画为序)
　　　　王　莉 (安徽医学高等专科学校)
　　　　刘　萍 (天津医学高等专科学校)
　　　　字绍芬 (昆明卫生职业学院)
　　　　李　津 (天津医学高等专科学校)
　　　　李雅雪 (沧州医学高等专科学校)
　　　　张远波 (北京协和医院)
　　　　张彦芳 (洛阳职业技术学院)
　　　　陈　超 (河南护理职业学院)
　　　　陈梅丽 (首都儿科研究所附属儿童医院)
　　　　尚娟娟 (沧州医学高等专科学校)
　　　　项　彬 (南昌健康职业技术学院)
　　　　侯海燕 (北京协和医院)
　　　　郭书芹 (沧州医学高等专科学校)
　　　　黄玲芳 (广西卫生职业技术学院)
　　　　曹　晶 (北京协和医院)
　　　　戚　蓉 (昆明卫生职业学院)
　　　　蒋争艳 (广西卫生职业技术学院)
　　　　薛　梅 (天津医学高等专科学校)

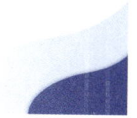

在国家卫生健康事业的宏伟蓝图中,护理工作占据着举足轻重的地位,在维护和促进人民健康方面发挥着不可替代的作用。习近平总书记强调:要关心爱护广大护士,把加强护士队伍建设作为卫生健康事业发展重要的基础工作来抓。本系列教材的编写,正是基于这一时代背景,旨在培养具有专业素养和人文关怀的护理人才,为健康中国建设贡献力量。2024 年,教育部将护理专业列入国家控制布点专业,体现了国家对护理教育的高度重视和战略布局。

教材是育人育才的重要载体,是教育教学中不可或缺的一环。近些年,在国家的大力支持和各界同道的不断努力下,我国护理专业教材规模显著扩大,质量明显提升,为稳定教学秩序、提高教学质量提供了坚实保障。新时代职业教育护理专业高水平实践教学系列教材,是在广泛深入的社会调研基础上,以行业需求和岗位要求为导向,按专业核心技术进行编写的。纵览全书,其主要特色和创新之处体现在以下四个方面:

一是立德树人,德技并修。系列教材以立德树人为根本任务,强调德技并修、德能并重,以临床真实案例为载体,结合岗位场景,按照护理程序,加入护患沟通交流,强化思政引领,将技术操作、人文关怀、职业精神深度融合。

二是岗课融合,实践导向。系列教材以护理工作程序为主线,将岗位新技术、执业新标准、护理新规范、大赛新要求有机融入,以问题为导向,层层探究,引导学生构建临床思维,提升分析、解决问题的能力。

三是纸数结合,创新教学。党的二十大报告提出"推进教育数字化",推进护理教材的数字化建设是服务教育数字化战略、助力护理教育高质量发展的关键内容。系列教材以纸质为纲,数字协同,虚实结合,创新实训教材新形态,嵌入虚拟场景、情景模拟训练,引入智能辅教,配套数字互动平台,将教材、课堂、教学资源进行立体融合数字升级,实现实训教材的交互式学习和泛在式学习。

四是评价创新,促进改革。系列教材创新性地将学生反思自评引入实训过程性评价系统,弥补了既往教材评价环节的不足,有助于促进学习者评判性思维能力的养成。

该系列教材的出版,是响应国家教育方针、深化产教融合的重要举措,希望能够成为学校和企业推进产教深度融合的重要抓手。该系列教材融系统性、学术性、数字化为一体,将为我国职业教育和卫生健康事业高质量发展做出积极的贡献。

前　言

党的二十大报告提出,推进健康中国建设,把保障人民健康放在优先发展的战略位置。护理工作是卫生健康事业发展的重要组成部分,"以病人为中心"的整体护理模式变革对护理人员的素质、理论知识和技能提出了更新、更高的要求。在这种情况下,迫切要求开发与人才培养相适应的,融合了"新理念、新知识、新技术"的新形态一体化技能实训教材,以更好地满足现代社会和护理学发展的需要,保障人民对健康的需求。

本教材以党的二十大精神为指引,遵照全国职业教育大会和新职业教育法的要求,全面贯彻党的教育方针,落实立德树人根本任务,以职业能力培养为核心,强化医学知识与人文精神相融合,突出护理技能与临床思维并重,旨在培养德智体美劳全面发展,具有"敬佑生命、救死扶伤、甘于奉献、大爱无疆"医学精神的高素质护理专业人才。

本教材包含了围手术期、神经外科、烧伤科、乳腺外科、心胸外科、普通外科、肝胆外科、泌尿外科、骨科等疾病护理9个学习模块合计57个实训操作任务。通过临床案例导入任务,突出现代临床外科护理岗位的目标要求;按照护理程序的工作方法,结合真实临床场景案例以及沟通说明,突出外科护理工作过程的实践性;通过职业精神视频,强化课程思政;采用自评、互评、师评、问题探究和问题测试等多种形式,进行全方位评价。

与本教材配套的"护理技能实训数字学习系统"以多媒体教学资源和网络技术为基础,将护理实训教材、实训任务大纲、实训学习资源、实训评估体系等融为一体,着眼于教学应用,贯穿课前、课中及课后实训。通过先学后教、自主学习的理念,改变教学中的师生关系,使学生成为教学的主体,教师转变为指导者和辅助者,实现教学观念的转变,提升课堂教学的质量和效率,为学生的主动学习和全面发展奠定坚实的基础;实现教学过程数字化转型及优质教育资源共享。学习者关注"医博教育"微信公众号,在教材书架选取相应的科目进行在线自主学习;线下技能实训任务完成后,点击"进入自评"开展在线测评;该系统还设有问题测试习题可供学习者日常自主复习。

本教材的特色与创新之处在于:一是德技融合,既注重实训操作流程,更注重人文关怀、职业素养以及创新精神的有机融合,培养学生分析、解决问题及临床思维能力;二是岗课赛证融合,融入真实岗位工作内容、护士执业准入要求、技能大赛规程、职业技能等级证书制度,实施实践教学课程改革;三是纸数融合,以二维码技术为桥梁,将数字教学资源与纸质教材进行有机融合,实现线上线下混合的学习模式,推进教育数字化。

为强化产教融合、科教融汇的职业教育类型特色,本教材在广泛深入的临床调研基础上,以行业需求、岗位要求为导向,以专业教学标准为指导,与北京协和医院、首都儿科研究所附属儿童医院、沧州医学高等专科学校、安徽医学高等专科学校、广西卫生职业技术学院、昆明卫生职业学院、南昌健康职业技术学院、河南护理职业学院、洛阳职业技术学院等单位合作开发。编写人员既有高职院校的外科护理课程专任教师,也有来自临床一线的护理专家。具体编写分工如下:模块一由王莉、李津、刘萍、薛梅、陈梅丽编写;模块二、模块三由尚娟娟编写;模块四由郭书芹编写;模块五由黄玲芳、张远波编写;模块六由侯海燕、曹晶编写;模块七由项彬编写;模块八由字绍芬编写;模块九由蒋争艳、陈超、张彦芳、李雅雪、戚蓉编写。

　　现代医学及护理学在不断发展,书中难免存在疏漏,恳请各位读者给予批评指正,全体编者将不忘初心、牢记使命、谦虚谨慎,不断提高教材编写质量,力争使本书日臻完善。

主　编

2024 年 3 月

目 录

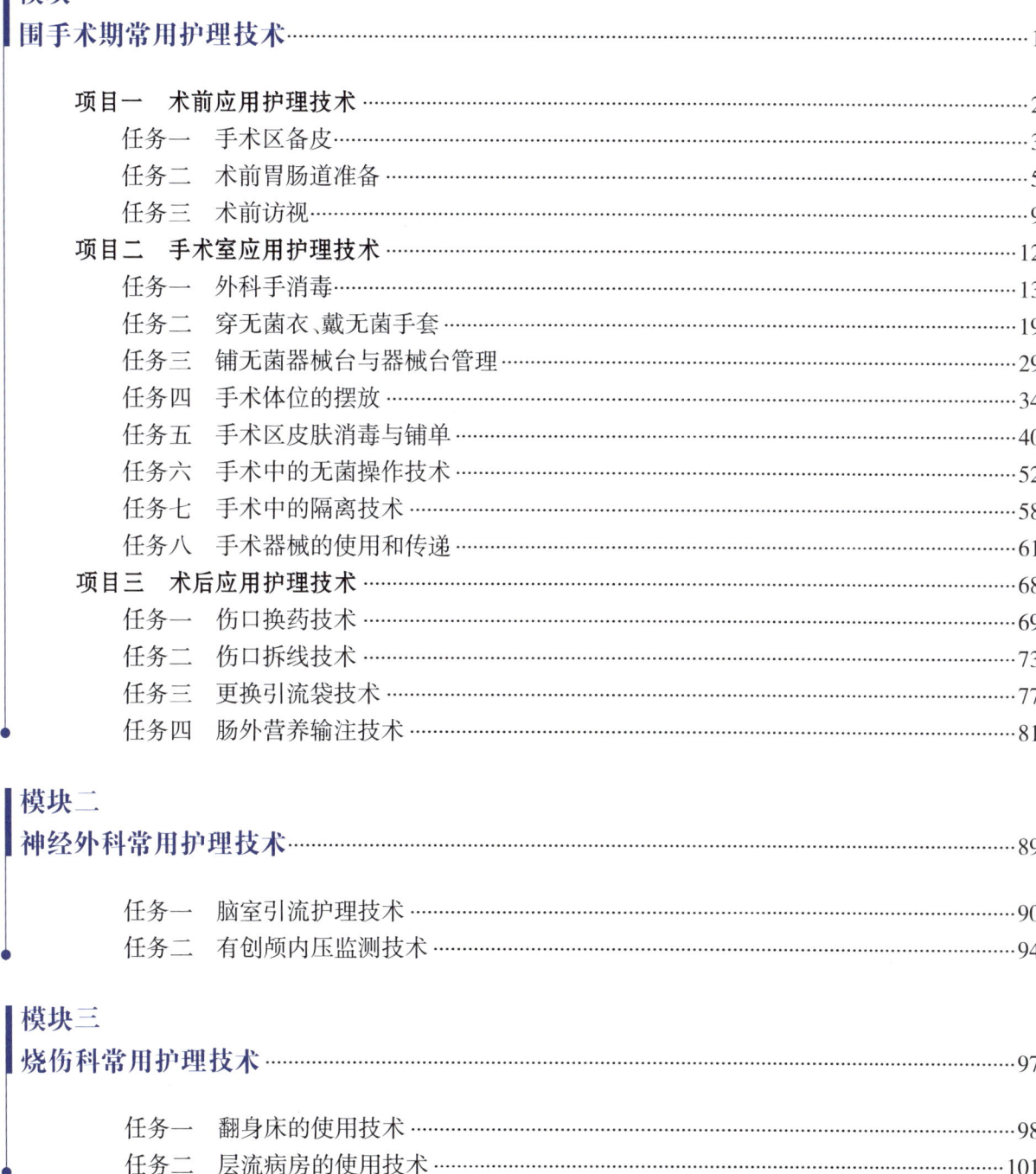

模块一

围手术期常用护理技术

— ▸▸▸ **模块导航**

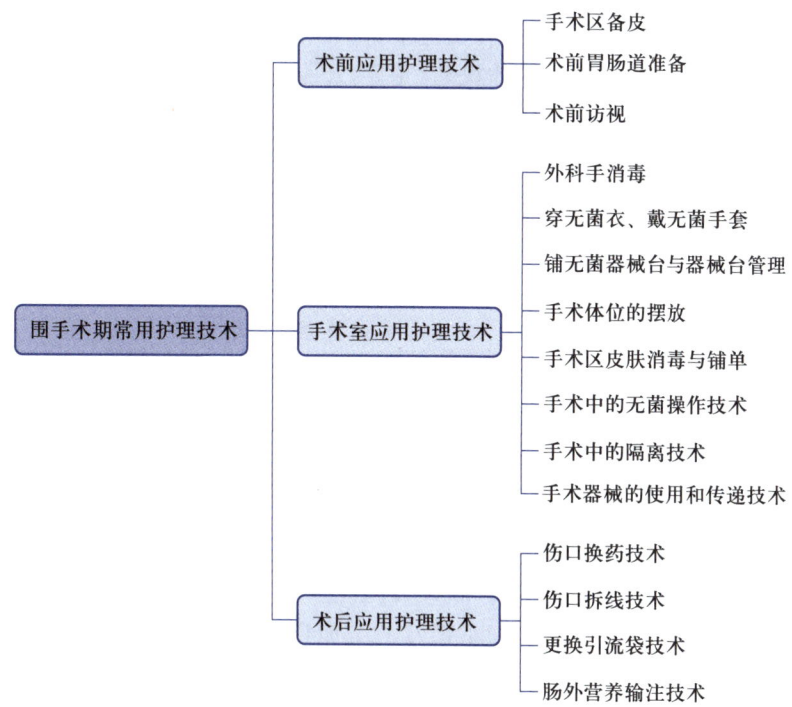

围手术期常用护理技术

- 术前应用护理技术
  - 手术区备皮
  - 术前胃肠道准备
  - 术前访视

- 手术室应用护理技术
  - 外科手消毒
  - 穿无菌衣、戴无菌手套
  - 铺无菌器械台与器械台管理
  - 手术体位的摆放
  - 手术区皮肤消毒与铺单
  - 手术中的无菌操作技术
  - 手术中的隔离技术
  - 手术器械的使用和传递技术

- 术后应用护理技术
  - 伤口换药技术
  - 伤口拆线技术
  - 更换引流袋技术
  - 肠外营养输注技术

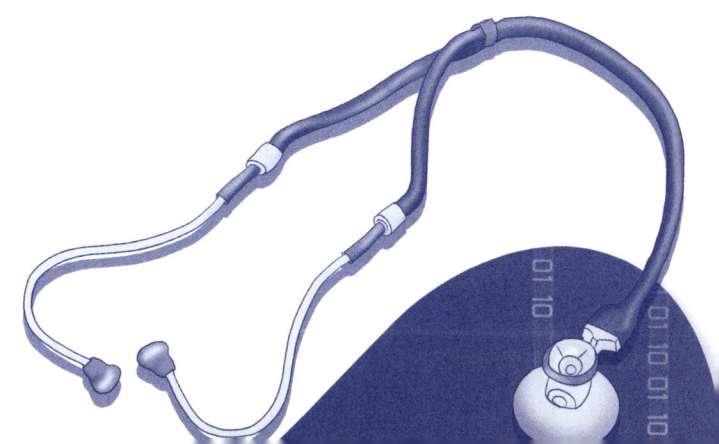

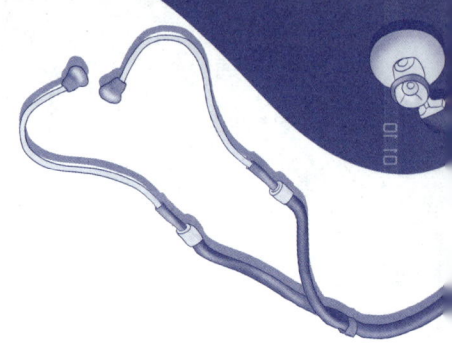

项目一
术前应用护理技术

学习目标

知识目标：1. 熟知备皮目的及操作注意事项。
          2. 熟记手术区的备皮范围。
          3. 熟知清洁灌肠的目的及操作注意事项。

技能目标：1. 熟练掌握备皮术，操作动作规范、连贯，未造成局部皮肤损伤、划痕。
          2. 掌握术前访视流程和内容。
          3. 熟练掌握清洁灌肠术的操作方法。

素养目标：1. 具有良好的礼仪规范，行为举止符合礼仪要求。
          2. 具有良好的职业道德，谨言慎行，忠于职守。
          3. 具有很好的护患沟通能力，与病人沟通融洽。
          4. 具有较强的人文关怀理念，对病人关怀备至。
          5. 热爱护理工作，践行社会主义核心价值观。

临床案例

病人李××，男，66岁。因"排便次数增多，大便带血2个月"入院，辅助检查：结肠镜检查示横结肠管壁僵硬增厚，结肠镜活检报告示腺癌，非特殊型。临床诊断为结肠癌，须完善相关检查，积极术前准备，加强营养，拟明日行结肠癌根治手术治疗。生命体征：T 36.2℃，P 76次/分，R 19次/分，BP 118/82 mmHg，焦虑不安。

任务分析

1. 病人手术部位是腹部，护士应在手术前对病人腹部手术区域进行备皮，以利于手术消毒，预防术后感染。

2. 病人准备做肠道手术，术前要做清洁肠道准备，术前3天应指导病人做好饮食准备，术前1天可以选用口服导泻法或清洁灌肠法来清洁肠道，使肠道排出粪便为清水样，为手术做准备。

3. 病人拟行结肠癌根治手术，术前访视，与病人沟通并进行手术相关宣教。

任务一 手术区备皮

▶ 目的

1. 去除手术区毛发,避免切口周围的毛发影响手术操作。
2. 彻底清洁皮肤,预防术后伤口感染。

▶ 准备

1. **护士准备** 衣帽整洁,按七步洗手法洗手,戴无菌口罩。
2. **病人准备** 向病人解释、取得配合;安置舒适体位,暴露备皮区域。
3. **用物准备** 一次性备皮包(图 1–1–1)、治疗巾、手电筒、医嘱单、皮肤消毒剂(酌情准备 75% 乙醇、碘伏、苯扎溴铵、液状石蜡、洗甲液等)、棉签、乙醚,必要时准备脸盆、毛巾及温水。

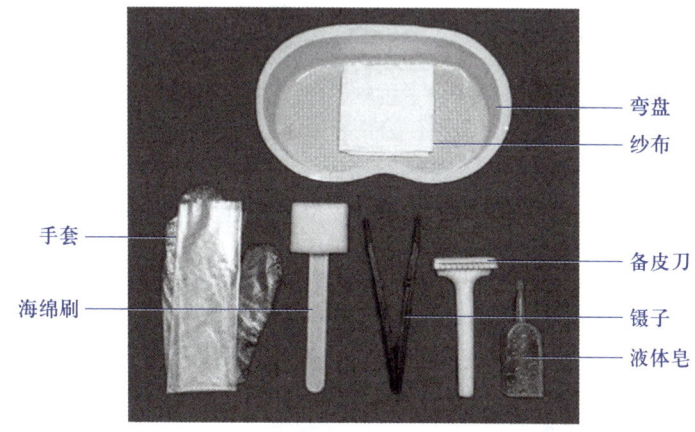

图 1–1–1　一次性备皮包内物品

左侧标注:手套、海绵刷
右侧标注:弯盘、纱布、备皮刀、镊子、液体皂

4. **环境准备** 室内空气清新,光线明亮,温度适宜,并关闭门窗,请无关人员回避,必要时用屏风遮挡。

▶ 实施

手术区备皮操作视频

操作步骤见表 1–1–1。

表 1–1–1　手术区备皮操作步骤

操作流程	操作步骤	沟通与说明
核对解释	• 举止端庄,语言和蔼,态度亲切 • 核对床号、姓名,向病人或家属解释	您好,我是您的责任护士小 × ,请问您叫什么名字?(我是 × 室 × 床 × × ×)请让我看一下您的腕带好吗?谢谢!您现在感觉怎么样?马上您就要做手术了,为了预防手术后切口感染,现在需要给您备皮,我会尽量做到

操作流程	操作步骤	沟通与说明
核对解释		动作轻柔的,您可以配合我吗?(好的)可以让我先看一下您腹部的情况吗?皮肤完整无破损,无炎症表现。我去准备用物,请您稍等
再次核对安置体位	• 拉上围帘或用屏风遮挡,协助病人安置平卧位,充分暴露腹部区域	您是×室×床×××吧,现在我给您备皮。这样躺着舒服吗?(可以)
铺巾置盘	• 检查一次性备皮包,打开,取治疗巾铺在病人备皮区域身下,放弯盘	请您侧一下身,我把治疗巾铺在您的身下,这样不会把您的床单弄湿,谢谢您的配合
润滑皮肤	• 戴手套,用海绵刷蘸液体皂擦拭备皮区域(图1-1-2) 图1-1-2 用液体皂擦拭皮肤	×××,现在我要用蘸了液体皂的海绵刷擦一下您的腹部,请不要紧张
剃净毛发	• 护士左手紧绷皮肤,右手持备皮刀,使备皮刀与皮肤成45°(图1-1-3),顺着毛发走向,从上到下依次剃净毛发。如备皮区范围较大,可分区进行剃毛,剃下的毛发用纱布拭净并放入弯盘内 图1-1-3 备皮刀角度 • 剃除毛发后,用毛巾浸温水擦净备皮区域,用手电筒照射或借助日光,检查手术区毛发是否剔除干净,有无皮肤破损,如有伤口,应及时告知医生处理	我要使用备皮刀刮除您的毛发了,请您配合一下,暂时保持这个体位不动,好吗?我会尽量动作轻柔的,请您不用担心。如果您感觉不舒适,请告诉我
协助穿衣	• 抽出治疗巾,脱去手套 • 协助病人穿衣,取合适体位	您好,备皮已经完成了,还有什么需要帮助的吗?(没有了,谢谢)谢谢您的配合,您好好休息,有事请按呼叫器
整理记录	• 整理床单位 • 清理用物 • 记录	清理用物,使用过的治疗巾、手套、弯盘等一次性物品丢入黄色医用垃圾袋

▶ 任务评价

手术区备皮评价表

▶ 问题探究

1. 如何为颅脑手术病人备皮?

答:颅脑择期手术病人于手术前一天下午或手术当日晨剪短洗净头发,术前 2 小时备皮,剃除全部头发及颈部毛发,保留眉毛,剃净后洗净头皮,完毕后用无菌纱布覆盖头部,同时戴网帽保护。头皮裂伤、开放性颅脑损伤、脑疝等急诊手术病人,则直接于手术前 2 小时内剃净头发,洗净头皮。

2. 外科手术前备皮时护士应该注意什么?

答:(1) 护士操作轻柔,不要逆行刮剃,以免划伤病人皮肤。

(2) 避开皮肤凸起处,小心皱褶及瘢痕处。

(3) 不要过多暴露皮肤,注意保暖及保护病人隐私。

(4) 备皮区域要大于预定的切口直径范围至少 15~20 cm。

(5) 清洁脐部时要轻柔,勿用力,防止擦伤皮肤引起感染而延迟手术。

(6) 遇美甲病人建议其先洗甲,以免影响术中血氧饱和度监测及术后末梢血运观察。

手术区备皮问题测试

▶ 职业精神

疫路有你——崔洁

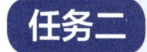

任务二 术前胃肠道准备

▶ 目的

1. 刺激肠蠕动,排出肠内积粪、积气,预防术后腹胀不适。

2. 清洁肠道,为手术做准备,预防术后感染。

▶ 准备

1. **护士准备** 衣帽整洁,按七步洗手法洗手,戴无菌口罩。

2. **病人准备** 向病人解释、取得配合;安置舒适体位;评估病人肛门周围皮肤黏膜状况、自理情况、合作及耐受程度。

3. **用物准备** 灌肠量杯,一次性灌肠包,弯盘,润滑剂,纱布,水温计,一次性洁净手套,一次性治疗巾,便盆,灌肠溶液(常用的为 0.1%~0.2% 肥皂水、生理盐水,温度为 39~41℃),医嘱单,快速手消毒液,卫生纸(图 1-1-4)。

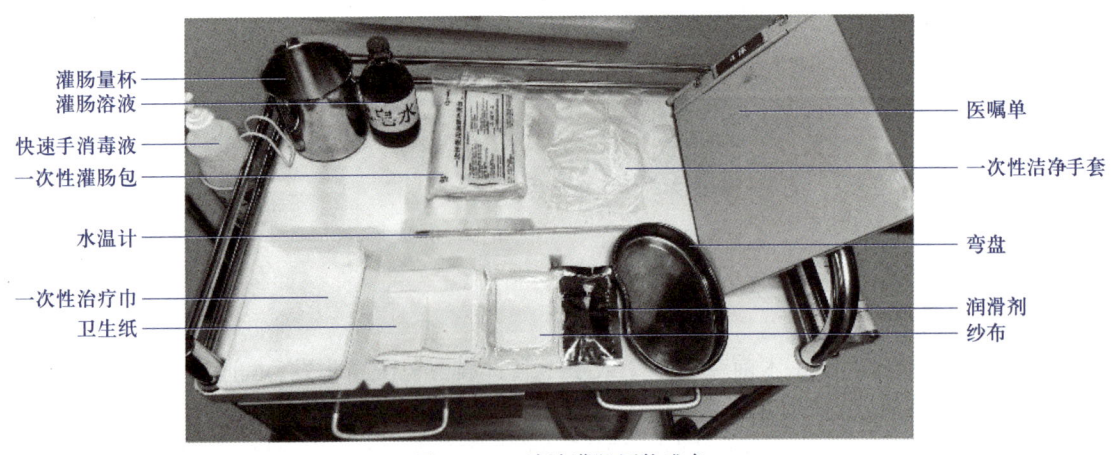

灌肠量杯	医嘱单
灌肠溶液	
快速手消毒液	一次性洁净手套
一次性灌肠包	
水温计	弯盘
一次性治疗巾	润滑剂
卫生纸	纱布

图 1-1-4 清洁灌肠用物准备

4. 环境准备 保持环境整洁、安静,温度适宜,光线充足,适宜操作,适当遮蔽以保护病人隐私。

▶ 实施

术前胃肠道准备操作视频

操作步骤见表 1-1-2。

表 1-1-2 术前胃肠道准备操作步骤

操作流程	操作步骤	沟通与说明
核对解释	• 核对床号、姓名,向病人或家属解释	您好,我是您的责任护士小×,请问您叫什么名字? (我叫×××)请让我看一下您的腕带,×室×床×××,请问您现在感觉怎么样? 可以自己下床上厕所吗? (可以的)您今天排过几次大便了? (下午排过一次)明天就要做手术了,为了手术能顺利进行,并预防术后腹胀和感染,一会儿需要给您清洁灌肠,灌肠就是用一根管道把温热的肥皂水或生理盐水灌入您的肠道,保留几分钟后排便,清洁灌肠需要多次进行,以帮助您清洁肠道,直到您排出的大便为清水为止,请问您愿意配合吗? (愿意)可以让我先看一下您的肛门情况吗? 肛周皮肤黏膜完整无损伤,我去准备用物,您稍等
再次核对安置体位铺巾置盘	• 协助病人取左侧屈膝卧位,半脱裤子,露出肛门,臀部下垫一次性治疗巾,弯盘置于臀部边(图 1-1-5)。注意保护病人隐私	您是×室×床×××吧,现在我协助您翻身侧卧,请您配合我好吗? (可以)我把围帘拉起来了,现在帮您把裤子拉下去一些。(好的)

操作流程	操作步骤	沟通与说明
再次核对安置 体位铺巾置盘	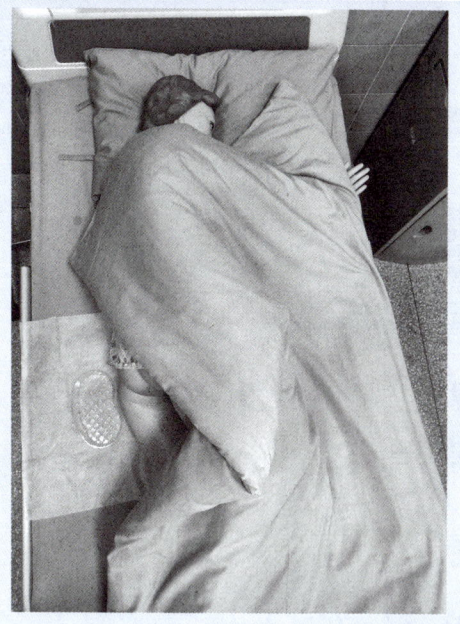 图 1-1-5　灌肠体位准备	
挂袋测量	• 一次性灌肠包挂于输液架上,液面位置高于病人臀部小于 40 cm(图 1-1-6) 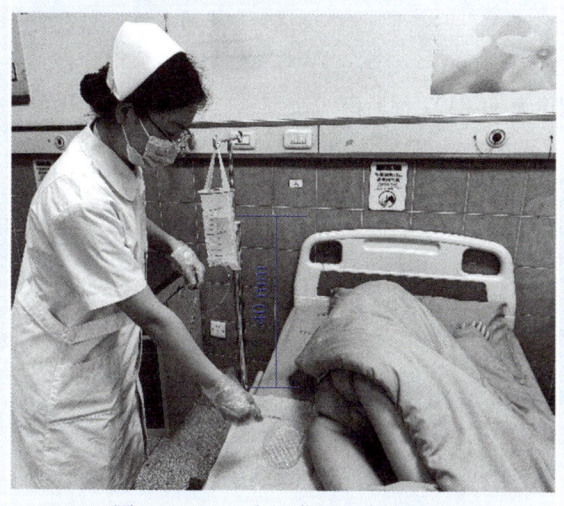 图 1-1-6　一次性灌肠包高度测量	
润滑排气 轻柔插管 灌液观察	• 步骤同《基础护理技能实训》中大量不保留灌肠术	

操作流程	操作步骤	沟通与说明
拔管	• 灌肠结束夹闭并反折排液管(图1-1-7),将其拔出,擦净肛门 图 1-1-7　反折排液管	现在我要给您拔管了,请您放松。×室×床×××,肥皂水已经灌入您的肠道内了,请您尽量保留5~10分钟后再排便,这样效果会更好。你可以自己下床吗?(可以)那我过一会儿来协助您上厕所排便
协助排便并观察	• 协助病人如厕,或给予便盆协助病人在床上排便,观察并记录病人排便情况和粪便排出的量	排完便您现在感觉怎么样?请您休息一会儿,我准备一下用物,用生理盐水继续给您灌肠,需要达到排出的粪便为清水样的效果,你可以配合我吗?(好的)谢谢
再次灌肠	灌肠溶液为生理盐水 500 ml,温度为39~41℃,灌肠步骤同前	
协助排便并观察	步骤同前(若病人排出粪便不符合要求,可以重复生理盐水灌肠步骤,注意评估病人的耐受情况)	×××,您现在感觉怎么样?我扶您上床休息一会儿。现在排的液体已经是清水样了,肠道已经清洁干净,谢谢您的配合
整理记录	• 安置病人,整理用物并记录	清理用物,用物按医用垃圾分类处理。一次性物品如灌肠包、棉签倒入黄色医用垃圾袋;量杯、弯盘放带盖的容器内一并送供应室进行消毒灭菌处理

▶ **任务评价**

术前胃肠道准备评价表

▶ **问题探究**

1. 如何指导病人术前进行全肠道灌洗?

答:目前,临床多采用全肠道灌洗法进行术前的肠道准备,适合耐受性良好的病人。最常用的方法是口服等渗电解质溶液法,指导病人于术前1天午餐后禁食,3小时后开始服用等渗电解质溶液(常用的为复方聚乙二醇电解质散溶液),首次服用600~1 000 ml,每隔10~15分钟再服用250 ml,总共服用达

2 000 ml 以上,直至排出的粪便为清水样为止,全过程为 3~4 小时,年老体弱、心肾功能不全及肠梗阻者不宜选用;另一种方法为口服高渗溶液法,常用溶液为甘露醇、硫酸镁溶液。

2. 不同类型手术的病人需要做哪些肠道准备?

答:① 除合并胃排空延迟、胃肠蠕动异常和急诊手术等病人外,目前提倡术前 6 小时禁食,2 小时禁饮。② 普通消化道手术者,术前 1~2 天开始进流质饮食;有幽门梗阻的病人,需要在术前洗胃。③ 结直肠手术者,根据情况在术前 1 天及手术当天清晨行清洁灌肠或结肠灌洗,并于术前 2~3 天开始进食流食、口服肠道抑菌药物,以减少术后并发感染的概率。

术前胃肠道准备问题测试

▶ **职业精神**

疫路有你——尤敏

任务三 术 前 访 视

▶ **目的**

1. 术前了解手术病人基本情况,确保病人手术安全。
2. 有利于缓解病人术前焦虑。
3. 术前宣教,保障手术顺利开始。

▶ **准备**

1. **护士准备** 衣帽整洁,仪态端庄,态度和蔼。
2. **病人准备** 向病人解释、取得配合;安置舒适体位。
3. **用物准备** 病历夹,记录单。
4. **环境准备** 室内空气清新,光线明亮,温度适宜,安静。

▶ **实施**

操作步骤见表 1-1-3。

表 1-1-3 术前访视步骤

操作流程	操作步骤	沟通与说明
查看病历	• 查看病历(了解病人一般资料:姓名、性别、年龄、民族、体重、文化程度等)	
收集相关资料	• 收集相关资料(术前诊断、手术名称、手术入路、各种检查结果;有无特殊感染、配血情况、过敏史及手术史等)	

操作流程	操作步骤	沟通与说明
自我介绍	• 核对床号、姓名,向病人或家属解释	您好,我是手术室的巡回护士小×,请问您叫什么名字?(我叫×××)让我看一下您的腕带,×室×床×××,您明天就要做手术了,我也会参与配合手术。我们先相互沟通了解一下,您有什么需要我帮助的吗
术前宣教	• 向病人讲解有关的注意事项 • 展示手术室照片或播放视频,使病人熟悉手术室环境 • 向家属交代手术前及等待手术完毕过程中的相关事项	我先跟您讲解一下手术前需要注意的事项,明天上午就要手术了,我们一起先看一下一个小视频,熟悉一下手术室的环境,明天我们就在这里见面。您的肠道已经做好清洁了吧?为了保障手术顺利进行,请您今晚就不要吃东西了,夜里2点后也请您不要饮水了,明天进手术室前请您不要带贵重物品,义齿也要提前取出来
心理疏导	• 了解病人的心理状态,进行必要的心理疏导及护理	请问您对明天的手术还有什么顾虑吗?(针对病人的情况予以疏导)请您不要担心,虽然手术时间会比较长,但是我们都会尽力为您保驾护航,您的管床医生和我在手术期间会一直在您身边的
制定计划	• 协助病人取舒适卧位,制定护理计划,及时填写访视表	×××,这些注意事项您都记住了吗?您还有什么需要了解的吗?(记住了,没有了,谢谢您)今天的术前访视就到这里吧,预祝您手术顺利

▶ 任务评价

术前访视评价表

▶ 问题探究

1. 巡回护士术前访视时,宣教内容包括哪些?

答:巡回护士术前访视时,要向病人讲解以下内容:① 术前禁食、水时间,去掉饰物、义齿,更换手术衣裤,女性病人勿化妆等。② 做好术前卫生宣教,尤其注意对卧床病人进行口腔卫生宣教,讲解口腔卫生与肺部感染的关系。③ 介绍手术、麻醉体位的配合方法及重要性。④ 介绍手术室环境、手术时注意事项等。

2. 对于伴有肺气肿的病人,术前访视应该重点关注哪些内容?

答:对于伴有肺气肿的病人,除了了解病人的一般资料外,应在访视中了解病人是否有烟酒嗜好,以及病人的日常活动能力;如果病人伴有咳嗽咳痰,应评估病人的咳痰量及痰颜色,是否有呼吸困难等问题,根据病情制定术前、术中的护理计划。

术前访视问题测试

▶ **职业精神**

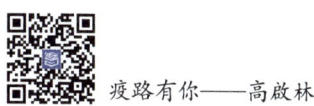
疫路有你——高启林

（王 莉）

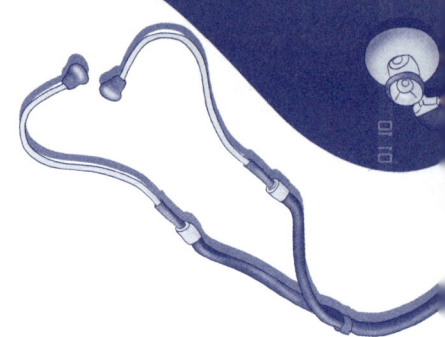

项目二
手术室应用护理技术

学习目标

知识目标: 1. 熟记外科手消毒的几种常用方法。

2. 熟记穿无菌手术衣、戴无菌手套的注意事项。

3. 熟记器械台管理原则及注意事项。

4. 了解正确安置手术体位的重要性及注意事项。

5. 了解手术区域皮肤消毒、铺巾的重要性及注意事项。

6. 掌握手术中的无菌操作原则。

7. 了解手术中的隔离技术原则及要求。

8. 熟悉手术常用器械的用途以及正确传递器械的方法。

技能目标: 1. 能够规范进行外科手臂消毒、穿无菌手术衣、戴无菌手套。

2. 能够按无菌操作原则进行器械台管理。

3. 能够对不同部位的手术病人安置正确的手术体位。

4. 能够配合手术医生对病人的手术部位正确实施消毒、铺巾。

5. 能够熟练掌握无菌操作技术。

6. 能够严格执行手术中的隔离技术及无瘤操作技术。

7. 能够做好手术前器械准备并在手术中为术者准确传递手术器械。

素养目标: 1. 树立无菌观念,严格遵守无菌原则。

2. 具有良好的职业道德,热爱护理事业。

3. 具有良好的沟通及团队协作能力。

4. 具有较强的人文关怀理念、高度的责任心以及慎独精神。

5. 具备严谨细致的工作态度、敏锐的观察能力和应变能力。

6. 具有一定的创新能力和持续学习能力。

临床案例

病人王 ×。男性,36 岁。因"腹痛、腹泻、呕吐、发热 16 小时"入院。病人入院前一天在路边餐馆吃饭,约 10 小时后出现腹部不适,呈阵发性并伴有恶心,自服消旋山莨菪碱(654–2)未见好转,并出现呕吐胃内容物,腹泻数次,为稀便,无脓血,晚间腹痛加重,伴发热,体温为 38.5℃,腹痛由胃部转移至右下腹部,仍有腹泻,为进一步治疗入院就诊。查体:T 38.6℃,P 120 次 / 分,BP 110/70 mmHg,腹平,无包块,右下腹麦克伯尼点(简称麦氏点)周围压痛、反跳痛,无明显肌紧张,肠鸣音为 10~15 次 / 分。辅助检查:血红蛋白 162 g/L，白细胞 24.0 × 10⁹/L，中性粒细胞比例 86%。B 超检查见阑尾肿胀。临床诊断为急性阑尾炎，拟行阑尾切除术。

任务分析

1. 手术室护士接到手术通知后，需做哪些自身准备？
2. 手术室护士应准备哪些手术用物？
3. 进入手术室后，巡回护士该如何为病人安置手术体位？
4. 手术开始前，如何协助手术医生进行皮肤消毒及铺单？
5. 手术过程中，如何预防病人发生术后感染？

任务一 外科手消毒

▶ **目的**

1. 清除指甲、手、前臂的污垢和暂居菌，将常居菌减少到最低程度，抑制微生物的快速再生，减少手部皮肤细菌的释放，防止病原微生物在医务人员和病人之间的传播。
2. 预防手术后切口感染。

▶ **准备**

1. **护士准备** 更换手术室专用拖鞋、洗手衣裤（洗手衣置于洗手裤内、袖口卷至肘上 2/3 以上），摘除首饰（戒指、手镯、手表、耳环等），修剪指甲（指甲长度不应超过指尖，不应佩戴人工指甲或涂指甲油），戴无菌口罩、帽子，按七步洗手法洗手。
2. **用物准备** 洗手间备洗手液、消毒毛刷、无菌擦手巾或擦手纸、外科手消毒液（图 1-2-1）。
3. **环境准备** 室内空气清新，光线明亮，温度适宜，符合无菌要求。

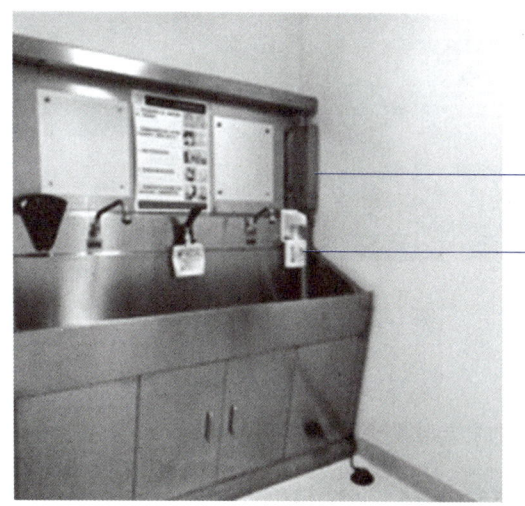

a. 外科手消毒液、无菌毛刷

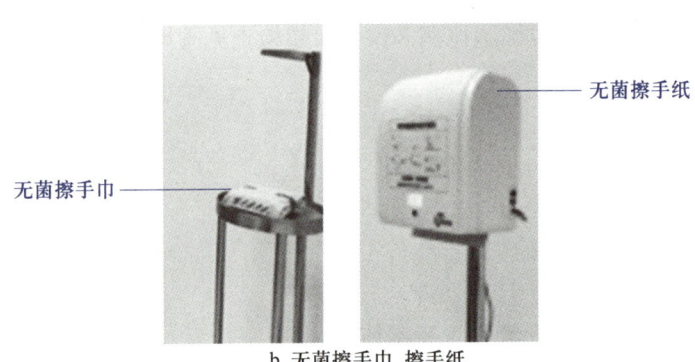

无菌擦手纸

无菌擦手巾

b. 无菌擦手巾、擦手纸

图 1–2–1　外科手消毒用物准备

▶ **实施**

　外科手消毒操作视频

操作步骤见表 1–2–1。

表 1–2–1　外科手消毒

操作流程	操作步骤	沟通与说明
清洁洗手	• 更换洗手衣裤后,进入洗手间(刷手间),检查洗手间内用物是否齐全 • 取适量的洗手液(皂液)按顺序揉搓清洁双手、前臂和上臂下 1/3 • 用流动水冲洗双手、前臂和上臂下 1/3。从手指到肘部,沿一个方向用流动水冲洗手和手臂,勿在水中来回移动手臂(图 1–2–2)	注意指甲下的污垢和手部皮肤皱褶处的清洁

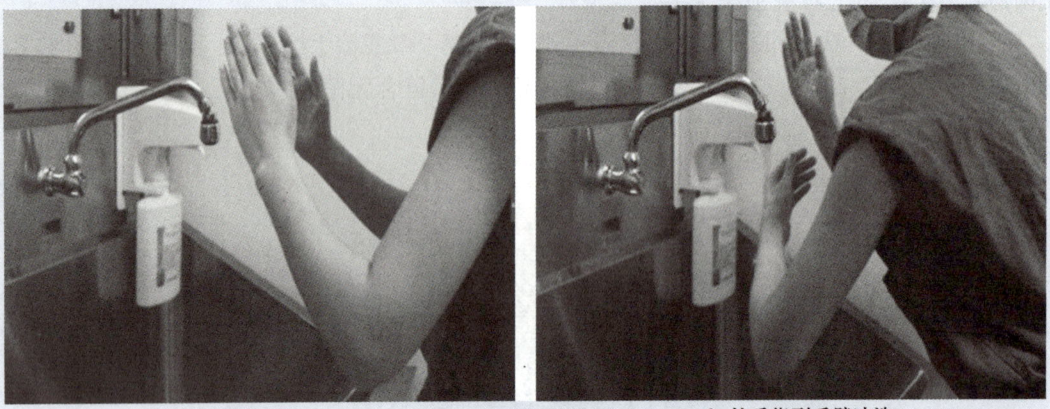

a. 指尖向上　　　　　　　　b. 从手指到手臂冲洗

图 1–2–2　冲洗手和手臂

| 擦干双手、双臂 | • 用消毒擦手巾或擦手纸擦干双手
• 用消毒擦手巾沿手部 – 前臂 – 肘上方向顺序擦干,擦过肘部的擦手巾不可再回擦手部 | |

操作流程	操作步骤	沟通与说明
手消毒	• 免刷手消毒方法 (1) 冲洗手消毒方法：① 取适量的手消毒液揉搓双手、前臂和上臂下 1/3，按顺序彻底搓揉(图 1-2-3)：掌心相对，手指合拢，洗净掌心与指腹；掌心对手背揉搓，换手进行重复动作；掌心相对，手指交叉，洗净指缝与指蹼；双手指相扣，洗净指关节；握住大拇指及大鱼际旋转揉搓，换手进行重复动作；指尖并拢，掌心处揉搓，换手进行重复动作；环形揉搓腕部、前臂至上臂下 1/3，换手进行重复动作。② 用流动水冲净双手、前臂和上臂下 1/3(图 1-2-4)。③ 用消毒擦手巾或擦手纸彻底擦干。手消毒后双手保持拱手姿势，不得下垂(图 1-2-5)	手消毒液的取液量、揉搓时间及使用方法应遵循产品的使用说明

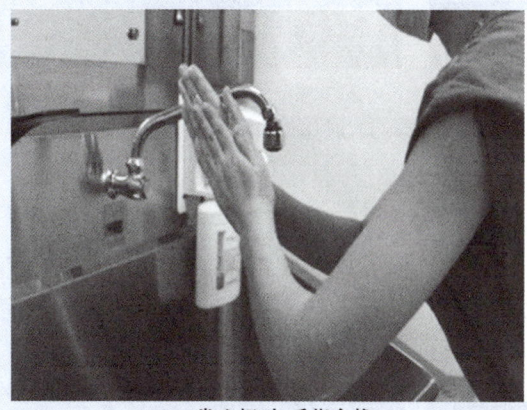

a. 掌心相对，手指合拢

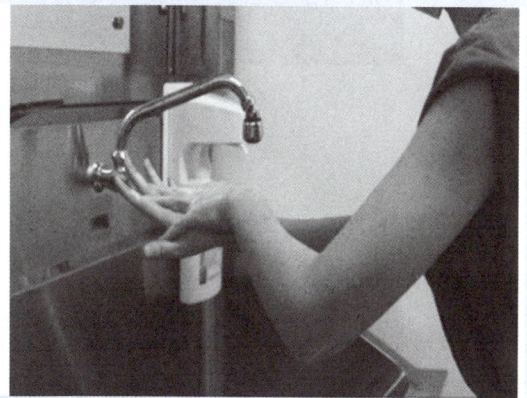

b. 掌心对手背

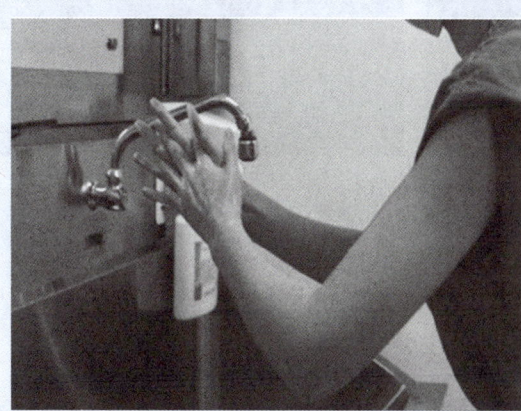

c. 掌心相对，手指交叉

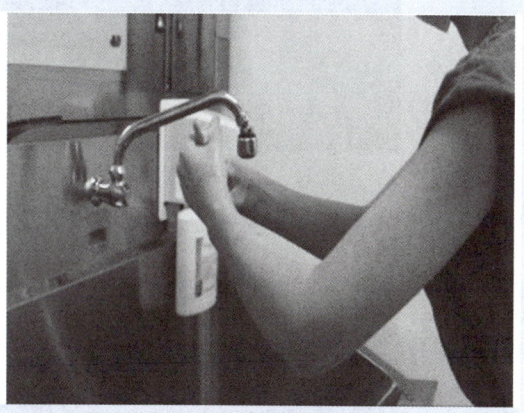

d. 双手指相扣

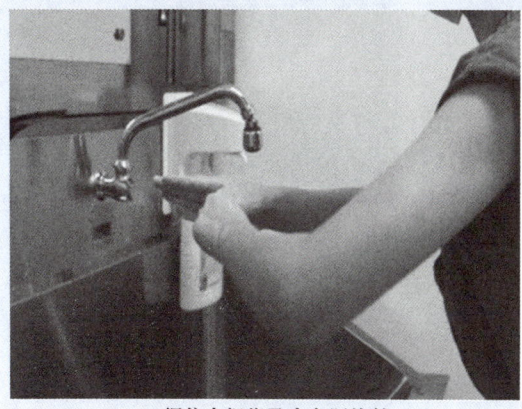

e. 握住大拇指及大鱼际旋转

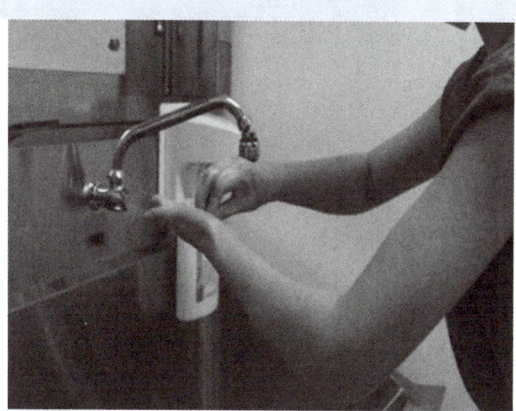

f. 指尖并拢，掌心处揉搓

操作流程	操作步骤	沟通与说明
手消毒		

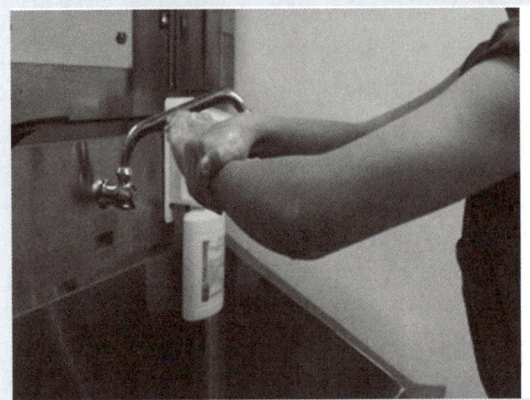

g. 环形揉搓腕部、前臂

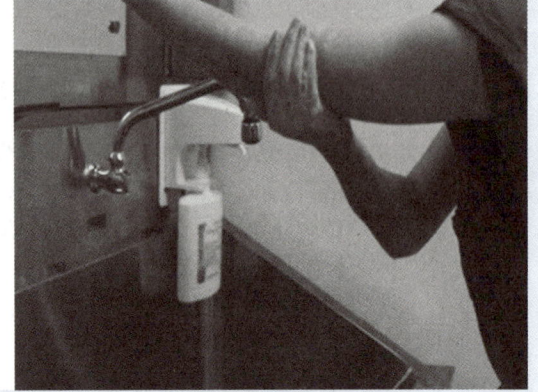

h. 揉搓至上臂下 1/3

图 1-2-3　取消毒液揉搓双手、前臂和上臂下 1/3

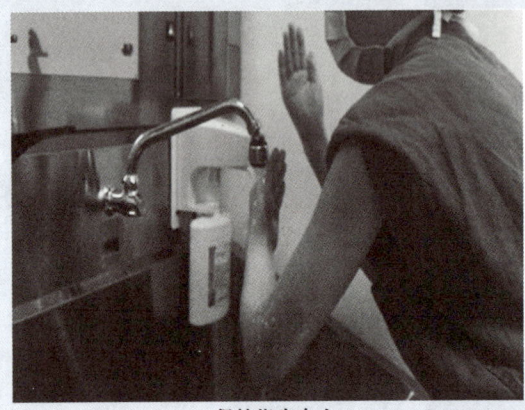

a. 保持指尖向上

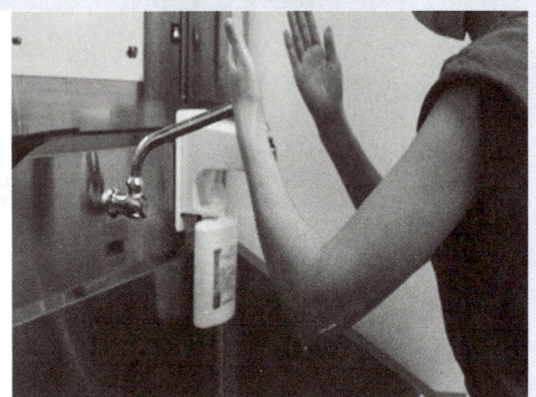

b. 从指尖到手臂冲洗

图 1-2-4　流动水冲净双手、前臂和上臂下 1/3

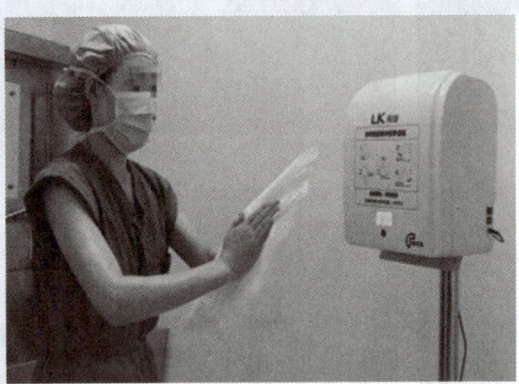

a. 取消毒纸巾

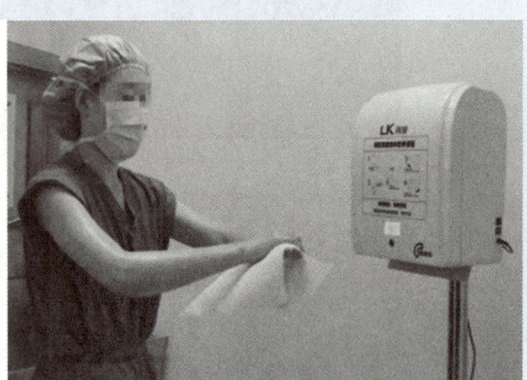

b. 擦干双手

操作流程	操作步骤	沟通与说明
手消毒		

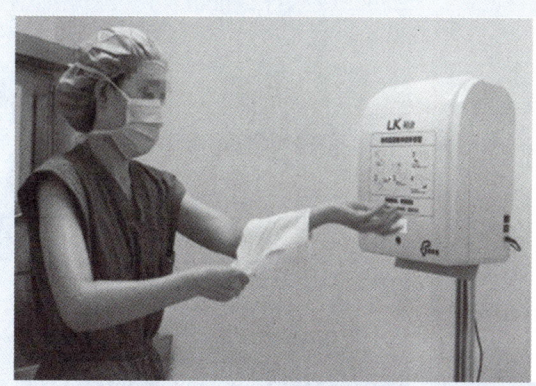

c. 环形擦干前臂

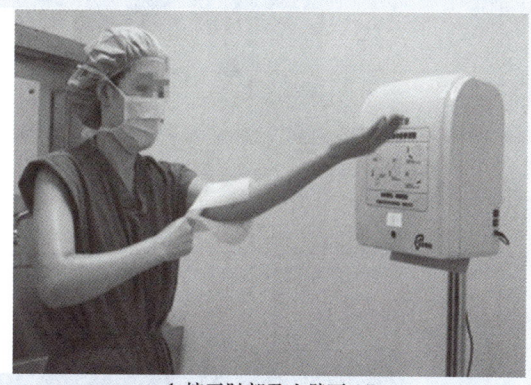

d. 擦干肘部及上臂下 1/3

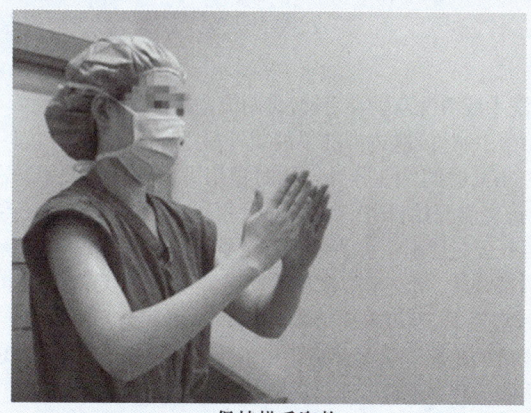

e. 保持拱手姿势

图 1-2-5　擦干双手、前臂和上臂下 1/3

（2）免冲洗手消毒方法：① 取适量手消毒液按顺序揉搓双手、前臂和
上臂下 1/3，直至消毒液干燥。② 涂抹外科手消毒液：取免冲洗手消
毒液于一侧掌心，揉搓另一侧指尖、手背、手腕后，环转揉搓至前臂、
上臂下 1/3，取免冲洗手消毒液于另一侧掌心，步骤同上。再取手消
毒液，按照七步洗手法揉搓双手至手腕部，揉搓至干燥。手消毒后双
手保持拱手姿势，不得下垂（图 1-2-6）

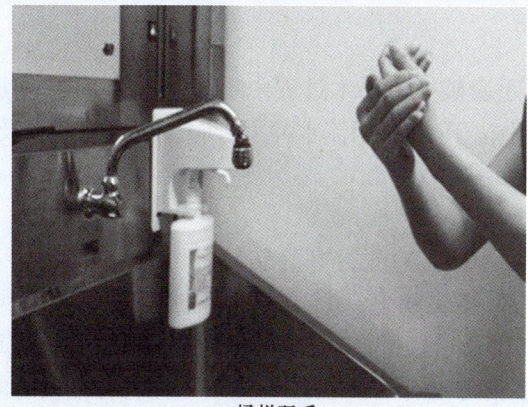

a. 揉搓双手

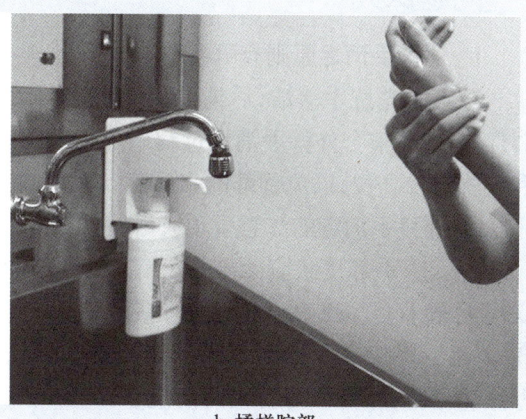

b. 揉搓腕部

操作流程	操作步骤	沟通与说明
手消毒	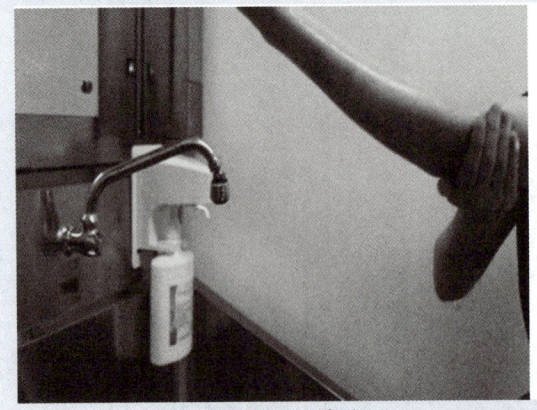 c.揉搓前臂至上臂下 1/3　　　　d.保持拱手姿势 图 1-2-6　涂抹外科手消毒液 • 刷手消毒方法 • 清洁洗手:用洗手液清洗双手及手臂,再用流动水冲洗干净 • 刷手:① 取无菌手刷,接取适量洗手液或外科手消毒液刷洗双手、前臂至上臂下 1/3,时间约 3 分钟。刷时稍用力,先刷甲缘、甲沟、指璞,再由拇指桡侧开始,渐次到指背、尺侧、掌侧,依次刷完双手手指。然后再分段交替刷左右手掌、手背、前臂至肘上。② 用流动水自指尖至肘部冲洗,勿在水中来回移动手臂。③ 用无菌擦手巾从手至肘上依次擦干,不可再向手部回擦。要注意无菌擦手巾不要擦拭未经刷过的皮肤。拿无菌擦手巾的手不要触碰已擦过皮肤的巾面。同法擦干另一手臂 • 保持拱手姿势,自然干燥	用手刷清洁时需稍用力,刷洗要均匀,不得漏刷,尤其注意皮肤皱褶处,如甲缘、指间、肘部等 刷手顺序为:指甲、甲缘→指缝→手掌→手背→腕部→前臂→上臂下 1/3。分段交替刷洗 保持拱手姿势,双手不能下垂,不能接触未消毒物品

▶ **任务评价**

 外科手消毒评价表

▶ **问题探究**

1. 外科手消毒原则有哪些?

答:① 先洗手清洁,后消毒。② 接台手术、手套破损或手术过程中手被污染时,应重新进行外科手消毒。③ 在整个外科手消毒过程中始终保持双手位于胸前,用流水冲手臂时,水从手、前臂及肘部淋下,手应放在较高位,以免臂部的水反流到手掌,造成污染。

2. 外科手消毒的注意事项有哪些?

答:① 手部皮肤应无破损。有破损确需参加手术者应先处理好伤口后再进行手消毒,手术时要戴双层无菌手套。双手应始终位于胸前并高于肘部,指尖朝上。② 清洗双手时注意清洁指甲下的污垢。③ 消毒后保持拱手姿势,双手不能下垂,手臂、肘部不可触及他物,如不慎触及,视为污染,需重新进行消毒。④ 摘除外科手套后应清洁洗手。⑤ 外科手消毒液开启后应标明日期、时间,易挥发的醇类产品开瓶后的使用期不得超过 30 天,不易挥发的产品开瓶后使用期不得超过 60 天。

外科手消毒问题测试

▶ **职业精神**

疫路有你——冯爱英

任务二 穿无菌衣、戴无菌手套

▶ **目的**

1. 避免和预防手术过程中医护人员衣物上的细菌污染手术切口,同时保障手术人员安全,预防职业暴露。

2. 在严格的无菌操作时确保无菌效果。

▶ **准备**

1. **护士准备** 器械护士更换手术室拖鞋、洗手衣裤,戴好口罩、帽子,做好外科手消毒。

2. **用物准备** 无菌器械台、无菌衣、一次性无菌手套、无菌持物钳(图1-2-7)。

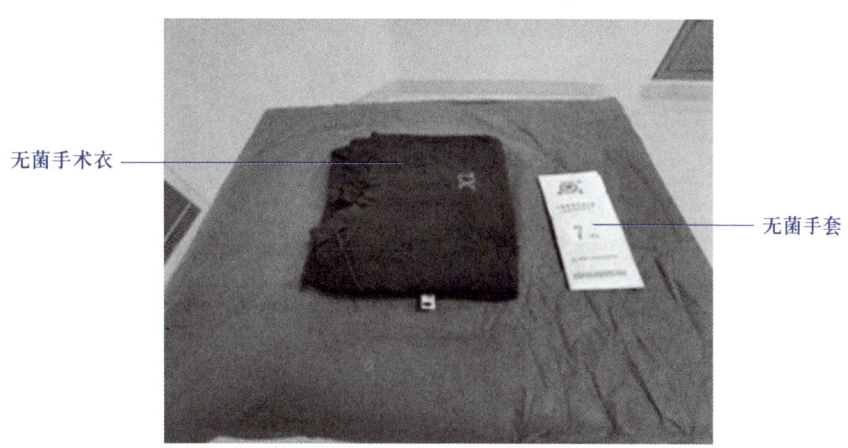

图1-2-7 穿无菌衣、戴无菌手套用物准备

3. **环境准备** 层流净化手术间、室内光线明亮,温度适宜,符合无菌要求。

▶ **实施**

穿无菌衣、戴无菌手套
操作视频

操作步骤见表1-2-2。

表1-2-2 穿无菌衣、戴无菌手套操作步骤

操作流程	操作步骤	沟通与说明
穿遮背式无菌衣	• 巡回护士打开无菌衣包,并打开无菌手套外包装,将无菌手套放于无菌器械台上 • 取衣提领展开:进入手术间,自无菌器械台上抓取无菌衣,选择较宽敞处站立,手提衣领,抖开,面向无菌区,使衣的另一端下垂 • 双手提住衣领两角,衣袖向前位将手术衣展开,举至与肩同齐水平,使衣的内侧面面对自己(图1-2-8)	注意勿使无菌衣触碰到其他物品或地面及周围人员

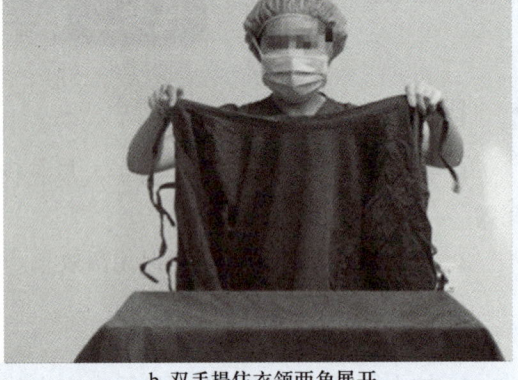

a. 双手呈拱手姿势　　　　　　　b. 双手提住衣领两角展开

图1-2-8 取衣提领展开

• 抛衣插袖伸展:将无菌衣向上轻轻抛起,双手顺势伸入衣袖中,两臂向前平伸,不可高举过肩,也不可向左右张开,以免碰触污染(图1-2-9)

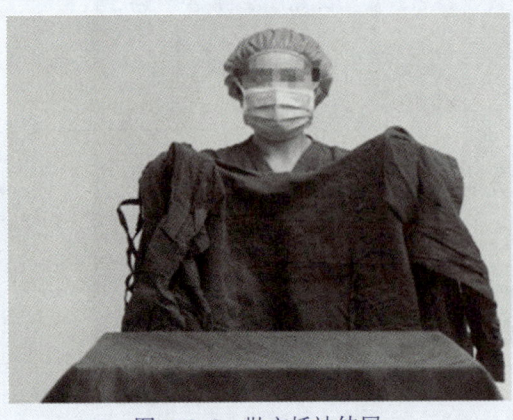

图1-2-9 抛衣插袖伸展

• 协助穿衣整理:巡回护士站到器械护士后外侧,双手抓住衣领内面,协助向后拉衣袖,器械护士双手向前平行伸直,手不可露出袖口,巡回护士系好领口系带及左叶背部与右侧腋下的一对系带(图1-2-10)

操作流程	操作步骤	沟通与说明

穿遮背式无菌衣

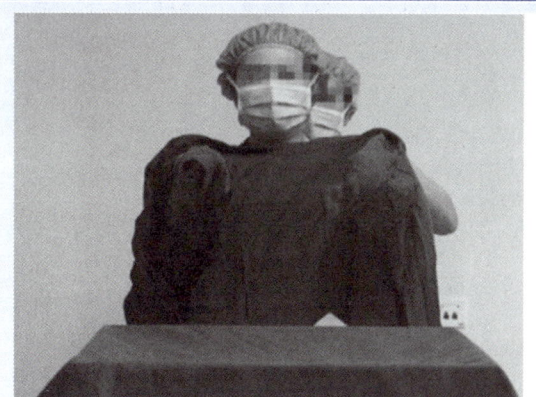

a.巡回护士协助向后拉衣袖

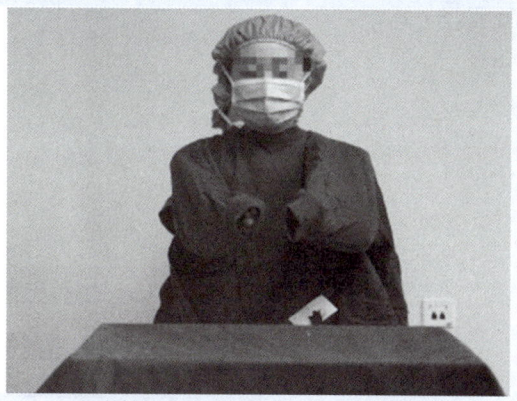

b.器械护士双手向前伸直,手不可露出袖口

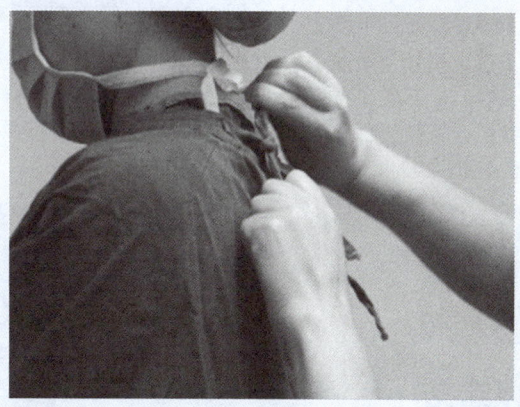

c.巡回护士系领口系带

图 1-2-10　协助穿衣整理

- 无接触式戴无菌手套
- 传递腰带系带:解开腰间系带活结,将无菌腰带卡纸递给巡回护士或嘱巡回护士持无菌持物钳夹住腰带或从身后绕至前侧面,将腰带系于腰间,使无菌衣右叶遮盖左叶(图 1-2-11)

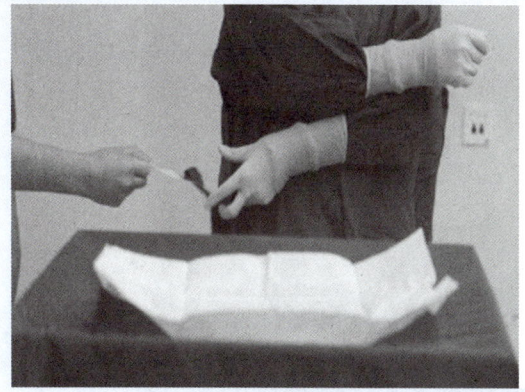

a.递无菌腰带卡纸给巡回护士

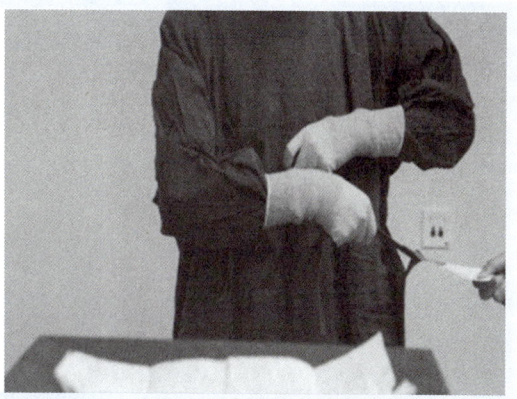

b.巡回护士从身后绕至前侧面

操作流程	操作步骤	沟通与说明
穿遮背式无菌衣	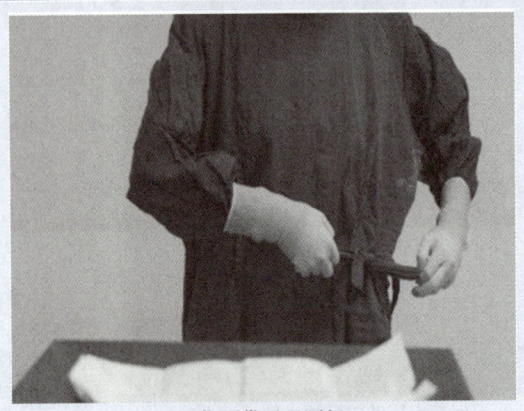 c. 将腰带系于腰间 图 1-2-11　传递腰带系带	
无接触式戴无菌手套法	• 请巡回护士选取型号合适的一次性无菌手套,检查手套外包装有无潮湿、破损,是否在有效期内,打开手套外包装,用无菌持物钳或由器械护士隔着衣袖取无菌手套(连同手套内层包装)置于无菌器械台上(图 1-2-12) 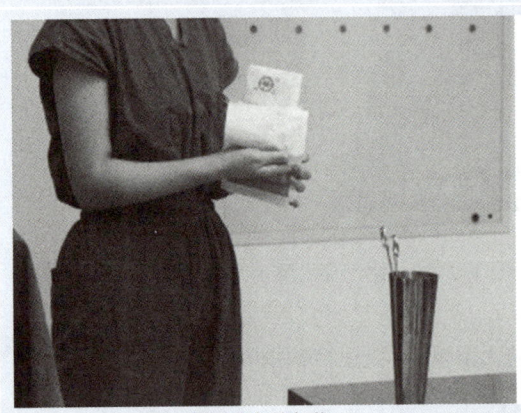　　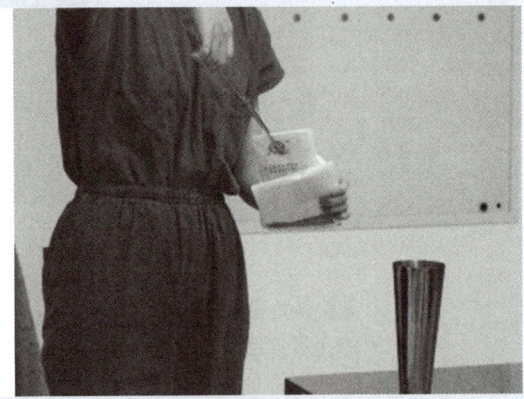 a. 打开手套外包装　　　　　　　b. 用无菌持物钳夹取手套 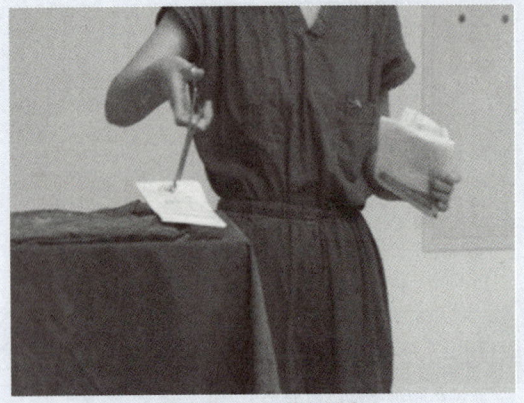 c. 将手套置于无菌器械台上 图 1-2-12　取无菌手套置于无菌器械台 • 右手隔衣袖取手套置于同侧的掌侧面,指端朝向前臂,拇指相对,反折边与袖口平齐,隔着衣袖抓住手套边缘并将之翻转包裹手及袖口,五指伸开,对准手套的手指,顺势伸入手套(图 1-2-13)	

操作流程	操作步骤	沟通与说明

无接触式戴
无菌手套法

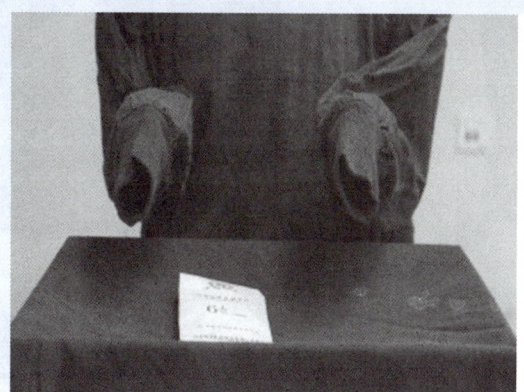

a. 双手不可露出袖口

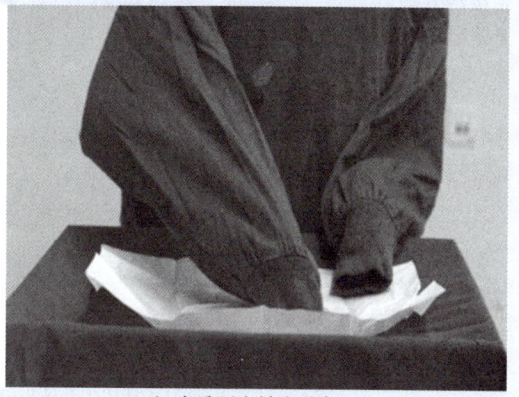

b. 右手隔衣袖取手套

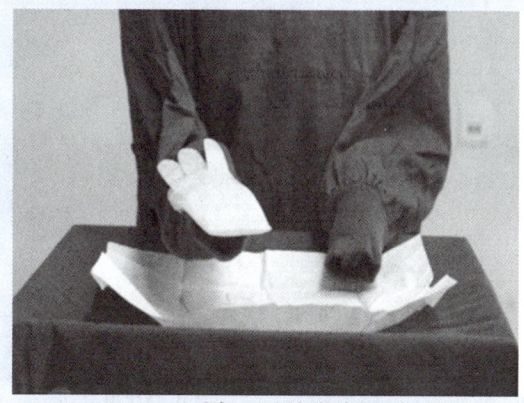

c. 手套置于同侧的掌侧面

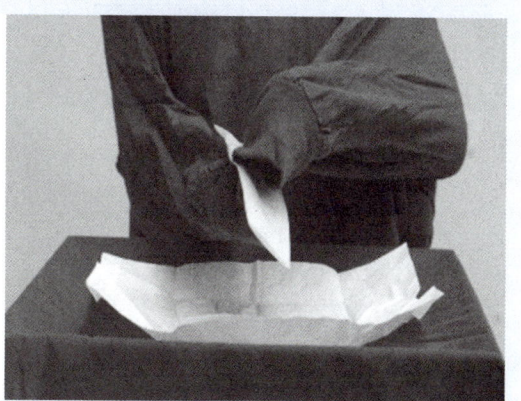

d. 捏住手套边缘

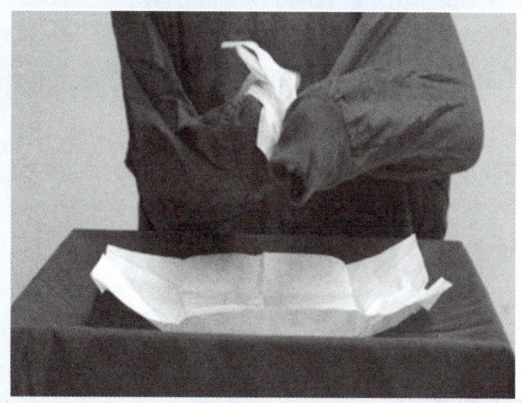

e. 翻转包裹手及袖口

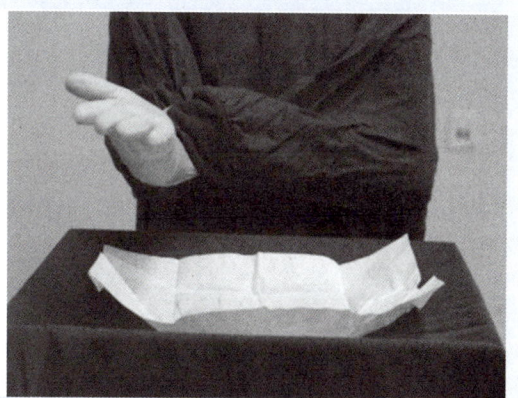

f. 五指伸开戴好手套

图 1-2-13　无接触式戴无菌手套法（戴右手手套）

- 戴好手套的右手取左手手套，同法放置于左手掌上，左手隔衣袖
  抓住手套反折边，右手将另一反折边套于袖口，轻拉衣袖，左手
  手指伸入手套内（见图 1-2-14）

操作流程	操作步骤	沟通与说明
无接触式戴无菌手套法		

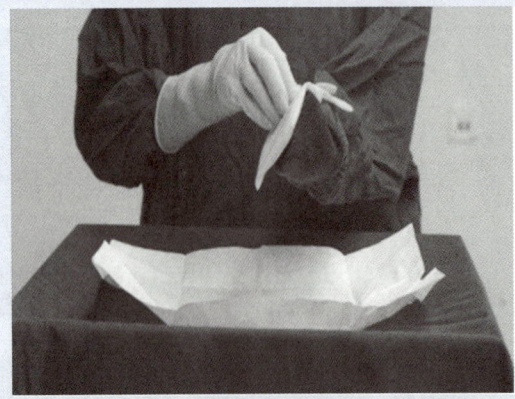
a.右手捏住手套反折边

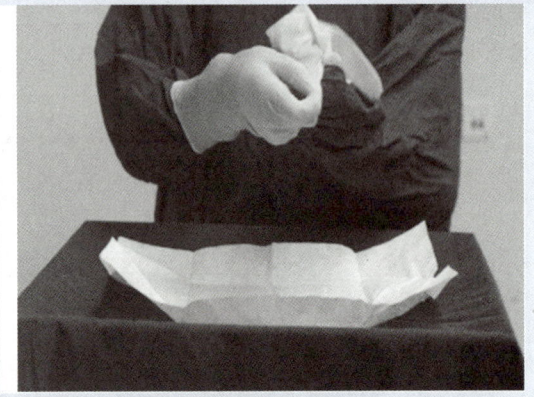
b.翻转包裹手及袖口

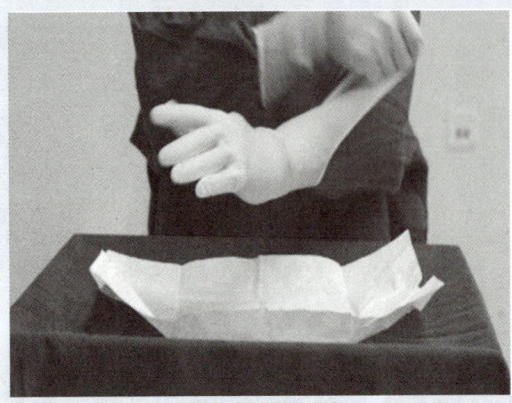
c.左手手指伸入手套

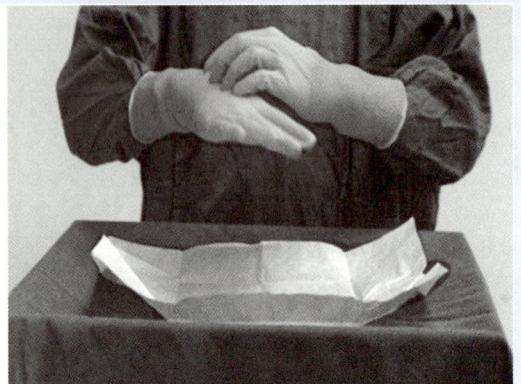
d.整理手套

图1-2-14 无接触式戴无菌手套法(戴左手手套)

- 双手整理手套,使其服帖
- 穿好手术衣、戴好手套后,双手放置于肩以下、腰以上的胸前区范围(图1-2-15)

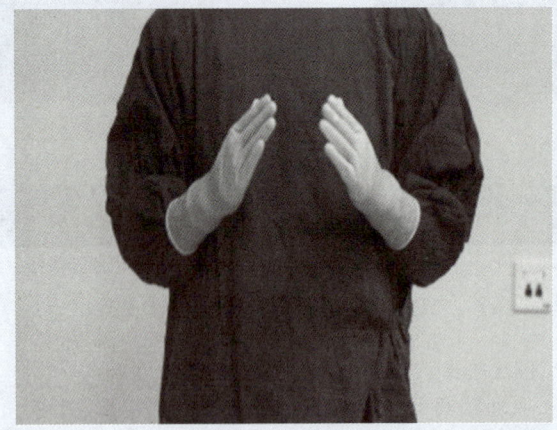

图1-2-15 双手置于胸前区

操作流程	操作步骤	沟通与说明
开放式戴无菌手套法	• 请巡回护士选取型号合适的一次性无菌手套,检查手套外包装有无潮湿、破损,是否在有效期内,打开手套外包装,用无菌持物钳取无菌手套(连同手套内层包装)置于无菌器械台上 • 打开手套内包装,一手捏住手套口的翻折部(手套的内面),取出手套并分清左、右侧,将手套拇指相对 • 左手捏住右手手套反折部,右手伸入手套戴好(图1-2-16)	注意未戴手套的手不可触及手套的外面

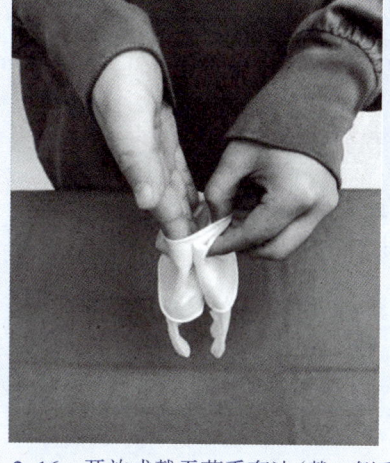

图1-2-16 开放式戴无菌手套法(戴一侧手套)

• 已戴上手套的右手拇指外展,其余4指伸入左手手套反折部的内面(手套的无菌面),左手伸入手套并戴好,注意右手拇指不要触及左手手套反折部(图1-2-17)

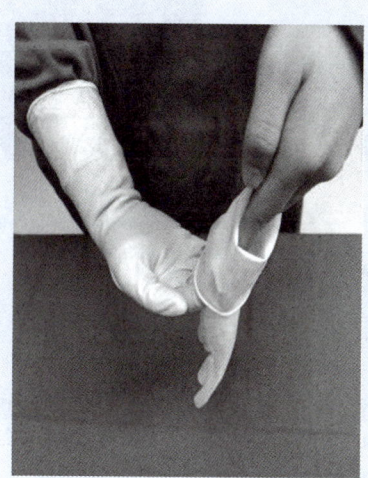

图1-2-17 开放式戴无菌手套法(戴对侧手套)

• 分别将左、右手套的反折部翻转套在手术衣的袖口外,整理服帖(图1-2-18)

操作流程	操作步骤	沟通与说明
开放式戴无菌手套法	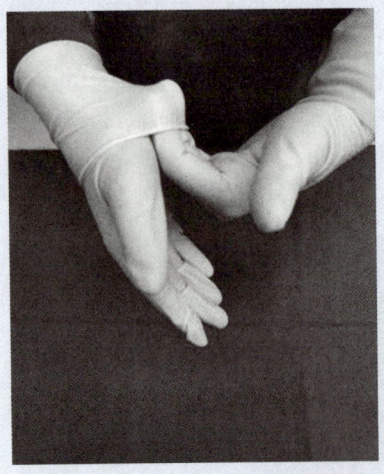 图 1-2-18　开放式戴无菌手套法(整理手套) • 戴好手套后,双手放置于肩以下、腰以上的胸前区范围	
协助手术者戴无菌手套法	• 器械护士双手指(拇指除外)插入手套反折口内面的两侧,手套拇指朝外,其余 4 指朝下,呈八字形,双手用力稍向外拉开以扩大手套入口,以利于手术者戴手套 • 手术者手对准手套,5 指向下伸入手套,器械护士向上提,并将手套反折部翻转包住手术衣袖口(图 1-2-19) • 同法戴另一只手 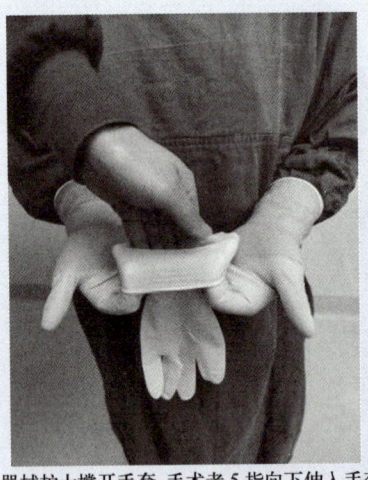　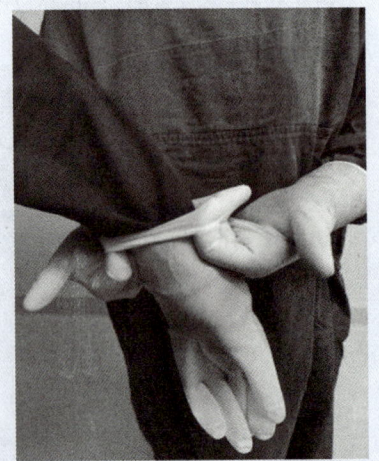 a. 器械护士撑开手套,手术者 5 指向下伸入手套　　b. 器械护士向上提包住手术衣袖口 图 1-2-19　协助手术者戴无菌手套法	
脱无菌衣法	• 他人协助脱衣法:手术结束后,巡回护士解开衣领系带。脱衣者双手向前微屈肘,巡回护士面对脱衣者,双手握住衣领将无菌衣向肘部、手的方向顺势翻转脱下(图 1-2-20)	

操作流程	操作步骤	沟通与说明

脱无菌衣法

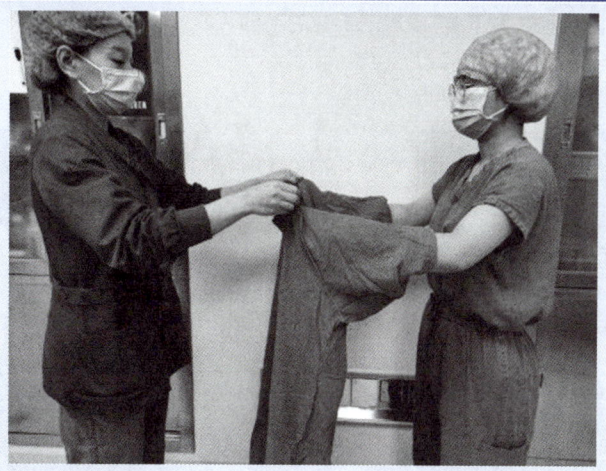

图 1-2-20　他人协助脱手术衣法

- 自行脱衣法:左手抓住右肩无菌衣外面,自前拉下,使衣袖由里往外翻。按同样方法拉下左肩无菌衣,然后脱下无菌衣,并使衣里外翻,保护手臂及洗手衣裤不被手术衣外面所污染(图 1-2-21)
- 将手术衣扔于污物袋内

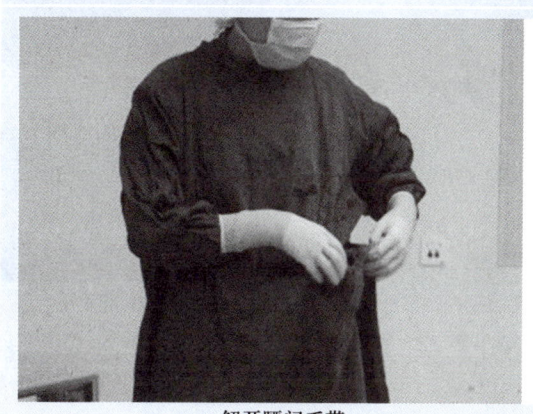

a. 解开腰间系带

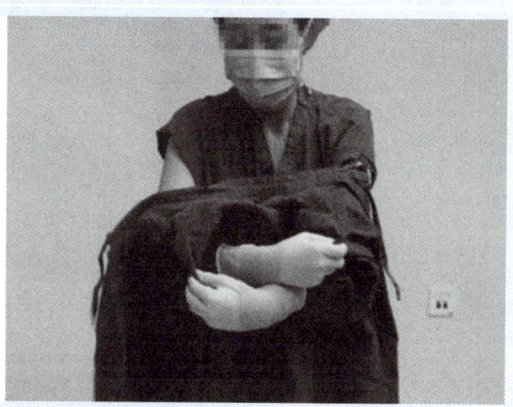

b. 脱两侧衣袖

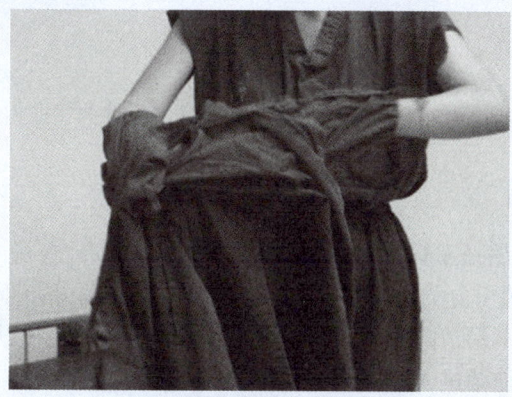

c. 衣里外翻脱下无菌衣

图 1-2-21　自行脱无菌衣法

操作流程	操作步骤	沟通与说明
脱无菌手套法	• 一手捏住另一手套腕部外面,翻转脱下,再以脱下手套的手伸入另一手套内,将其往下翻转脱下(图1-2-22) • 用手捏住手套的内面丢进医疗废物垃圾桶内	

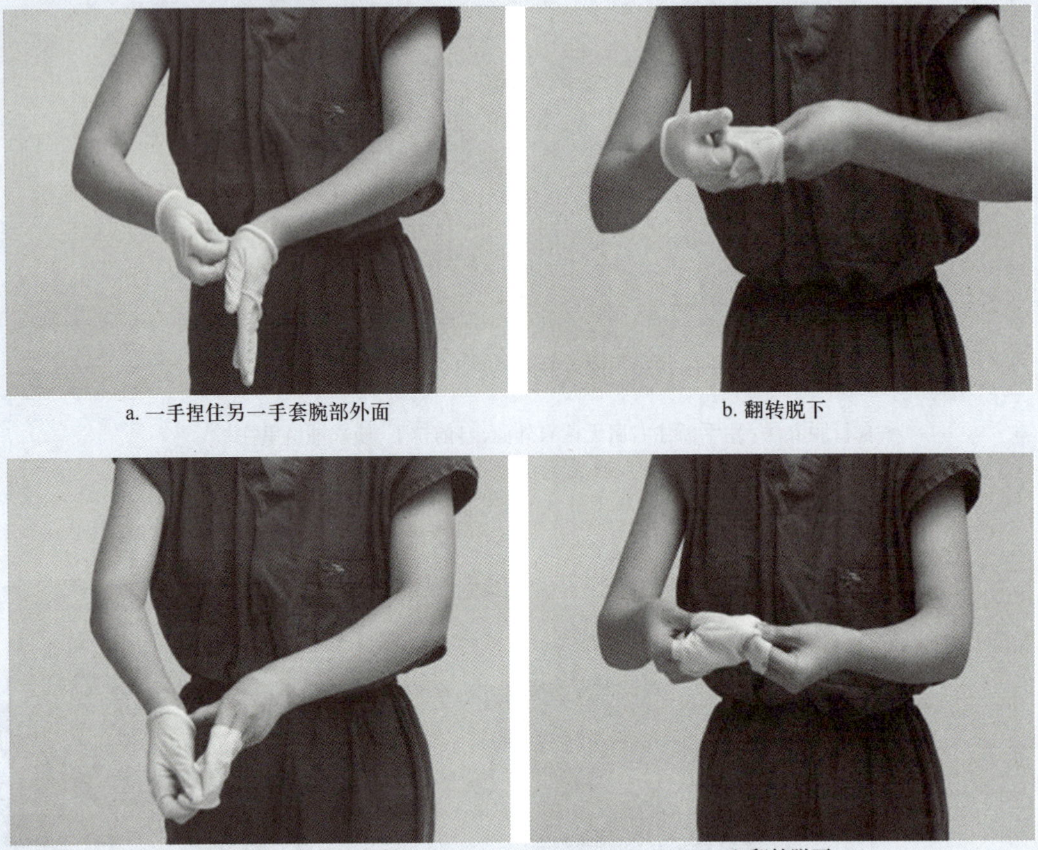

a. 一手捏住另一手套腕部外面

b. 翻转脱下

c. 脱下手套的手伸入另一手套内

d. 翻转脱下

图 1-2-22　脱无菌手套法

▶ 任务评价

无菌衣、戴无菌手套评价表

▶ 问题探究

1. 为何外科手消毒后还要穿无菌衣、戴无菌手套?

答:位于皮肤的细菌可分为暂居菌和常居菌两类,暂居菌分布于皮肤表面,易被清除,常居菌深居毛囊、汗腺及皮脂腺等处,不易清除,并且可在手术过程中逐渐移至皮肤表面。故手臂清洗消毒后还要穿无菌衣、戴无菌手套,以防细菌进入手术切口。

2. 器械护士穿好无菌衣、戴好无菌手套后的无菌区域在哪里?

答:肩以下、腰以上、两侧腋中线之前的胸前区域。

3. 连台手术如何做无菌准备?

答:一台手术完毕,若需进行另一台手术时,必须更换无菌衣及手套。若前一台手术为无菌性手术,如果手套未破,可不用重新刷手,在巡回护士的协助下先脱无菌衣再脱手套,注意皮肤不与无菌衣、手套的外面接触,用75%乙醇泡手5分钟,或用0.5%的碘伏擦手和前臂3分钟。然后再穿无菌衣,戴无菌手套,进行下一台手术。若前一台手术为污染手术,则应重新洗手。

4. 穿无菌衣时有哪些注意事项?

答:① 穿无菌衣应在手术间内进行,四周有足够的空间,穿衣者面向无菌区。穿衣时,无菌衣不可触及任何非无菌物品,若不慎触及,应立即更换。② 无菌衣有破损或可疑污染时应立即更换。③ 巡回护士向后拉衣领、衣袖时,双手均不可触及无菌衣外面。④ 穿无菌衣人员必须戴好手套,方可解开腰间活结或接取腰带,未戴手套的手不可拉衣袖或触及其他部位。⑤ 穿好无菌衣、戴好无菌手套后,无菌衣的无菌区范围为肩以下、腰以上及两侧腋中线之间。双手可放在手术衣胸前的夹层或双手互握置于胸前,不可高举过肩、垂于腰下或双手交叉放于腋下。

5. 戴无菌手套的注意事项有哪些?

答:① 持手套时,手稍向前伸,不要紧贴无菌衣。② 戴开放式手套时,未戴手套的手不能触及手套外面,戴手套的手不可接触手套的内面。③ 戴好手套后,应将手套的翻折处翻转包住袖口,不可将腕部裸露;翻转时,戴手套的手指不可触及皮肤。④ 戴有粉手套时,应用生理盐水冲净手套上的滑石粉再参与手术。⑤ 协助手术者戴手套时,器械护士已戴好手套的手避免触及手术者皮肤。⑥ 手术过程中,无菌手套如有破损或污染,应立即更换。

无菌衣、戴无菌手套问题测试

▶ 职业精神

疫路有你——刘启慧

任务三 **铺无菌器械台与器械台管理**

▶ 目的

1. 使用无菌单建立无菌区域,防止无菌手术器械及敷料再污染,最大限度地减少微生物由非无菌区域转移至无菌区域。

2. 加强手术器械管理。器械护士掌握正确的手术器械传递方法,可以准确、迅速地配合手术医生,缩短手术时间,降低手术部位感染的发生概率,预防职业暴露。

▶ 准备

1. **护士准备** 器械护士做好外科手消毒、穿手术衣、戴无菌手套。
2. **用物准备** 器械台、器械托盘、无菌器械包、敷料包、无菌持物钳(图1-2-23)。
3. **环境准备** 手术室内光线明亮,温度适宜,符合无菌要求。

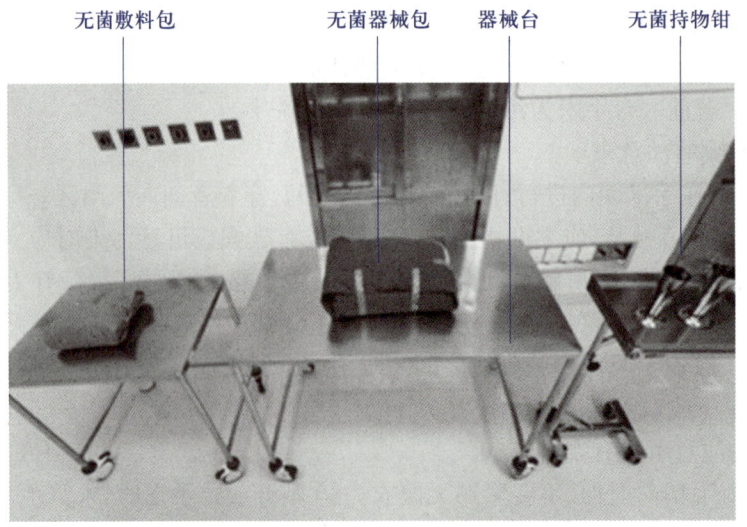

无菌敷料包　　无菌器械包　器械台　无菌持物钳

a. 器械台、无菌器械包、无菌敷料包、无菌持物钳

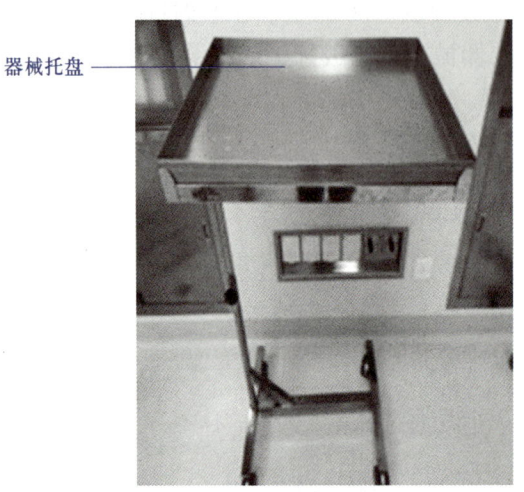

器械托盘

b. 器械托盘

图 1-2-23　铺无菌器械台用物准备

▶ **实施**

铺无菌器械台与器械台
管理操作视频

操作步骤见表 1-2-3。

表 1-2-3　铺无菌器械台与器械台管理操作步骤

操作流程	操作步骤	沟通与说明
检查核对	• 选择近手术区较宽敞区域铺置无菌器械台 • 巡回护士将无菌器械包放置于器械台中央,检查器械包名称、灭菌日期、包外化学指示胶带变色情况以及包装是否完整、干燥,有无潮湿、破损(图 1-2-24)	铺无菌器械台的区域必须宽敞、明亮,器械台要清洁干燥

操作流程	操作步骤	沟通与说明
检查核对	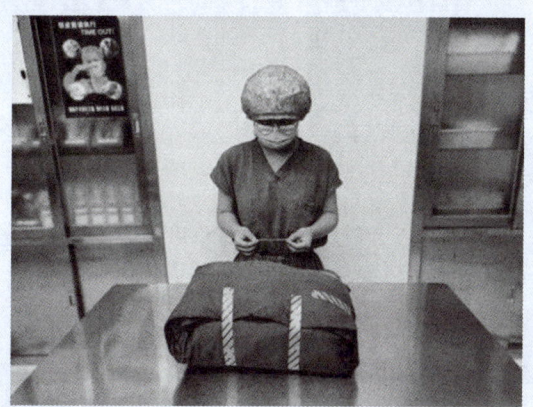 图 1-2-24　巡回护士检查无菌器械包	
打开无菌持物钳包	• 巡回护士打开外包装,取出无菌持物钳,检查化学指示胶带变色情况 • 在化学指示胶带上注明开启日期、时间并签名	无菌持物钳开启后,有效期在 4 小时内
打开无菌器械包	• 巡回护士撕开无菌器械包外化学指示胶带,扫码后将器械包标签贴于手术器械清点单的反面 • 用手依次打开无菌器械包布的外、左、右角(图 1-2-25)	手不可触碰包布内侧

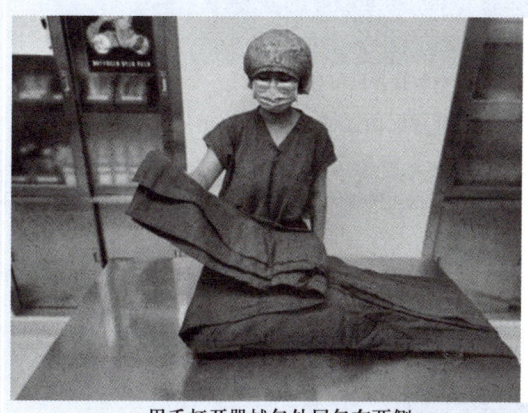
a. 用手打开器械包外层包布两侧

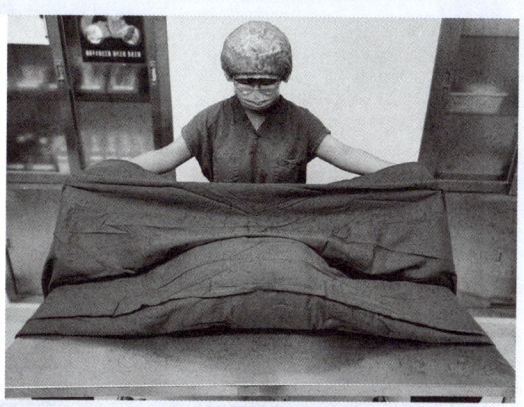
b. 打开器械包外层包布

图 1-2-25　打开无菌器械包外层包布

| | • 取无菌持物钳,用手打开外层包布内角,用无菌持物钳依次打开内层包布,顺序为先打开近侧,再左右两侧(根据包布折叠情况或先打开左右两侧,再打开近侧),检查包内灭菌化学指示卡合格后再走到对侧打开对侧(图 1-2-26) | 内层包布也可由器械护士完成外科手消毒、穿好手术衣、戴好手套后用手打开
无菌器械台的铺巾保证 4~6 层,四周无菌单垂于车缘下 30 cm 以上,并保证无菌单下缘在回风口以上 |

操作流程	操作步骤	沟通与说明
打开无菌器械包	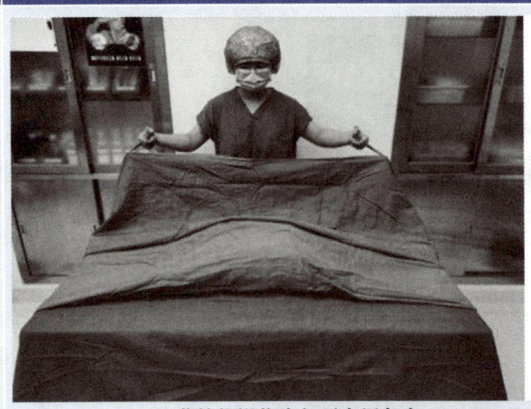 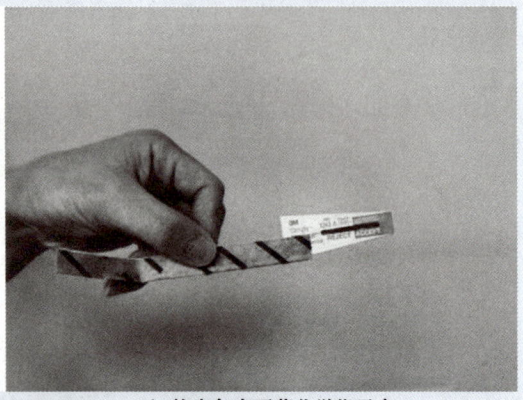 a. 无菌持物钳依次打开内层包布　　　b. 检查包内灭菌化学指示卡 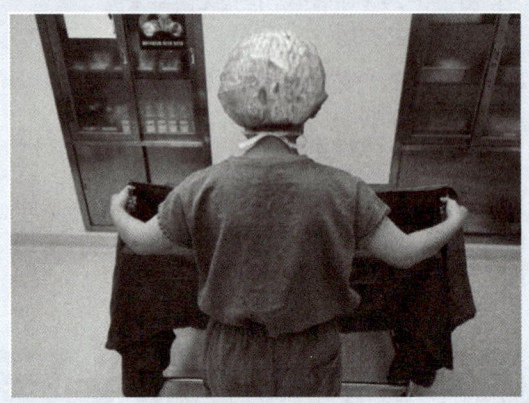 c. 到对侧打开包布对侧 图 1-2-26　打开无菌器械包内层包布	
建立无菌手术器械台	• 核对：器械护士核对包内器械卡与实物数目、规格 • 摆放：将器械分类、有序地摆放在器械台上(图 1-2-27) 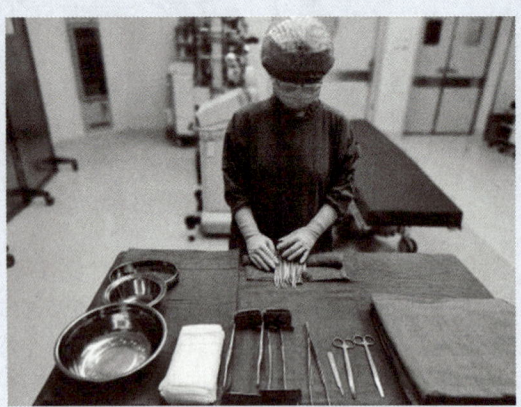 图 1-2-27　有序摆放器械 • 开启：巡回护士开启一次性无菌物品、无菌液体,传递给器械护士摆放至器械台 • 清点：与巡回护士共同清点手术器械、敷料、缝针数目等(图 1-2-28)	器械护士和巡回护士共同唱点2遍,器械护士清点并报器械名称和数目,巡回护士确认并跟读,在器械敷料记录单上的相应栏目填写数字

操作流程	操作步骤	沟通与说明
建立无菌手术器械台	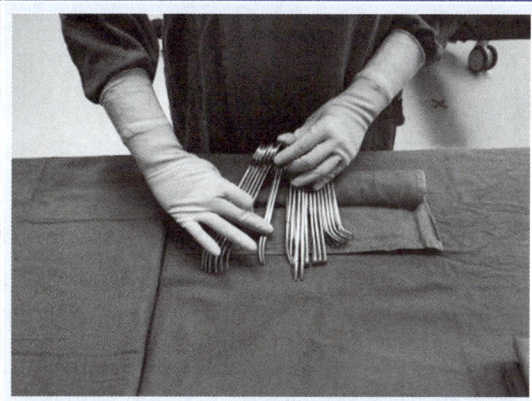 a.逐一清点手术器械 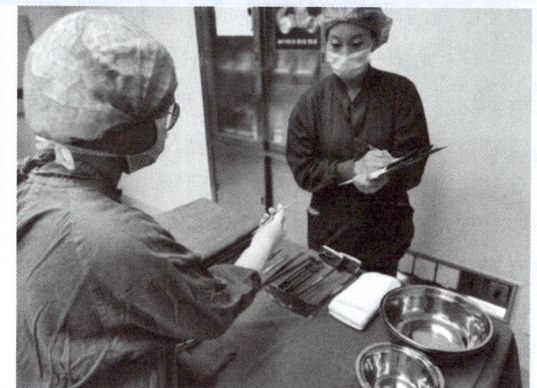 b.与巡回护士共同清点并记录手术器械及物品 图 1-2-28　清点器械	
铺器械托盘	• 用双层手术单包裹,并在其上再铺手术巾 • 将手术时常用器械和物品,如刀、剪、钳等放置其上(图 1-2-29) 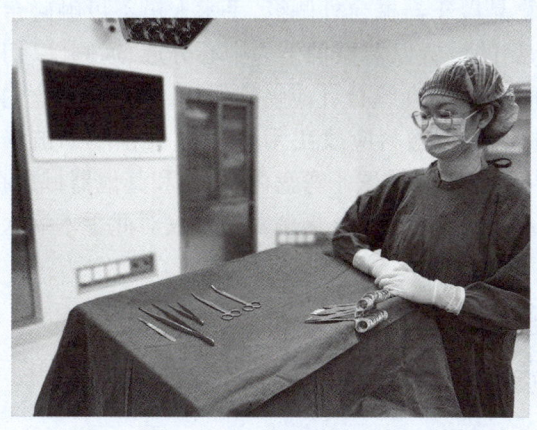 图 1-2-29　铺器械托盘	
术中器械台管理	• 器械护士紧跟术中所需,准确传递器械和物品,并及时收回、整理,摆放整齐 • 手术过程中增减的物品,器械护士与巡回护士及时清点并做好记录 • 术中掉落的物品由巡回护士捡起放于手术间内固定位置 • 关闭体腔前、后和缝合皮肤前,器械护士和巡回护士分别核对清点器械、敷料数量,并认真检查其完整性	术中严格遵守无菌操作原则 传递器械物品应面对面进行,不得在手术人员背后等非无菌区传递。已被污染的器械或物品不能再放回原处。移动无菌器械台时,器械护士不能接触台缘平面以下区域 坠落于台面以下的手术用品不得捡回再用

▶ **任务评价**

 铺无菌器械台与器械台管理
评价表

1. 无菌器械台铺置完成后若不立即使用,有效期是多久?

答:无菌手术器械台应现用现备,特殊情况下不能立即使用,必须用无菌巾覆盖,有效期为 4 小时。

2. 手术过程中,若无菌单被浸湿,该如何处理?

答:无菌单如果被浸湿,应及时更换或重新加盖无菌单。

3. 无菌器械台管理原则有哪些?

答:① 位置固定:器械物品分区放置,器械用完收回,打开轴节擦干血迹、组织液后扣紧放回原位。② 放置有序:按使用顺序分类排列放置器械物品,急用物品放在器械托盘上,常用的放在身体近处,暂不用的放在床旁器械台上。③ 防止潮湿:器械台面要铺 4~6 层无菌布类,浸湿后立即加铺无菌单;生理盐水纱布放在弯盘内,不能直接放在台面上。④ 心中有数:术中要清楚各类器械物品的数量,易丢失的物品如针、线、纱布块、剥离子等小物品传出后要心中有数,并及时收回清点。手术全过程中要清点 3 遍,如数目不符,立即报告医生及时查找,防止异物遗留在病人体腔内。

4. 器械台使用的注意事项有哪些?

答:① 器械护士穿手术衣、戴无菌手套后,再进行器械台整理。② 器械台的无菌区仅限于台面,器械台平面以下是有菌区。不可将器械物品置于器械台外侧缘,手术人员不可触碰台缘以下的布单,垂落于台缘下的物品不可再用。③ 器械物品的放置以器械护士为中心分近、远侧,以切口为中心分近心端、远心端。④ 小件物品应放弯盘中,防止丢失。⑤ 缝合针应妥善保管,放置在针盒内或别在专用纱布上。若针离开针盒,必须保持针不离持针钳。⑥ 湿敷料应放在无菌盘内,无菌单如被水或血浸湿,应更换或加铺新的无菌单。⑦ 术中被污染的器械、物品应放置于弯盘内,不能和其他器械放在一起。随时清理器械、物品,保持无菌器械台整洁有序。⑧ 手术开始后,该无菌器械台仅对此手术病人是无菌的,而对其他病人,则属于污染的。

 铺无菌器械台与器械台管理
问题测试

 疫路有你——乐叶

任务四 手术体位的摆放

1. 合适的手术体位有利于手术野的充分暴露,方便手术操作。

2. 保证手术病人维持正常的呼吸、循环功能。

3. 有效缩短手术时间,防止和减轻各种相关并发症的发生,保证手术的顺利进行。

1. **护士准备** 着手术室拖鞋、洗手衣,洗手、戴口罩和无菌帽,查对医嘱。

2. **病人准备** 平躺于手术台上,手术部位标识清楚,麻醉后生命体征平稳。

3. **用物准备** 手术床、手术床配件(托手板、腿架、各式固定挡板、肩托、头托及上下肢约束带等)、各种型号的体位垫(头枕、膝枕、肩垫、胸垫、足跟垫等)、中单等放置于平车上(图1-2-30)。

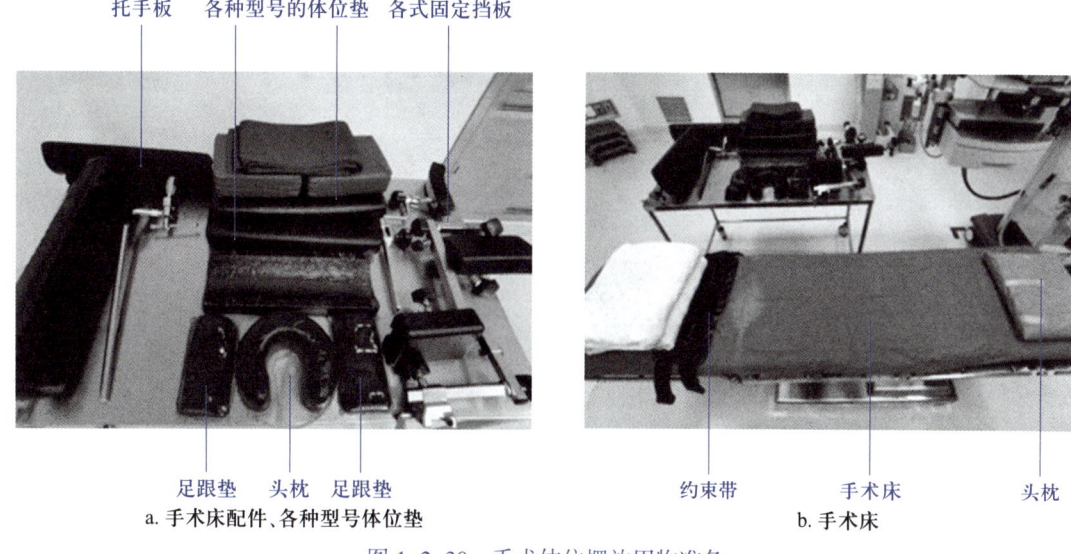

图 1-2-30 手术体位摆放用物准备

4. **环境准备** 层流净化手术间、室内光线明亮,温度适宜,符合无菌要求。

▶ 实施

 手术体位的摆放操作视频

操作步骤见表1-2-4。

表 1-2-4 手术体位的摆放操作步骤

操作流程	操作步骤	沟通与说明
仰卧位	1. 水平仰卧位 • 手术台平置,病人仰卧在手术台上 • 头部置头枕并处于中立位置,颈部不可悬空。头枕高度适宜 • 双臂用中单固定在体侧,掌面向下;若一侧手臂有静脉输液,则将该手臂固定于臂托上,外展不超过90° • 膝下垫膝枕,足下宜垫足跟垫 • 距离膝关节上5 cm处用约束带固定,松紧适宜,以能容纳一指为宜,防止腓总神经损伤(图1-2-31) 2. 垂头仰卧位 • 双肩下垫一肩垫(平肩峰),抬高肩20°,头后仰 • 颈下垫圆枕,防止颈部悬空 • 头两侧置小沙袋或头圈,固定头部,避免晃动,术中保持头颈部呈正中过伸位,利于手术操作 • 其余同"水平仰卧位"(图1-2-32)	适用于头颈部、颜面部、胸腹部、四肢等手术 ×××,您好!为了方便手术操作,我来给您安放手术体位。请您把左(右)手臂放在一侧,右(左)手臂放在身体旁,利于固定 远端关节略高于近端关节,有利于肌肉韧带放松和静脉回流 适用于甲状腺、颈椎前路术、腭裂修补、全身麻醉扁桃体摘除手术 颈椎前路手术时,头稍偏向手术对侧,以便手术操作。全身麻醉扁桃体摘除手术时,将床头摇低5~10°

操作流程	操作步骤	沟通与说明
仰卧位	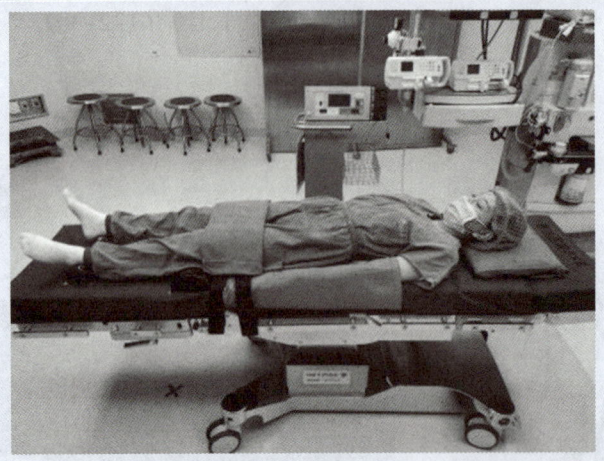	

图 1-2-31 水平仰卧位

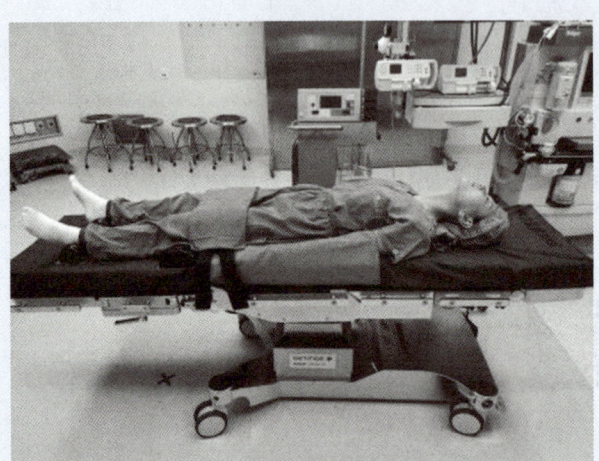

图 1-2-32 垂头仰卧位

3. 上肢外展仰卧位
- 患侧上肢外展置于托手板上,外展不得超过 90°,以免拉伤臂丛神经   适用于上肢、乳房手术
- 其余同"水平仰卧位"(图 1-2-33)

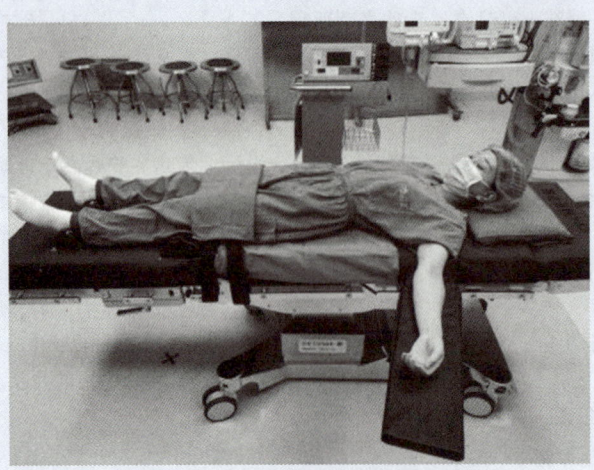

图 1-2-33 上肢外展仰卧位

操作流程	操作步骤	沟通与说明
仰卧位	**4. 人字分腿仰卧位** • 麻醉前让病人移至合适位置,使骶尾部超出手术床背板与腿板折叠处合适位置 • 调节腿板,使双下肢分开 • 根据手术部位调节手术床至头低足高或头高足低位(图1-2-34) 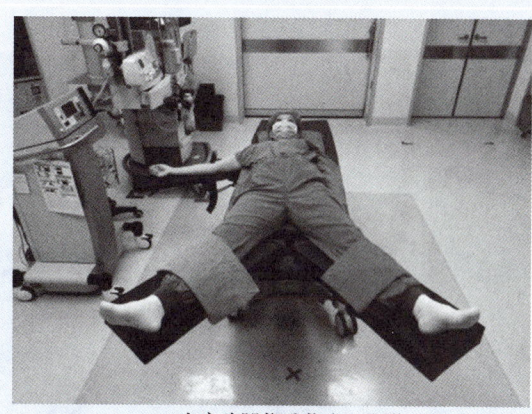 a. 人字分腿仰卧位(正面观) 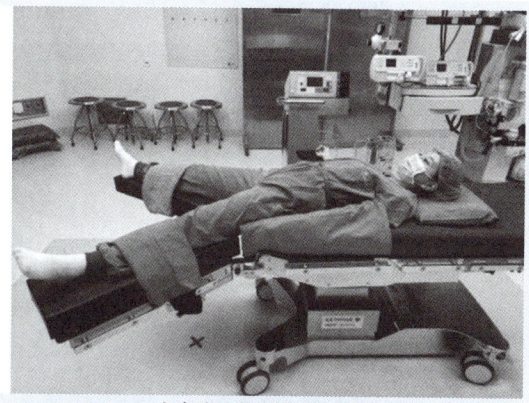 b. 人字分腿仰卧位(侧面观) 图1-2-34 人字分腿仰卧位	单纯人字分腿仰卧位适用于开腹直肠低位前切除术等;头低足高人字分腿仰卧位适用于腹腔镜下结直肠手术等;头高足低人字分腿仰卧位适用于腹腔镜下胃、肝、脾、胰等器官手术等 两腿分开不宜超过90°,以站立一人为宜,避免会阴部组织过度牵拉
俯卧位	• 麻醉完成后,麻醉医生保护麻醉管路,医护人员共同配合,采用轴线翻身法将病人安置于俯卧位 • 病人俯卧于手术台上,头侧向一侧或支撑于头托上,口鼻部留有空隙,选择前额、两颊及下颌作为支撑点,避免压迫眼部眶上神经、眶上动脉、眼球、额骨、鼻及口唇等 • 胸部垫一大软垫,尽量靠上,髂嵴两侧各垫一方垫,使胸腹部呈悬空状,保持胸腹部呼吸运动不受限制,同时避免因压迫下腔静脉致回流不畅而引起低血压 • 双上肢自然弯曲置于头两侧,远端关节低于近端关节,用束臂带固定;或双上肢平放于身体两侧,用中单固定 • 双下肢略分开,足部垫一软垫,使踝关节自然弯曲下垂,防止足背过伸,引起足背神经拉伤,约束带置于膝关节上5 cm处(图1-2-35) 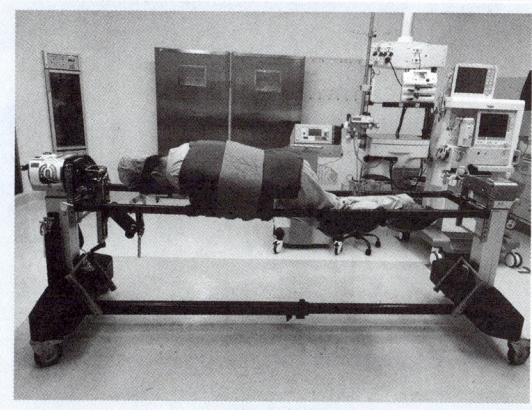 a. 颈椎手术俯卧位 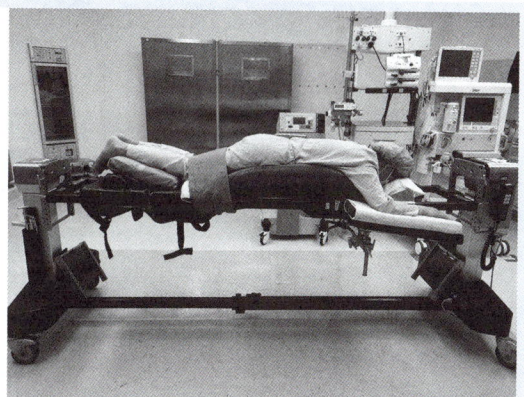 b. 腰椎手术俯卧位 图1-2-35 俯卧位	适用于背部、脊柱和腿部手术 ×××,您好! 为了利于手术操作,我来给您安放手术体位,请您配合。请您头偏向一侧,手放在手术台两侧,脚下帮您垫一软枕,这样可以舒服些 术中应定时检查病人眼睛、面部等受压部位情况 颈椎手术俯卧位:额部及两侧颊部与头托接触,口鼻部位于空隙处,头托稍低于手术台面 腰椎手术俯卧位:在病人胸腔下方垫一弧形拱桥,使腰椎后突

操作流程	操作步骤	沟通与说明
侧卧位	1. 胸部手术侧卧位 • 病人健侧卧 90° • 两手臂向前伸展置于双层托手板上 • 腋下垫一腋枕,距腋窝 10 cm,防止损伤腋神经;用束臂带固定双上肢;头下垫头枕 • 胸背部两侧各垫一个大沙袋置于中单下固定(必要时加骨盆挡板),女性病人勿压迫乳房 • 上腿弯曲,下腿伸直,两腿间垫以软枕,髋部及膝部以约束带固定(图 1-2-36)	×××,您好!为了利于手术操作,我来给您安放手术体位,请您配合。您侧着躺,注意安全,肋下、两腿间垫个软枕,这样舒服些;请您把手臂放在这个托手板上,我给您用束臂带固定好,以防影响手术

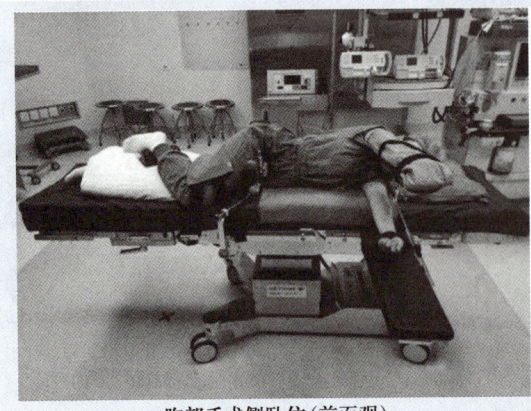
a. 胸部手术侧卧位(前面观)

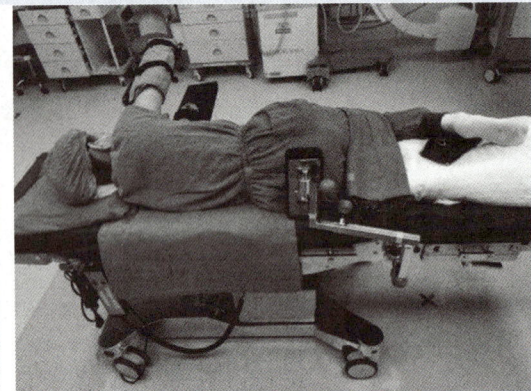
b. 胸部手术侧卧位(后面观)

图 1-2-36　胸部手术侧卧位

2. 肾手术侧卧位
• 病人侧卧 90°
• 肾区对准手术台腰桥架,两手臂屈曲放于前面或伸展固定在托手板上
• 腰部垫软枕,手术床头尾部适当摇低,使腰部抬高,手术野暴露明显,臀部及肘窝处用约束带固定
• 上腿伸直,下腿屈曲 90°,使腰部平直舒展
• 大腿上 1/3 处用约束带固定(图 1-2-37)

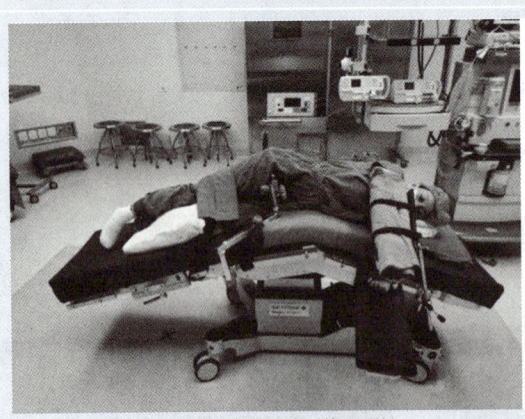
a. 肾手术侧卧位(前面观)

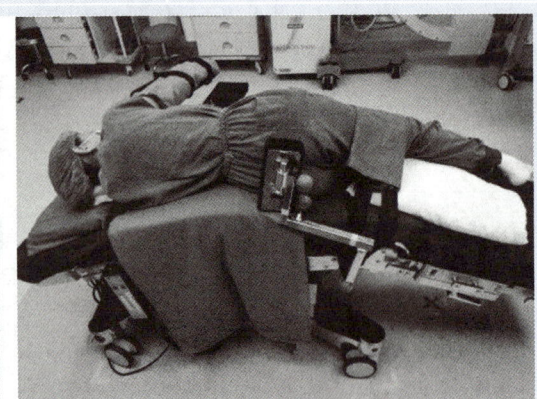
b. 肾手术侧卧位(后面观)

图 1-2-37　肾手术侧卧位

操作流程	操作步骤	沟通与说明
膀胱截石位	• 移动体位:病人取仰卧位,移动病人臀部至手术床下折部,用橡皮单及中单置于手术床下部,必要时在臀下垫一小枕,以便于手术操作 • 固定下肢:病人换上袜套,两腿分放在两侧脚架上,两大腿外展60°~90°,腘窝部垫以软垫,用约束带固定下肢 • 固定上肢:一侧手臂置于身旁,用中单固定于床垫下,另一手臂固定于托手板上供静脉输液 • 摇床:放下床的下折部,下折部与手术床上端成直角(图1-2-38)	多用于肛肠手术和妇科手术。 ×××,您好!为了利于手术操作,我来给您安放手术体位,请您配合。请您仰卧,两腿放在脚架上,我帮您垫软枕,并且固定好,以防影响手术

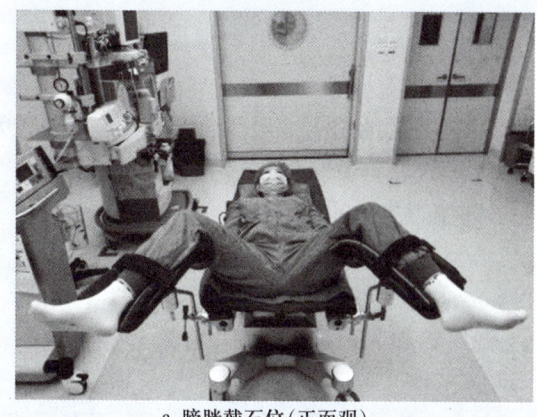
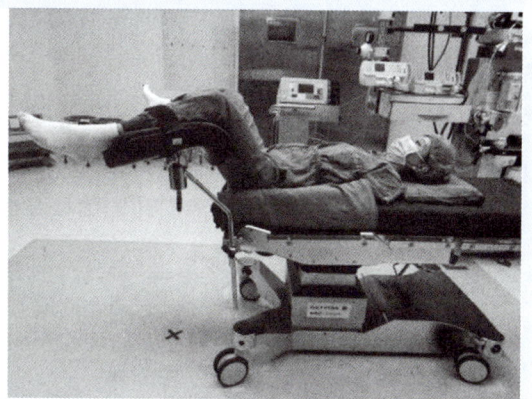

a. 膀胱截石位(正面观)　　　　b. 膀胱截石位(侧面观)

图1-2-38　膀胱截石位

▶ 任务评价

手术体位的摆放评价表

▶ 问题探究

1. 手术体位安置的原则是什么?

答:① 最大限度保证病人的舒适与安全。② 充分暴露手术野,避免不必要的裸露。③ 不影响呼吸、循环功能,不影响麻醉医生观察和监测。④ 妥善固定,避免血管和神经受压、肌肉扭伤、压力性损伤等并发症。⑤ 正确约束病人,松紧度适宜(以能容纳一指为宜),维持体位稳定,防止术中移位、坠床。

2. 常见的手术体位的适用范围是什么?

答:(1) 仰卧位:最常用。适用于腹部、颌面部、颈部及乳腺等腹侧面手术。

(2) 侧卧位:适用于胸部、腰部及肾手术。

(3) 俯卧位:适用于脊柱及其他背部大手术。

(4) 膀胱截石位:适用于会阴部、尿道及肛门手术。

(5) 坐位:适用于鼻及咽部手术。

手术体位的摆放问题测试

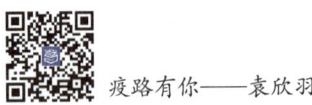

疫路有你——袁欣羽

任务五 手术区皮肤消毒与铺单

▾ **目的**

1. 清除手术切口处及其周围皮肤上的暂居菌,最大限度地杀灭或减少常居菌,减少或避免手术部位相关感染。

2. 严格进行手术区皮肤消毒和铺单是降低手术部位感染的重要环节。

▾ **准备**

1. **护士准备** 着手术室拖鞋、洗手衣裤,洗手、戴口罩和无菌帽,查对医嘱。

2. **病人准备** 手术体位安置完毕。

3. **用物准备** 皮肤消毒液、消毒治疗碗(消毒弯盘)、敷料(海绵)钳、消毒纱布、无菌手术布类包(手术巾、中单、大洞巾、布巾钳)(图1-2-39)。

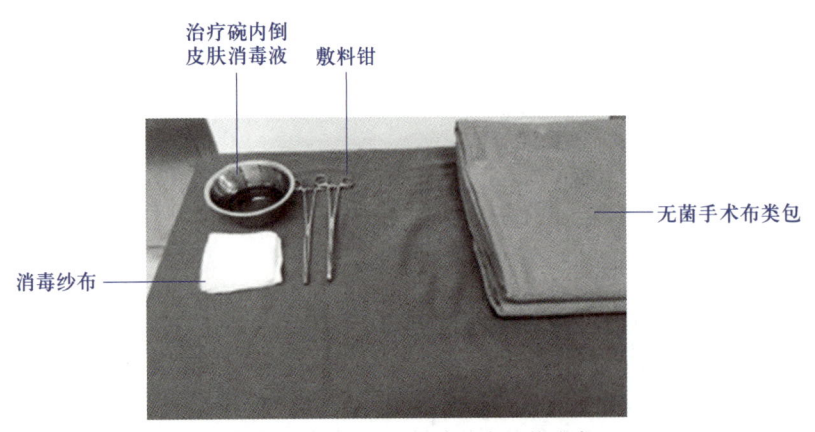

图1-2-39 手术区皮肤消毒用物准备

4. **环境准备** 层流净化手术间,室内光线明亮,温度适宜,符合无菌要求。

▾ **实施**

手术区皮肤消毒与铺单
操作视频

操作步骤见表1-2-5和表1-2-6。

表 1-2-5　手术区皮肤消毒操作步骤

操作流程	操作步骤	沟通与操作要点
核对病人	• 核对床号、姓名、疾病、住院号等 • 核对手术部位 • 检查手术区皮肤的清洁程度、有无破损及感染	确认消毒部位,消毒部位皮肤有无感染等
取用无菌持物钳	• 巡回护士协助将消毒液倒入治疗碗中,器械护士将盛有消毒液和纱布的治疗碗及敷料钳递给助手医生(图 1-2-40) 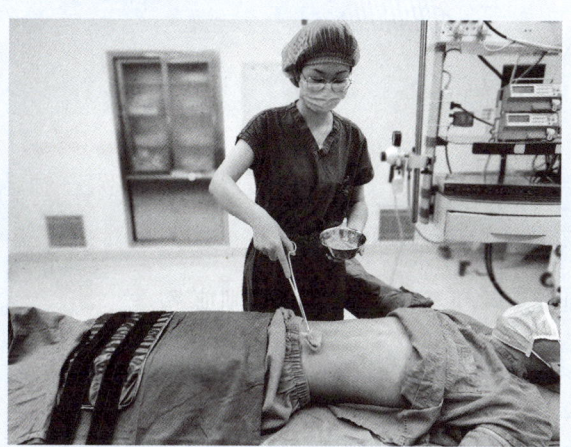 图 1-2-40　器械护士递敷料钳给医生	持物钳尖端不可高过手
消毒皮肤	• 助手医生夹取消毒纱布,按消毒原则消毒。消毒通常以手术切口为中心,向周围皮肤均匀涂擦碘伏 2 遍。消毒范围为手术切口周围 15~20 cm(图 1-2-41)	消毒顺序为由内向外或由外向内,不能返回清洁区 手术区消毒自清洁处逐渐向污染处涂擦,已接触污染部位的药液纱球不可再返擦清洁处 污染或感染伤口以及肛门等处皮肤的消毒,涂擦消毒液的方向为由手术区周围向中心 脐、腋下、会阴等皮肤皱褶处消毒应注意加强。皮肤消毒后,应使消毒液与皮肤充分接触后,再铺无菌巾,以使消毒液发挥最大消毒效果

图 1-2-41　消毒皮肤

常规手术部位消毒范围:
• 头部手术皮肤消毒范围:头及前额(图 1-2-42)

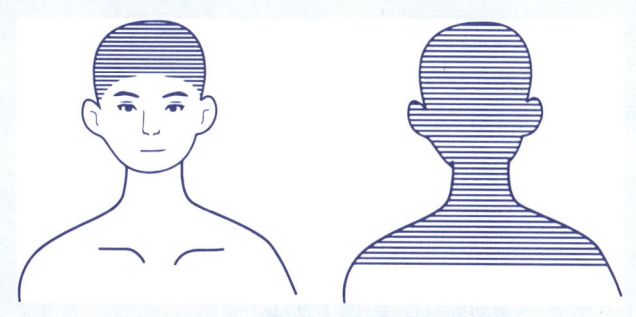

图 1-2-42　头部手术皮肤消毒范围

操作流程	操作步骤	沟通与操作要点
消毒皮肤	• 口、颊面部手术皮肤消毒范围：面、唇及颈部（图1-2-43）	

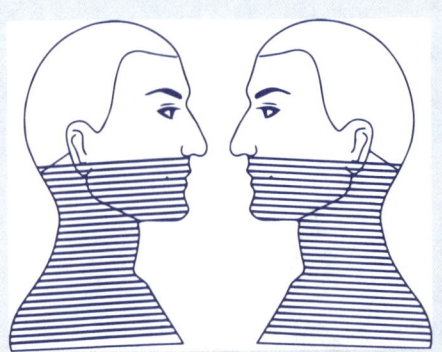

图 1-2-43　口、颊面部手术皮肤消毒范围

• 耳部手术皮肤消毒范围：术侧头、面颊及颈部（图1-2-44）

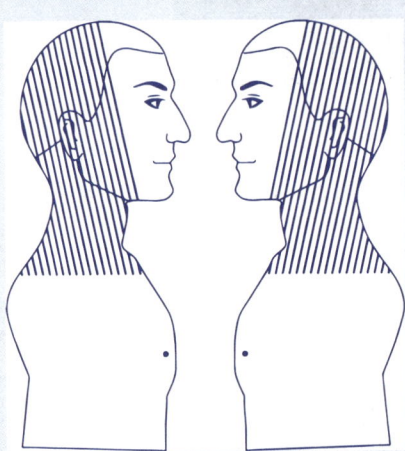

图 1-2-44　耳部手术皮肤消毒范围

• 颈前部手术皮肤消毒范围：上至下唇，下至乳头，两侧至斜方肌前缘，如甲状腺手术（图1-2-45）

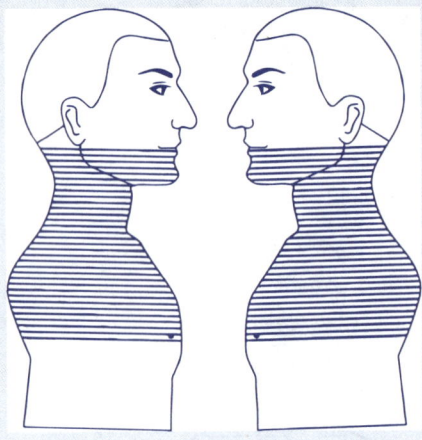

图 1-2-45　颈前部手术皮肤消毒范围

• 颈椎手术皮肤消毒范围：上至颅顶，下至两腋窝连线（图1-2-46）

操作流程	操作步骤	沟通与操作要点
消毒皮肤		

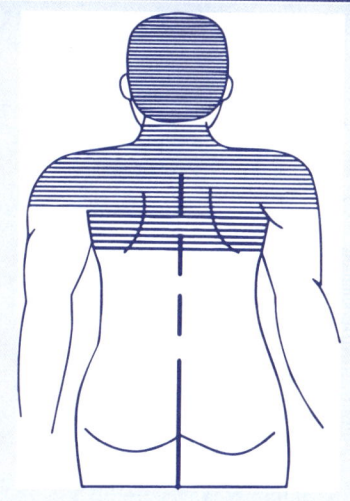

图 1-2-46　颈椎手术皮肤消毒范围

- 锁骨部手术皮肤消毒范围：上至颈部上缘，下至上臂上 1/3 处和乳头上缘，两侧过腋中线（图 1-2-47）

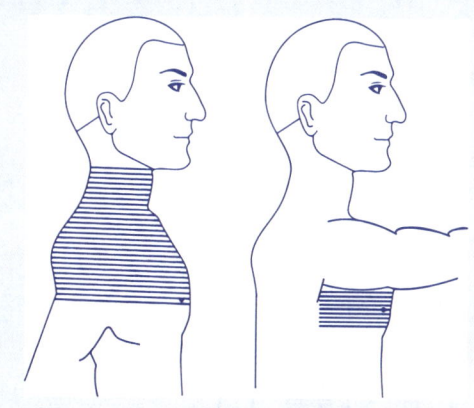

图 1-2-47　锁骨部手术皮肤消毒范围

- 侧卧位胸部手术皮肤消毒范围：前、后胸壁各过中线 5 cm 以上，上至肩及上臂 1/3 处，下过肋缘，包括同侧腋窝（图 1-2-48）

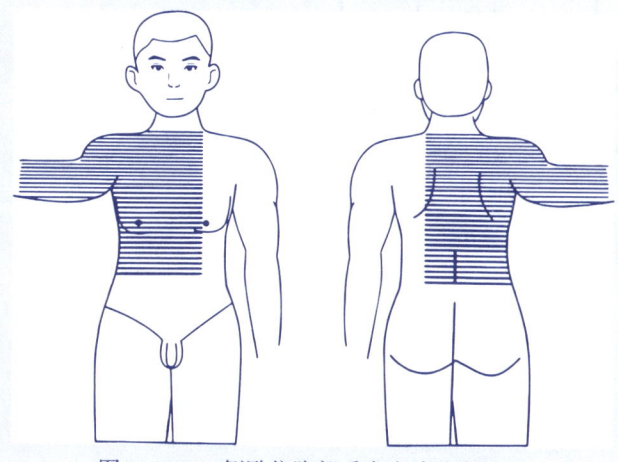

图 1-2-48　侧卧位胸部手术皮肤消毒范围

操作流程	操作步骤	沟通与操作要点
消毒皮肤	• 仰卧位胸部手术皮肤消毒范围：前后过腋中线，上至锁骨及上臂，下过脐平行线（图1-2-49） 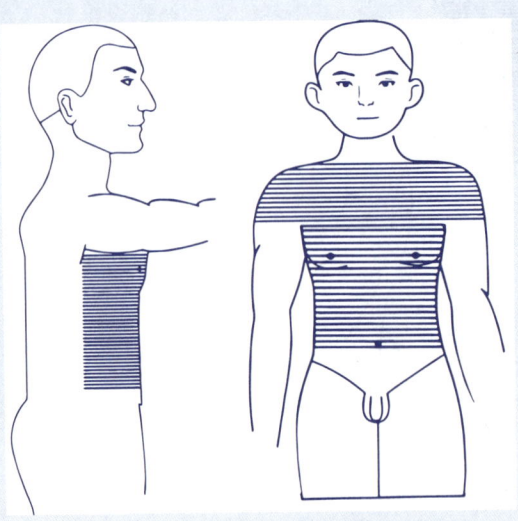 图1-2-49　仰卧位胸部手术皮肤消毒范围 • 乳癌根治手术皮肤消毒范围：前至对侧锁骨中线，后至腋后线，上过锁骨及上臂，下过脐平行线（图1-2-50） 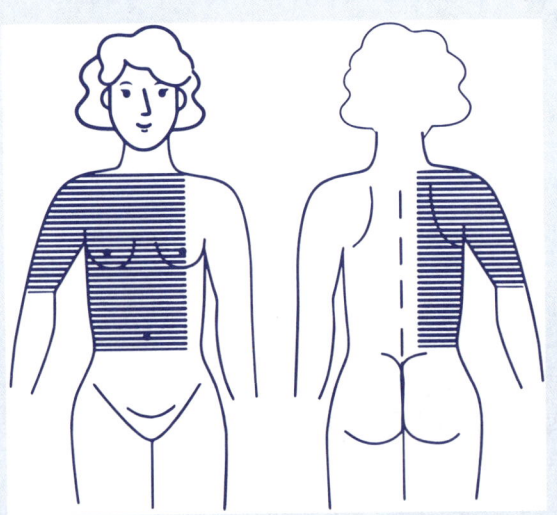 图1-2-50　乳癌根治手术皮肤消毒范围 • 上腹部手术皮肤消毒范围：上至乳头，下至耻骨联合，两侧至腋中线（图1-2-51） • 下腹部手术皮肤消毒范围：上至剑突，下至大腿上1/3，两侧至腋中线（图1-2-52）	

操作流程	操作步骤	沟通与操作要点
消毒皮肤	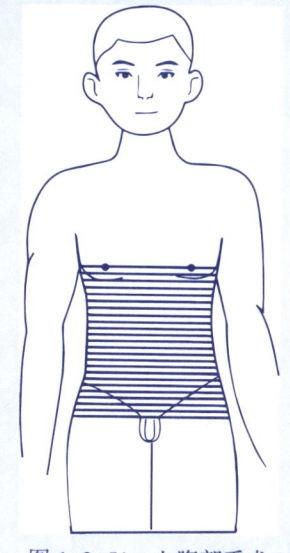 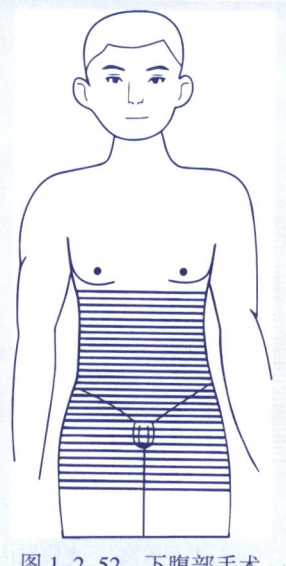	

图 1-2-51　上腹部手术　　　　图 1-2-52　下腹部手术
　　　　皮肤消毒范围　　　　　　　　皮肤消毒范围

- 腹股沟及阴囊部手术皮肤消毒范围：上至脐平行线，下至大腿上 1/3，两侧至腋中线（图 1-2-53）
- 胸椎手术皮肤消毒范围：上至肩，下至髂嵴连线，两侧至腋中线（图 1-2-54）

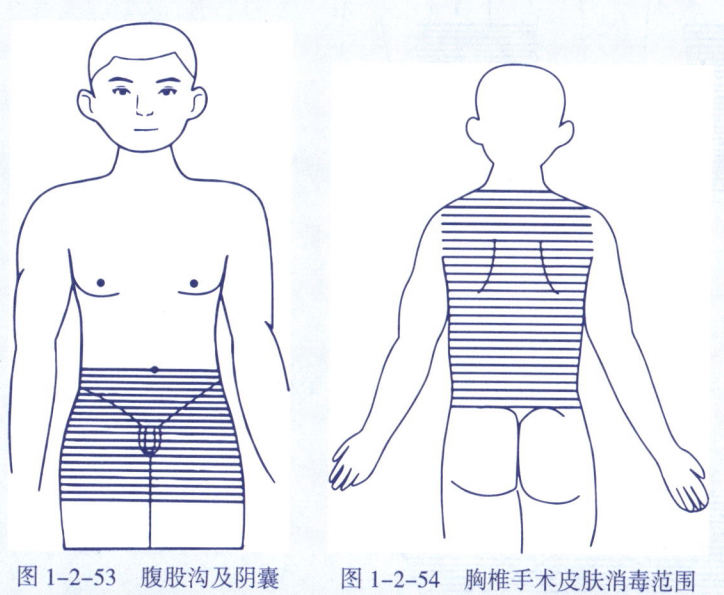

图 1-2-53　腹股沟及阴囊　　　图 1-2-54　胸椎手术皮肤消毒范围
　　　部手术皮肤消毒范围

- 腰椎手术皮肤消毒范围：上至两腋窝连线，下过臀部，两侧至腋中线（图 1-2-55）

操作流程	操作步骤	沟通与操作要点
消毒皮肤	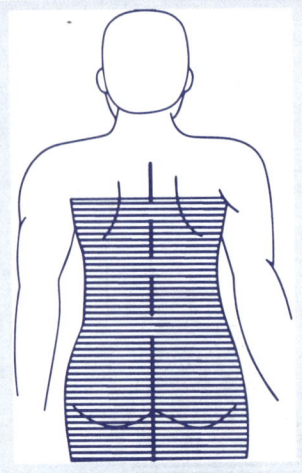 图 1-2-55　腰椎手术皮肤消毒范围 • 肾手术皮肤消毒范围:前后过中线,上至腋窝,下至腹股沟(图 1-2-56) 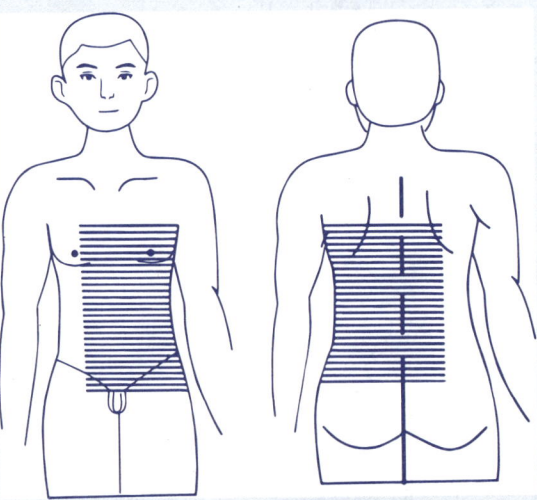 图 1-2-56　肾手术皮肤消毒范围 • 会阴部手术皮肤消毒范围:耻骨联合、肛门周围及臀,大腿上 1/3 内侧(图 1-2-57) 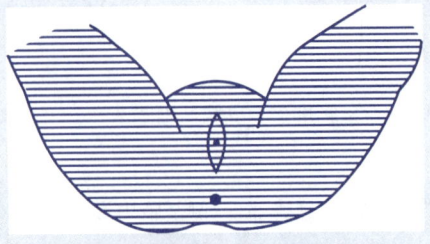 图 1-2-57　会阴部手术皮肤消毒范围 • 髋部手术皮肤消毒范围:前后过正中线,上至剑突,下过膝关节,周围消毒(图 1-2-58)	

操作流程	操作步骤	沟通与操作要点
消毒皮肤	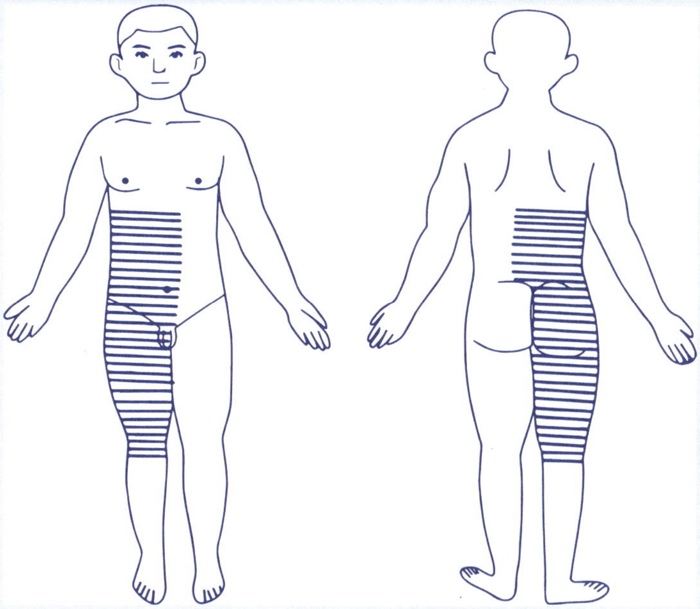 图 1-2-58　髋部手术皮肤消毒范围 • 四肢手术皮肤消毒范围：周围消毒，上下各超过一个关节（图 1-2-59） 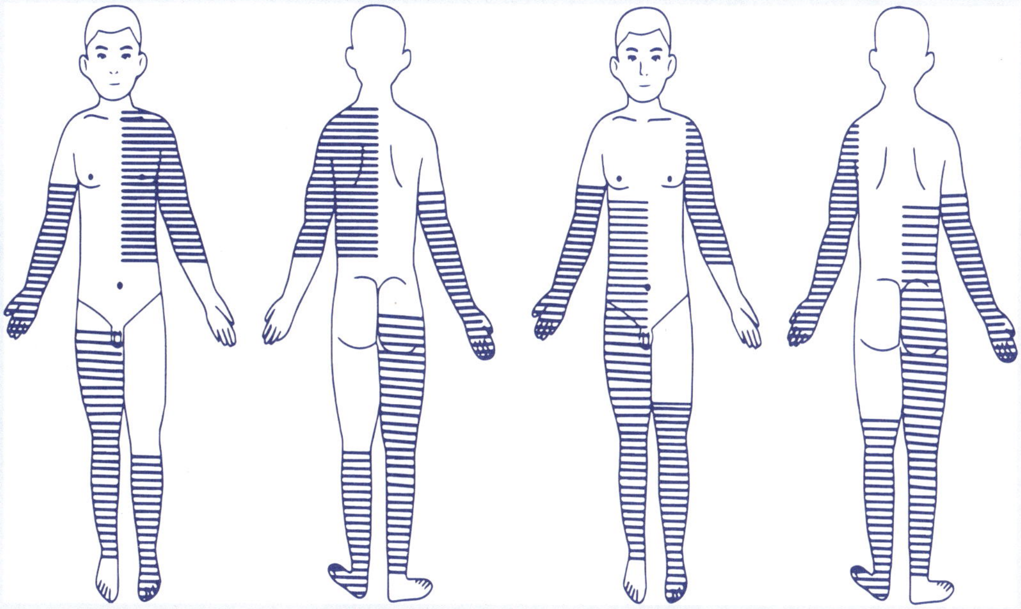 图 1-2-59　四肢手术皮肤消毒范围	
整理用物	• 处理消毒用物	用于皮肤消毒的敷料钳使用后不可再放回无菌器械台，应和消毒治疗碗放于污染区，术后同手术器械一起浸泡、清洗、消毒。消毒纱布弃于黄色医用垃圾袋内

表 1-2-6　手术区铺单（以腹部手术为例）操作步骤

操作流程	操作步骤	沟通与说明
铺单准备	• 准备好手术巾单（图 1-2-60） 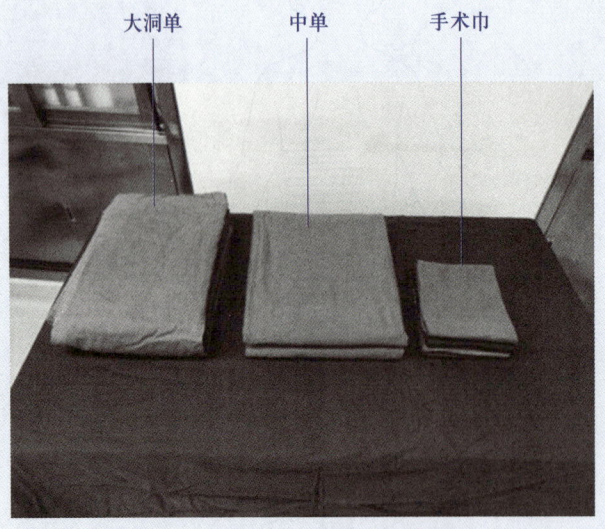 大洞单　　中单　　手术巾 图 1-2-60　手术区铺单用物准备	
铺无菌巾（手术巾）	• 手术部位消毒后，器械护士站立于器械台边，器械托盘可先铺一块手术巾，再进行手术巾传递：把手术巾折边 1/4，前 3 块的折边朝向医生传递，第 4 块的折边朝向自己传递，两手夹住两端递出，不可与医生的手相碰 • 医生接过折边的手术巾，分别铺在切口下方、上方、对侧，最后铺近侧，每块手术巾的边缘距切口线在 3 cm 以内（图 1-2-61） 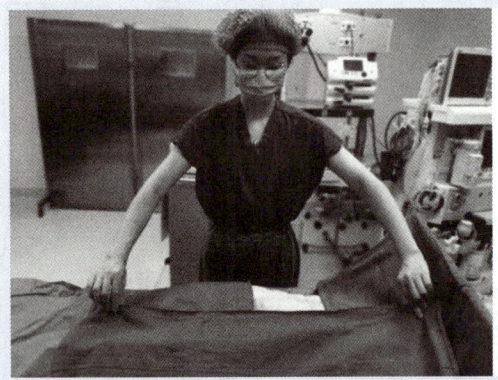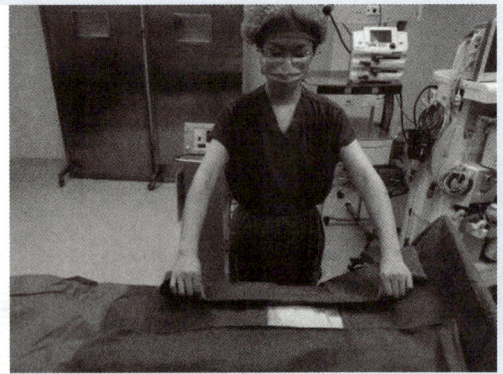 a. 依次在切口下方、上方、对侧铺无菌巾　　　b. 最后铺近侧无菌巾 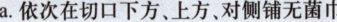 图 1-2-61　铺无菌巾（手术巾） • 器械护士递 4 把布巾钳，医生将布巾钳固定在手术巾的 4 个交角处（图 1-2-62） • 铺完手术巾后，医生应再次消毒手臂并穿无菌手术衣、戴无菌手套后再铺其他层无菌单	铺好的手术巾若需调整，只允许自切口近端向远端移动。如果铺巾的手术者已穿好手术衣，则应先铺近操作者一侧，再按顺序依次铺巾 目前临床多用无菌塑料薄膜粘贴（不用布巾钳），将薄膜放于切口一侧，撕开一头防黏纸并向对侧拉开，贴于切口位置，皮肤切开后薄膜仍黏附在切口边缘，可防止皮肤上残存的细菌进入伤口（图 1-2-63）

操作流程	操作步骤	沟通与说明

铺无菌巾(手术巾)

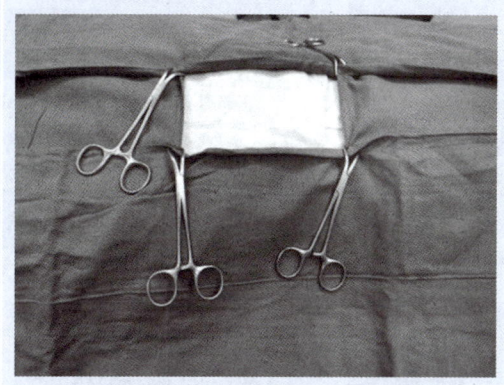

图 1-2-62　布巾钳固定手术巾

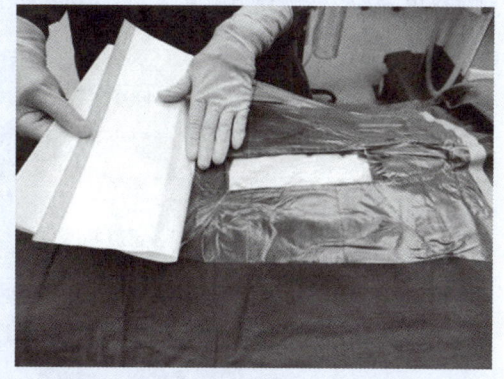

图 1-2-63　无菌塑料薄膜粘贴手术巾

铺中单

- 器械护士和医生分别立于病人两侧,器械护士将中单对折面翻开,双手托住中单,一手前伸递给医生,身体不可触及手术床,一边平切口,另一边以中单角包住手向外展开后松手,使中单自然下垂(图 1-2-64)

铺巾者需注意自己的手不能触及未消毒物品

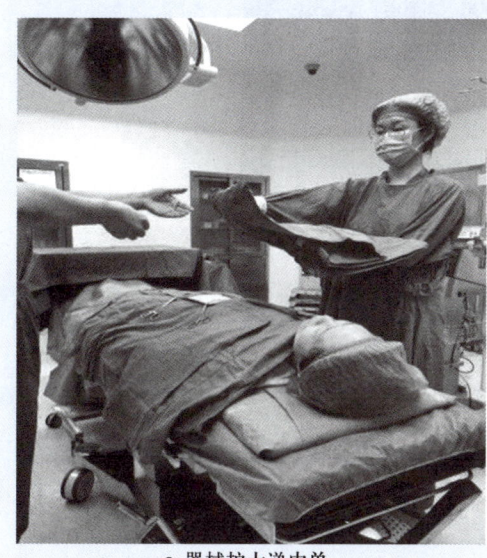

a. 器械护士递中单

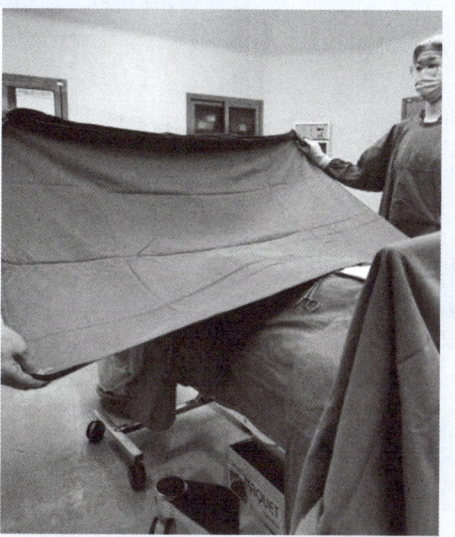

b. 器械护士和医生铺中单

图 1-2-64　铺中单

- 切口上下两端各铺 1 块中单,第 3 块中单一边平器械托盘的内边,另一边中单角包住手向外展开后松手。分别遮盖病人上身及麻醉架、病人下身、器械托盘及床尾

铺大洞巾

- 将有孔大洞巾的开孔对准切口,短端向头部,长端向下肢,翻开对折面,与医生分别展开,展开时手卷在大洞巾的里面,以免污染(图 1-2-65)

要求上端遮盖住麻醉架,下端遮盖住器械托盘及床尾,两边和足端应下垂手术床边 30 cm

操作流程	操作步骤	沟通与说明
铺大洞巾	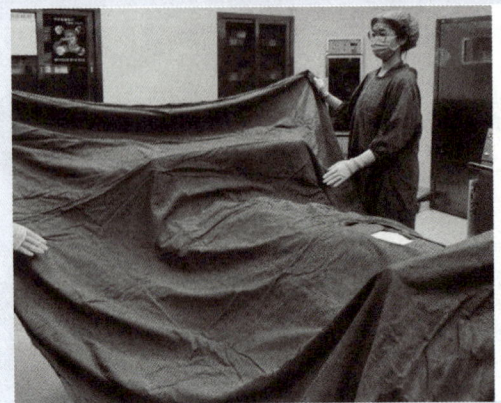 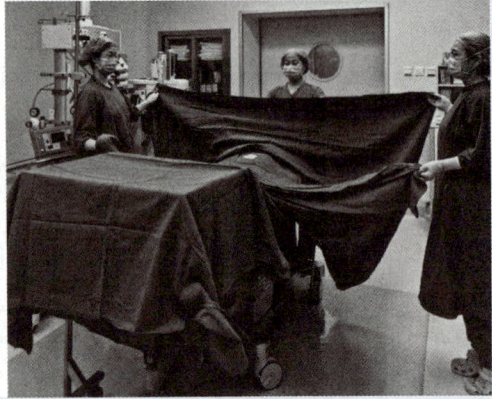	

a. 展开大洞巾,上端遮盖住麻醉架　　　　　b. 下端遮盖器械托盘及床尾

图 1-2-65　铺大洞巾

• 将对折中单或手术巾铺于器械托盘上(图 1-2-66)

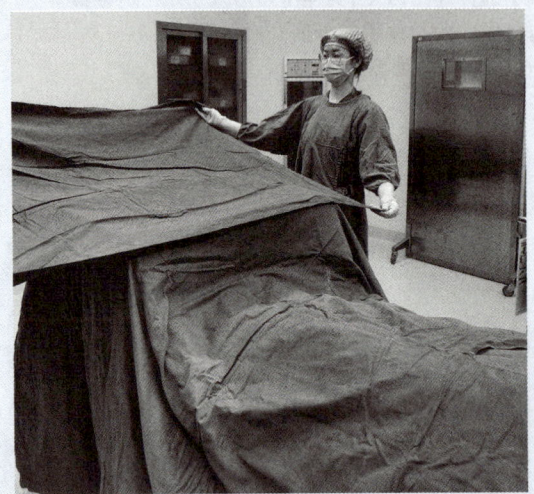

图 1-2-66　铺手术巾于器械托盘上

肝、脾、胰、髂窝、肾移植等手术铺单时,可先在手术侧身体下方铺双折中单或手术巾 1 块

▶ **任务评价**

 手术区皮肤消毒与铺单评价表

▶ **问题探究**

1. 常用的皮肤消毒液有哪些?其用途和特点是什么?

答:① 一般皮肤消毒:目前,临床上有时直接用 0.5% 碘伏进行皮肤消毒,但对于无菌程度要求高的骨科手术,仍主张采用 2%~3% 碘酊消毒,75% 乙醇脱碘的方法分步进行皮肤消毒。② 供皮区消毒:植皮供皮区用 75% 乙醇擦拭 2~3 次。碘过敏者选用不含碘的皮肤消毒液。③ 颜面部皮肤消毒:颜面部皮肤采用 1% 碘酊、75% 乙醇或 3% 碘伏消毒。手术病人皮肤消毒常用消毒液及特点见表 1-2-7。

表 1-2-7 手术病人皮肤消毒常用消毒液及特点

名称	用途	特点
2%~3% 碘酊	非破损皮肤消毒	杀菌谱广、作用力强、能杀灭部分芽孢
0.2%~0.5% 碘伏	皮肤、黏膜的消毒	杀菌力较碘酊弱,不能杀灭芽孢,无需脱碘
0.02%~0.05% 碘伏	黏膜、伤口的冲洗	杀菌力较弱,腐蚀性小
75% 乙醇	颜面部、取皮区消毒、使用碘酊后脱碘	杀灭细菌、病毒、真菌,对芽孢无效,对乙肝病毒等部分亲水病毒无效
0.1%~0.5% 氯己定	皮肤消毒	杀灭细菌,对结核分枝杆菌、芽孢有抑制作用

2. 特殊部位消毒时的注意事项有哪些?

答:面颈部、会阴部、婴幼儿、植皮区等不宜用碘酊消毒。面颈部用 75% 乙醇消毒 2 遍;会阴部皮肤黏膜用 0.2%~0.5% 碘伏消毒 2 遍;婴幼儿用 0.3% 或 0.5% 碘伏消毒 2 遍;植皮区用 75% 乙醇涂擦 2~3 遍。

3. 手术区皮肤消毒的注意事项有哪些?

答:消毒原则:① 充分暴露消毒区域,尽量将病人的衣服脱去,充分显露消毒范围,以免影响消毒效果。② 待碘酊干后再脱碘,否则影响杀菌效果。③ 消毒顺序一般是以手术切口为中心,由内至外,从上至下。若为感染伤口或肛门区消毒,则应由外向内。已接触边缘的消毒纱球,不得返回中央涂擦。④ 消毒范围是以切口为中心向外 15~20 cm。⑤ 皮肤消毒时,避免消毒液流入手术病人身下、止血袖带下或电极板下,防止诱发压力性损伤或发生化学性烧伤。消毒过程中一旦弄湿床单,应及时更换,以免术中病人皮肤长时间接触浸有消毒液的床单,造成皮肤灼伤(婴幼儿手术尤其应注意)。⑥ 结肠造瘘口病人皮肤消毒前应先将造瘘部位用无菌纱布覆盖,使之与手术切口及周围区域相隔离,再进行常规皮肤消毒,最后再消毒造口处。烧伤、腐蚀或皮肤受创伤的病人应先用生理盐水进行皮肤冲洗准备。⑦ 在消毒过程中,操作者双手不可触碰手术区或其他物品。

4. 常见的手术区皮肤消毒方式有哪些?

答:① 环形或螺旋形消毒:用于小手术野的消毒。② 平行形或叠瓦形消毒:用于大手术野的消毒。③ 离心形消毒:清洁切口皮肤消毒应从手术野中心部开始向周围涂擦。④ 向心形消毒:污染手术、感染伤口或肛门、会阴部消毒,应从手术区外周清洁部向感染伤口或肛门、会阴部涂擦。以原切口为中心,自上而下,自外而内进行消毒。

5. 手术区铺单法的无菌操作原则是什么?

答:① 铺巾前,器械护士应穿好无菌手术衣,戴好无菌手套。协助手术者完成铺无菌巾。② 手术者刷手后未穿无菌手术衣,未戴无菌手套时,直接铺第一层切口单。双手臂重新消毒一次,穿戴好无菌手术衣、手套,方可铺其他层单。③ 铺无菌巾至少 4 层,距切口 2~3 cm,悬垂至床沿 30 cm 以下,无菌单一旦放下,不可移动,必须移动时,只能由内向外,不得由外向内。④ 铺无菌巾的顺序和方法视手术切口而定,原则上第一层无菌巾是按从相对干净到较干净、先远侧后近侧的方法进行遮盖。例如,腹部治疗巾的铺巾顺序为:先下后上,先对侧后同侧(未穿无菌手术衣),先同侧后对侧(已穿无菌手术衣)。

6. 器械护士如何传递切口周围 4 块无菌治疗巾?

答:器械护士把无菌巾折边 1/3,第 1、2、3 块治疗巾的折边朝向医生,第 4 块治疗巾的折边朝向自己,按顺序传递给手术医生。

7. 手术中无菌区布单被水或血液浸湿时,应如何处理?

答:手术中布单一旦被水或血液浸湿,即失去无菌隔离的作用,应加盖另一无菌单以隔离无菌区。

手术区皮肤消毒与铺单
问题测试

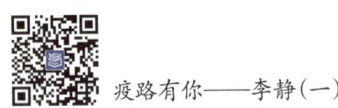
疫路有你——李静(一)

任务六 手术中的无菌操作技术

▼ **目的**

手术中的无菌操作是预防切口感染、保证病人安全的关键,是影响手术成功的重要因素。

1. 使用无菌包、无菌物品,以保持已经灭菌的物品处于无菌状态。

2. 将无菌巾铺在清洁干燥的治疗盘内,形成无菌区,放置无菌物品,以供治疗使用。

3. 取用无菌溶液为了保持无菌溶液的无菌状态。

▼ **准备**

1. **护士准备** 着手术室拖鞋、洗手衣,洗手、戴口罩和无菌帽,查对医嘱。

2. **用物准备** 无菌持物钳包(盛放无菌持物钳及容器)、无菌镊包、无菌巾包、弯盘、生理盐水、治疗碗、治疗盘、棉签、纱布、清洁纱布、签字笔、记录卡、污物桶(图1-2-67)。所需无菌物品均需在有效期内。

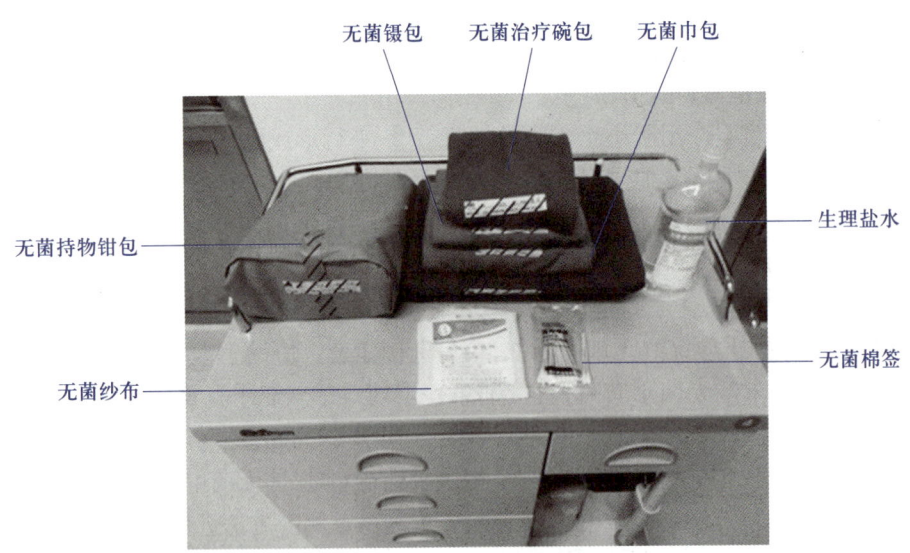

图1-2-67 手术中无菌操作技术用物准备

3. **环境准备** 层流净化手术间、室内光线明亮,温度适宜,符合无菌要求。

▼ **实施**

手术中的无菌操作技术
操作视频

操作步骤见表1-2-8。

表 1-2-8 手术中的无菌操作技术操作步骤

操作流程	操作步骤	沟通与说明
清洁操作台	• 用清洁纱布清洁操作台、治疗盘,要求清洁干燥 • 将所需用物摆放在操作台上	操作环境光线充足,明亮,操作台宽敞,清洁干燥,符合无菌操作要求
无菌持物钳的使用	• 检查:检查无菌持物钳包的灭菌日期,从上下左右各面检查有无破损 • 开包:按无菌原则打开无菌持物钳包,检查化学指示胶带变色情况,将持物钳容器放于操作台上 • 标注:将开启的日期、时间写在标签上,贴于容器外面 • 取钳、用钳:将钳端闭合、垂直取出,使用时保持钳端向下(图1-2-68) 图 1-2-68　取无菌持物钳 • 放回钳:使用后闭合钳端、垂直放回容器中,打开钳端,盖好容器盖(图1-2-69) 图 1-2-69　放回无菌持物钳	无菌持物钳的使用有效期为4小时 如需至远处取物,应连同容器一起转移至物品旁使用
铺无菌盘	• 查对:取无菌巾包,检查其名称、灭菌标记、日期,有无潮湿、松散及破损 • 开包:打开无菌巾包,外层用手,内层用无菌持物钳逐层打开,检查灭菌化学指示卡有无变色 • 取巾:用无菌持物钳夹取无菌巾一块放入治疗盘内,及时放回无菌持物钳	检查其名称、灭菌标记、日期,有无潮湿、松散及破损,消毒更换时间 未用完的无菌巾,按原折痕包好,注明开包日期与时间,有效期为24小时

操作流程	操作步骤	沟通与说明
铺无菌盘	• 铺巾：双手握住无菌巾上层两角外面轻轻抖开，由近向对侧方向铺于治疗盘上，内面为无菌面。上层半幅呈扇形折到对面，开口缘向外，露出无菌区（图1-2-70）	

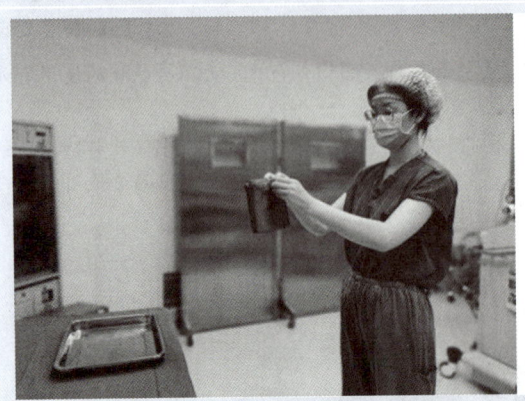

a. 取无菌巾

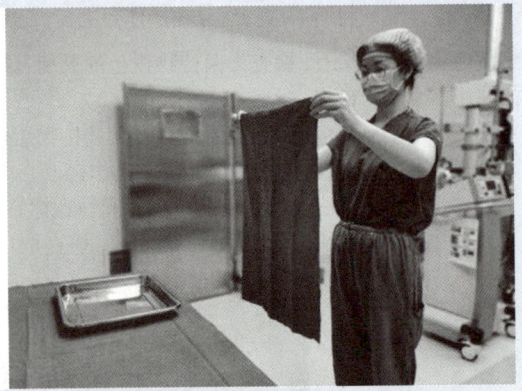

b. 打开无菌巾

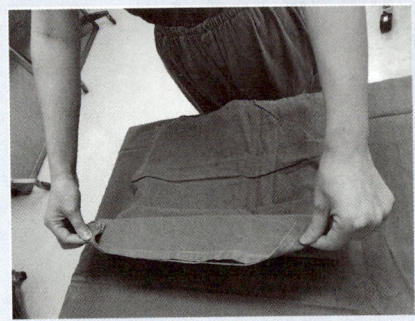

c. 将无菌巾由近侧向对侧铺于治疗盘上

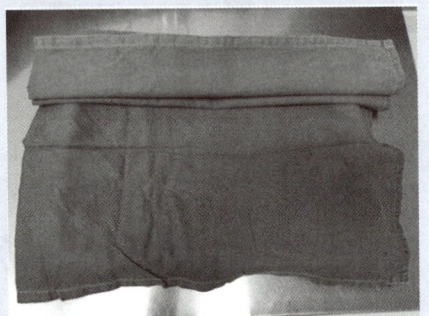

d. 上层半幅成扇形折到对面，开口缘向外

图1-2-70　铺无菌盘

• 取无菌物品：打开无菌盘，将盖内面向上，用无菌持物钳夹出两把止血钳，置于无菌盘内，立即盖严无菌盘（图1-2-71）

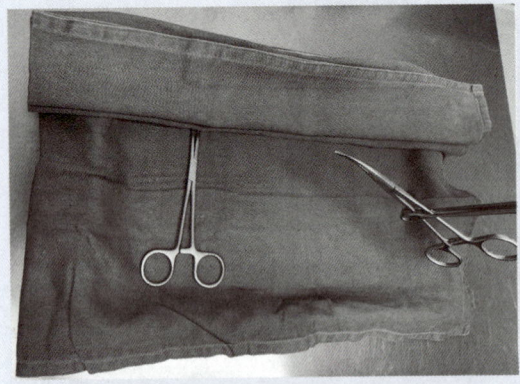

图1-2-71　取无菌物品放于无菌盘内

• 盖巾：放好无菌物品后，将上层无菌巾盖好，边缘对齐，并将开口处向上翻折两次，两侧边缘向下翻折一次，注明铺盘时间（图1-2-72）

操作流程	操作步骤	沟通与说明
铺无菌盘	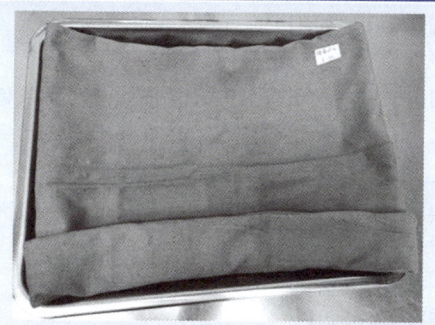 图 1-2-72　翻盖上层无菌巾	
倒无菌溶液	• 取出无菌镊:打开无菌包,取出无菌镊。贴开启时间 • 取出治疗碗:将无菌包放左手上,右手打开包,抓住无菌包的四角,将治疗碗放于操作台上(见图 1-2-73)	有效期为 4 小时 移动治疗碗时,应托其底部,手不触碰治疗碗的内面及边缘 检查无菌溶液的药名、剂量、浓度、有效期,检查瓶盖有无松动,瓶身有无裂缝,对光检查溶液的澄清度,有无变色、浑浊、絮状物

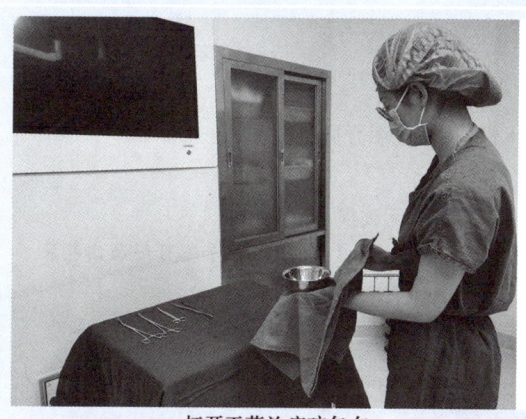

a. 打开无菌治疗碗包布

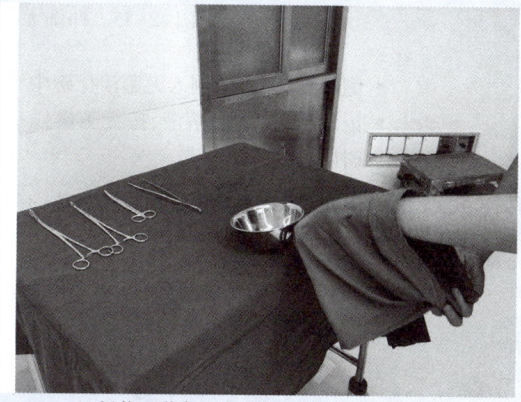

b. 抓住无菌包四角将治疗碗放于操作台上

图 1-2-73　取无菌治疗碗

• 检查:仔细检查核对无菌溶液的药名、剂量、浓度、有效期,检查瓶盖有无松动,瓶身有无裂缝,对光检查溶液的澄清度,确定溶液无变色、无浑浊、无絮状物
• 消毒:取无菌棉签两根,蘸消毒液,一根棉签从瓶口往上消毒,另一根棉签从瓶口往下消毒(图 1-2-74)

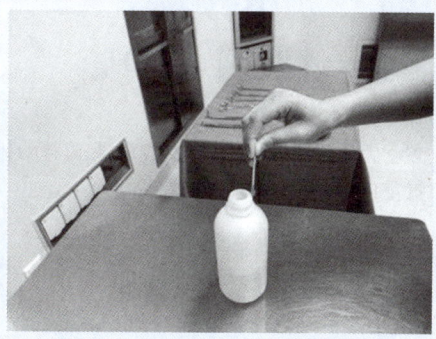

图 1-2-74　消毒无菌溶液瓶口

操作流程	操作步骤	沟通与说明
倒无菌溶液	• 取纱布：用无菌镊夹取纱布 1 块置于手上，放回镊子。手垫纱布将瓶塞打开 • 冲洗瓶口：瓶签向上，旋转 360° 倒出少许溶液于弯盘内，冲洗瓶口（图 1-2-75） 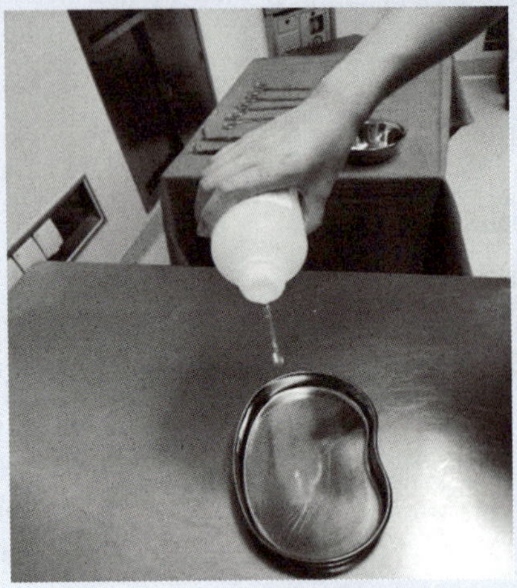 图 1-2-75　冲洗无菌溶液瓶口 • 倒溶液：将溶液倒入无菌治疗碗中 • 记录：如有剩余溶液，按无菌操作技术保留，并注明开瓶日期和时间	无菌溶液倒出后，不可再倒回瓶中 有效期为 24 小时
传递一次性无菌物品	• 检查：检查一次性无菌物品名称、有效期、包装有无破损和潮湿 • 打开：按包装指示撕开一次性无菌物品的外包装。（图 1-2-76） 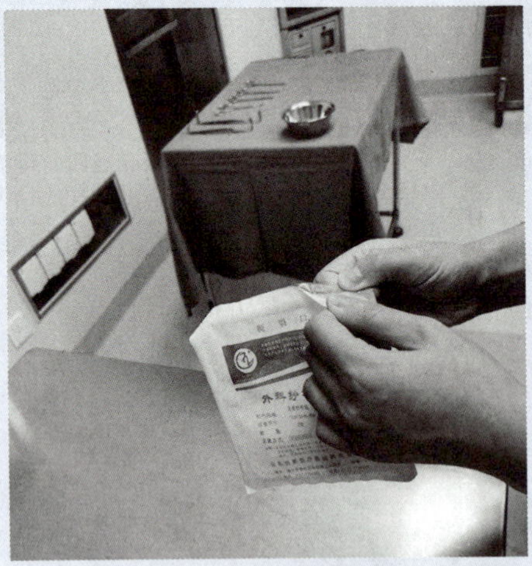 图 1-2-76　打开一次性无菌物品外包装 • 取无菌持物钳夹取一次性无菌物品，置于无菌器械台上（图 1-2-77） • 将外包装丢至垃圾桶。若为高值、贵重内置物品，将条形码粘贴在手术记录单上	手不可触及内包装 无菌持物钳不可触及外包装

操作流程	操作步骤	沟通与说明
传递一次性无菌物品	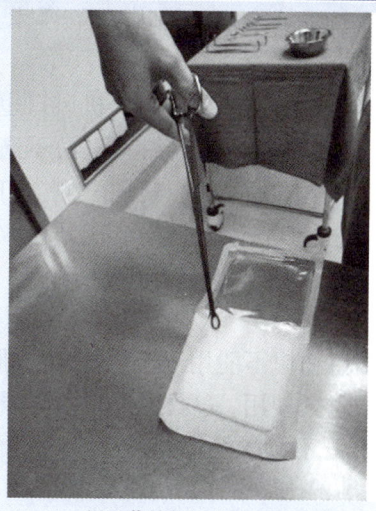 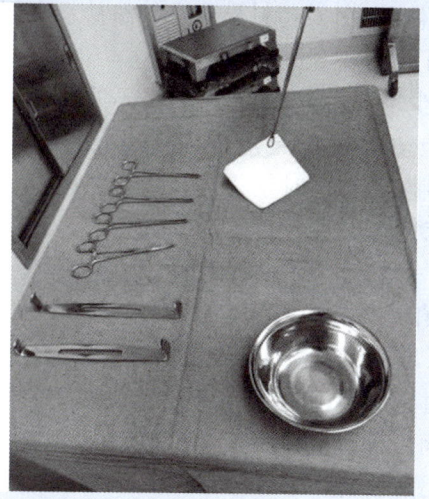 a. 用无菌持物钳夹取无菌物品　　　　　b. 置于无菌器械台上 图 1-2-77 取一次性无菌物品	
整理用物	• 处理污物弯盘、治疗碗、方盘 • 洗手,放回无菌物品 • 放回清洁物品	治疗碗、弯盘、包布等一并送供应室进行消毒灭菌处理;使用过的纱布、棉签弃于黄色医用垃圾袋;一次性物品外包装弃于黑色生活垃圾袋

▶ 任务评价

 手术中的无菌操作技术
评价表

▶ 问题探究

1. 手术中的无菌操作原则是什么?

答:(1) 明确无菌范围:手术人员手消毒后,手臂不可接触未经消毒的物品。穿好手术衣后,手术衣的无菌范围为肩以下、腰以上、双手、双臂、腋中线以前的区域。不可接触手术床边缘及无菌桌桌缘以下的布单。凡下坠超过手术床边缘以下的器械、敷料及缝线等一概不可再取回使用。

(2) 保持物品无菌:无菌区内所有物品均应严格灭菌。手套、手术衣及手术用物(如无菌巾布单)如疑有污染、破损、潮湿,应立即更换。一份无菌物品只能用于一个病人,打开后即使未用,也不能留给其他病人使用,需重新包装、灭菌后才能使用。

(3) 保护皮肤切口:在切开皮肤前,可先粘贴无菌塑料薄膜,再经薄膜切开皮肤,以保护切口。切开皮肤及皮下脂肪层后,切口边缘应以无菌大纱布垫或手术巾遮盖,并用缝线及巾钳固定,或进入体腔后使用切口保护器保护切口,仅显露手术野。凡与皮肤接触的刀片和器械不应再用,若需延长切口或缝合前,需用 75% 乙醇溶液再消毒皮肤 1 次。手术因故暂停时,切口应用无菌巾覆盖。

(4) 正确传递物品和调换位置:手术时不可在手术人员背后或头顶方向传递器械及手术用品,应由器械护士从器械升降台侧正面方向传递。手术人员应面向无菌区,在规定区域内活动。同侧手术人员如需交换位置,一人应先退后一步,背对背转身到达另一位置,以防接触对方背部非无菌区。对侧手术人员如需交换位置,需经器械台侧交换。

(5) 沾染手术的隔离技术：进行胃肠道、呼吸道或宫颈等沾染手术时，切开空腔脏器前，先用纱布垫保护周围组织，并随时吸除外流的内容物，被污染的器械和其他物品应放在污染器械盘内，避免与其他器械接触，污染的缝针及持针器应在等渗盐水中刷洗。完成全部沾染步骤后，手术人员应用灭菌用水冲洗或更换无菌手套，尽量减少污染机会。

(6) 减少空气污染：手术进行时不应开窗通风或用风扇，室内空调机风口也不能吹向手术台，尽量减少人员走动，以免扬起尘埃，污染手术室内空气。手术过程中保持安静，不高声说话嬉笑，尽量避免咳嗽、打喷嚏，不得已时须将头转离无菌区。请他人擦汗时，头应转向一侧。口罩若潮湿，应更换。每个手术间参观人数不超过2人，参观手术人员不可过于靠近手术人员或站得太高，也不可在室内频繁走动。

2. 无菌技术操作中的注意事项有哪些？

答：① 取用无菌物品应使用无菌持物钳，无菌持物钳不能用于换药、消毒皮肤及夹取油纱布。② 至远处取物时，要将无菌持物钳及无菌罐一起移至取物处使用。③ 打开或关闭容器盖时，手不可触及盖的边缘及内面。④ 手持无菌容器时，应托住容器底部，不可触及容器边缘及内侧面。⑤ 未经灭菌的物品不可触及无菌区域。

手术中的无菌操作技术
问题测试

▶ **职业精神**

疫路有你——周雪贞

任务七 手术中的隔离技术

▶ **目的**

将肿瘤细胞、种植细胞、污染源、感染源等与正常组织隔离，以防止或减少肿瘤细胞、种植细胞、污染源、感染源的脱落，种植和播散。

▶ **准备**

1. **护士准备** 着手术室拖鞋，洗手衣裤，外科手消毒、穿无菌手术衣、戴无菌手套。
2. **用物准备** 手术隔离标志，手术巾单、器械、敷料（图1-2-78）。
3. **环境准备** 层流净化手术间、室内空气清新，光线明亮，温度适宜，符合无菌要求，有消毒隔离措施。

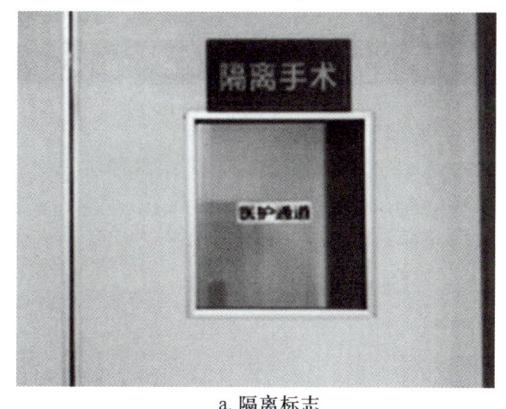

a.隔离标志

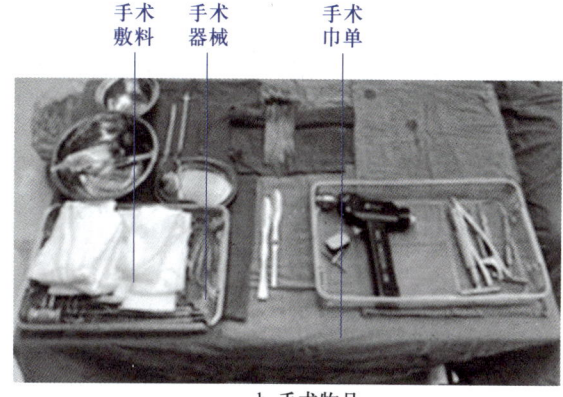

手术敷料　手术器械　手术巾单

b.手术物品

图1-2-78　手术中的隔离技术用物准备

▶ 实施

手术中的隔离技术操作视频

操作步骤见表1-2-9。

表1-2-9　手术中的隔离技术操作步骤

操作流程	操作步骤	操作要点
隔离前	• 在无菌区域建立明确隔离区域；隔离器械、敷料放置在隔离区域分清使用、不得混淆(图1-2-79)	皮肤消毒后贴无菌塑料薄膜，保护切口不被污染 切口至器械台加铺无菌巾，以保护切口周围及器械台面
隔离操作	• 切口至器械台加铺无菌巾，以保护周围及器械台面，隔离结束后撤除 • 被污染的器械、敷料应放在隔离区域内，注意避免污染其他物品，禁止再使用于正常组织(图1-2-80) • 切除部位断端应用纱布垫保护，避免污染周围 • 术中吸引应保持通畅，随时吸除外流内容物，吸引头不可污染其他部位，根据需要及时更换吸引头 • 擦拭器械的湿纱布垫只能用于擦拭隔离器械 • 器械护士的手不得直接接触污染隔离"源"(隔离器械、隔离区域、隔离组织) • 预防切口种植或污染的措施即取出标本用取物袋，防止标本与切口接触，取下的标本放入专用容器(图1-2-81)	手术切口由一次性牵开器保护，避免切口污染

图1-2-79　明确隔离区域

操作流程	操作步骤	操作要点
隔离操作	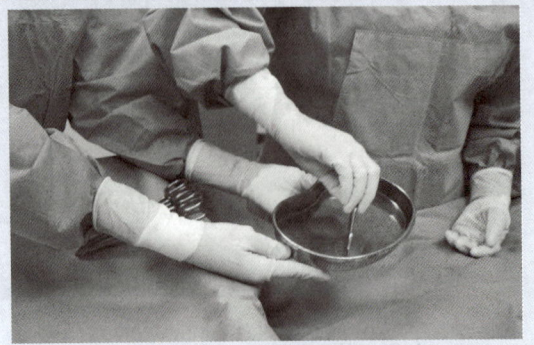 图1-2-80　污染器械放在隔离区域 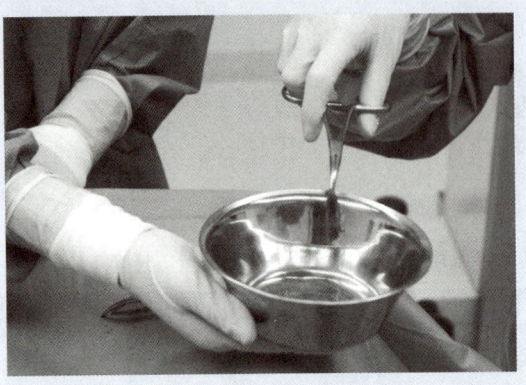 图1-2-81　标本处理	
隔离后	• 立即撤下隔离区内的物品，包括擦拭器械的湿纱布垫 • 用未被污染的容器盛装冲洗液，彻底冲洗手术野 • 更换被污染的无菌手套、器械、敷料等。切口周围加盖无菌单，重置无菌区（图1-2-82） 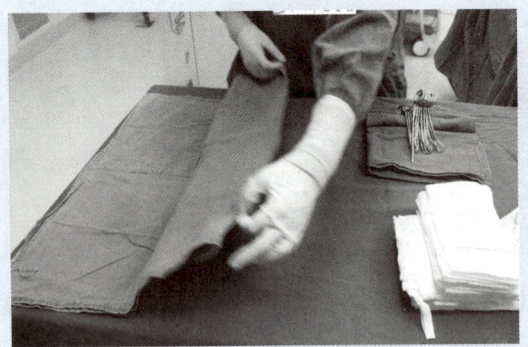 图1-2-82　加盖无菌单	注意避免污染其他物品，禁止再使用于其他部位 切除肿瘤后的冲洗是防止感染及癌细胞残留的重要措施，起到避免肿瘤细胞种植和播散的作用

▶ **任务评价**

手术中的隔离技术评价表

▶ **问题探究**

1. 恶性肿瘤手术中的无瘤技术要点有哪些？

答：① 保护皮肤和皮下组织；② 建立"肿瘤隔离区域"，区分有瘤区和无瘤区，准备"隔离盘"，放置肿瘤标本和直接接触肿瘤的器械，接触过肿瘤的器械和敷料放在隔离区域使用，不可重复使用。③ 手术体腔探查结束后，操作者更换手套后再进行手术。④ 破溃肿瘤应用纱布、手套、取瘤袋等方法进行隔离，肿瘤应完整切除和取出，禁止将肿瘤分段切除，手术人员尽量避免挤压瘤体，尽量锐性分离，术中使用电刀，减少出血，避免肿瘤沿血液、淋巴途径扩散。⑤ 术中术野冲洗后不建议用纱布垫擦拭，以免肿瘤细胞种植。

2. 妇科手术中如何防止医源性子宫内膜种植？

答：① 减少不必要的宫腔操作，防止蜕膜和子宫内膜间质成分散落在手术区域或切口。② 暴露宫腔前保护切口和手术野。③ 宫腔操作所用敷料必须一次性使用，不能再用于其他部位；接触子宫内膜或胎膜、胎盘的器械应放于固定位置，避免污染其他器械及用物；缝合子宫的缝线不应再用于缝合腹壁各层。④ 关闭腹腔及缝合腹壁切口前需用冲洗液冲洗，切口周围加铺无菌巾，防止发生腹壁切口子宫内膜异位症。

 手术中的隔离技术问题测试

▶ **职业精神**

 疫路有你——唐晓玲

（李　津）

任务八　手术器械的使用和传递

▶ **目的**

正确传递和使用手术器械、物品，配合手术操作。

▶ **准备**

1. **护士准备**　着手术室拖鞋、洗手衣裤，外科手消毒，穿无菌手术衣、戴无菌手套。
2. **用物准备**　常用手术器械有手术刀、剪、镊、止血钳、牵引器、持针器、缝针、手术敷料（图1-2-83）。
3. **环境准备**　层流净化手术间、室内空气清新，光线明亮，温度适宜，符合无菌要求，有消毒隔离措施。

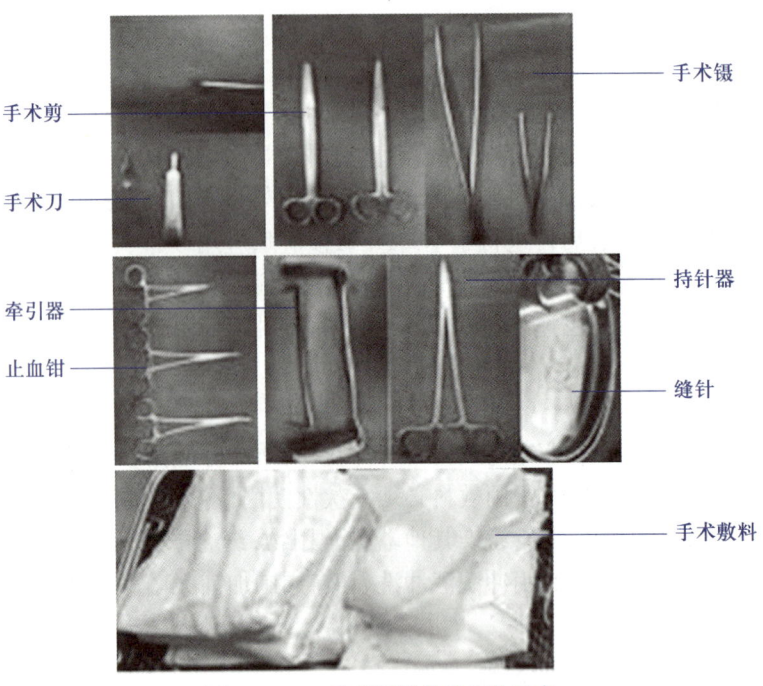

手术剪

手术刀

牵引器

止血钳

手术镊

持针器

缝针

手术敷料

图 1-2-83　手术器械传递用物准备

▶　实施

手术器械的使用和传递
操作视频

操作步骤见表 1-2-10。

表 1-2-10　手术器械的使用和传递操作步骤

操作流程	操作步骤	操作要点
手术刀的使用和传递	• 安装刀片时,用持针器与刀片呈 45° 夹持刀片背侧前端 1/3 处,将刀片豁口对准刀柄槽向后拉(图 1-2-84) 图 1-2-84　安装刀片 • 拆卸刀片时,用持针器夹持刀片背侧尾端,向上轻抬,推出刀柄槽(图 1-2-85)	传递手术刀时,注意刀锋不要向着自己或他人 为了防止职业性损伤,建议采用无接触式传递,将刀片安装在刀柄上后放在弯盘里水平传递 手术刀用完后,应及时收回并放在适当位置,以免滑落至手术台下,造成手术者损伤

操作流程	操作步骤	操作要点
手术刀的使用和传递	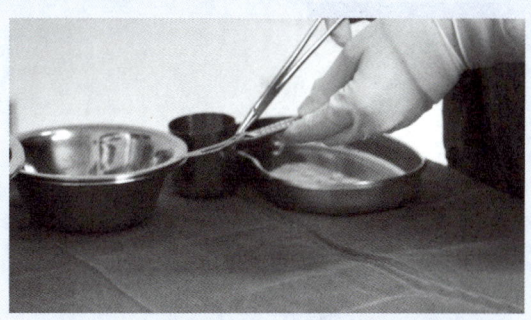 图 1-2-85　拆卸刀片 • 传递手术刀时,由传递者握持刀柄与刀片衔接处背部,将刀柄尾部递到手术者手中(图 1-2-86) 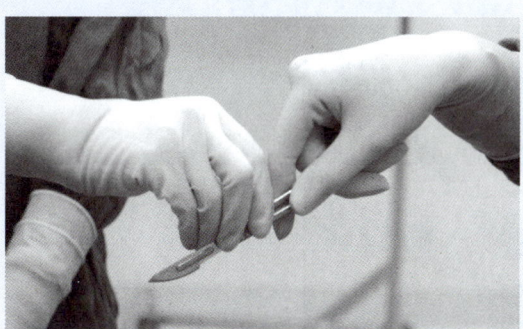 图 1-2-86　传递手术刀	
手术剪的传递	• 传递手术剪时,传递者握持手术剪的中部,利用腕部运动适力将柄环部拍打在手术者掌心 • 如传递弯剪,则保持弯头朝上(图 1-2-87) 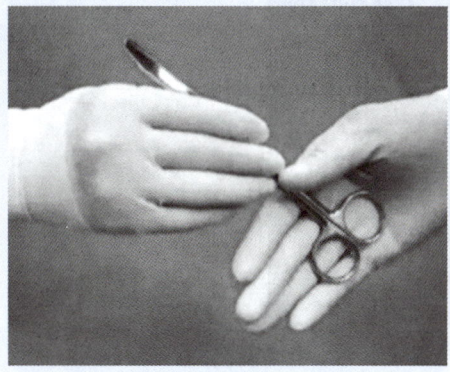 图 1-2-87　传递手术剪	
手术镊的传递	• 传递手术镊时,传递者右手握镊子尖端,并闭合开口,水平式或直立式传递,让手术者握住镊子中上部(图 1-2-88)	

操作流程	操作步骤	操作要点
手术镊的传递	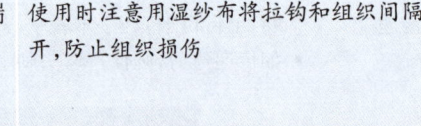 图1-2-88 传递手术镊	
止血钳的传递	• 传递血管钳时,传递者右手握持止血钳的前1/3,弯侧朝向掌心,利用腕部运动适力将环柄部拍打在手术者掌心(图1-2-89) 图1-2-89 传递止血钳	
牵引器的传递	• 传递牵引器之前,应用盐水浸湿,传递者握住拉钩前端,将柄端平行传递(图1-2-90) 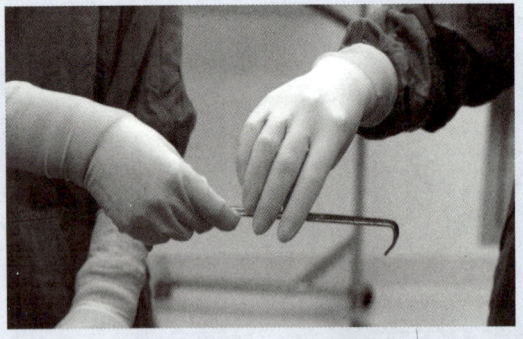 图1-2-90 传递牵引器	使用时注意用湿纱布将拉钩和组织间隔开,防止组织损伤
穿针带线及持针器的传递	• 右手拿持针器,用持针器开口端的前1/3夹住针的中后1/3交界处(图1-2-91)	传递持针器时注意环指、小指不要将缝线夹住,或将缝线绕到手背,避免手术者将持针器和缝线同时握住,影响手术操作 如暂时不传递,可将针尖向上置于无菌台上备用

操作流程	操作步骤	操作要点
穿针带线及持针器的传递	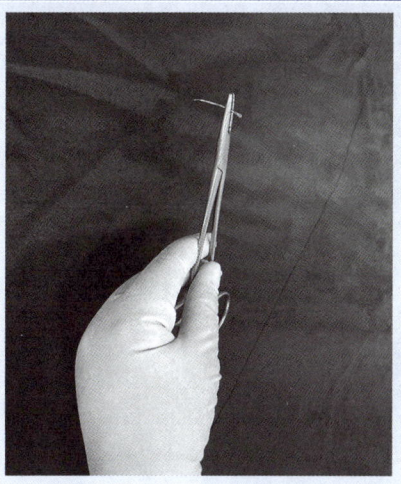 图 1-2-91 持针器夹针 • 将持针器交于左手,右手拇指与示指捏住缝线的前端,中指扶住持针器,将缝线穿入针孔(图 1-2-92) 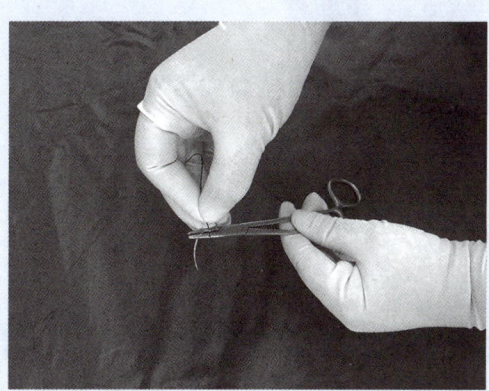 图 1-2-92 穿入缝线 • 用右手拇指顶住针孔,示指顺势将线头拉出针孔(见图 1-2-93),并反折合并缝线卡入持针器的头部,反折线长度为总长度的 1/3(图 1-2-94) 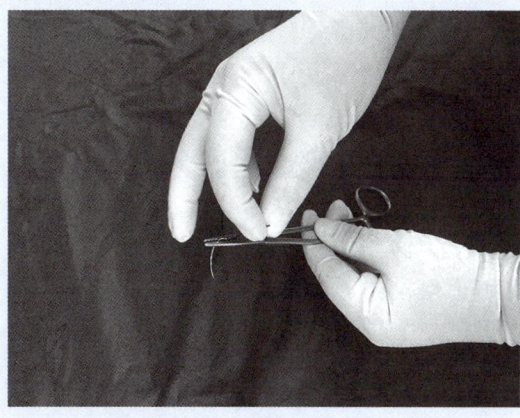 图 1-2-93 拉出缝线	

操作流程	操作步骤	操作要点
穿针带线及持针器的传递	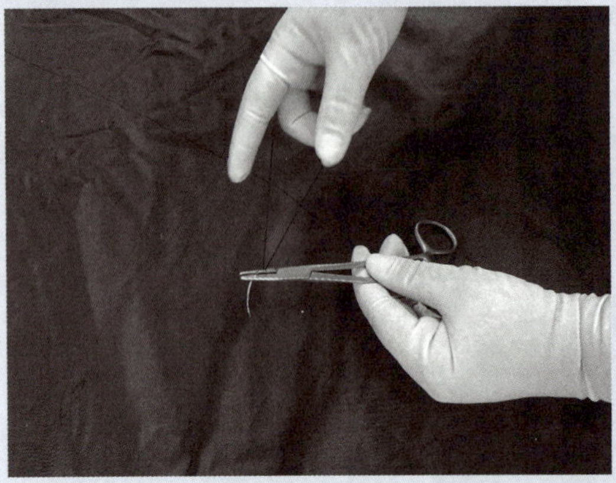 图1-2-94　反折线 • 传递持针器时，手持持针器中部，使缝针尖端朝上，针弧朝背，缝线搭在手背，适力将环柄部拍打在手术者掌心（图1-2-95） 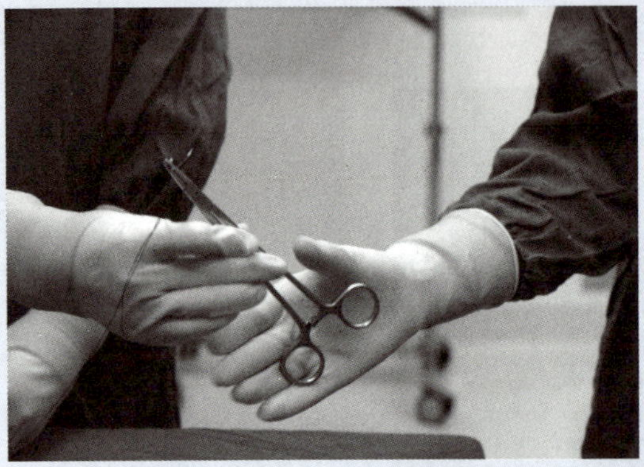 图1-2-95　传递持针器	
敷料的传递	• 传递湿纱布或纱布垫：器械护士打开纱布或纱布垫，浸湿后拧干，展开后成角传递 • 传递棉片：先将棉片浸湿，器械护士捏住尾线，平放于左手示指，水平传递，手术者用镊子夹持棉片尾部	纱布被血浸湿后体积小、不易被发现，故不主张在切口深、视野窄、体腔或深部组织手术中使用 器械护士应注意使用纱布的数量 棉片传递前，器械护士应稍用力牵拉，检查棉片质量
引流管的传递	• 器械护士用弯止血钳夹住引流管的头端传递给手术者	

▶ 任务评价

手术器械的使用和传递评价表

▶ 问题探究

1. 止血钳有哪些用途？

答：① 止血钳主要用于钳夹血管或出血点，也被称为血管钳；由于钳的前端平滑，易插入筋膜内，不易刺破静脉,可用作钝性分离解剖组织;也可用于牵引缝线、拔出缝针,或代镊使用;但不宜夹持皮肤、脏器及较脆弱的组织。② 止血钳有直、弯两种,并有多种长短大小不同的型号,根据手术部位的深浅,分离和钳夹血管的大小,以及解剖的精细程度而选择应用。直止血钳用于浅部止血、组织分离、提拉切口部分;弯止血钳广泛应用于深部组织或内脏的止血;蚊式钳较精细,用于脏器、血管成形、神经等精密手术。

2. 手术缝线分哪几类?区别是什么?

答:根据材料来源不同,缝线分为不吸收缝线和可吸收缝线两类。不吸收缝线多用于皮肤缝合或临时装置的固定缝合,一段时间后予以拆除;可吸收缝线多用于内脏缝合,比如肠线,无需拆线。

3. 手术器械的传递原则有哪些?

答:速度快、手法正确、器械准确;使用后的器械及时收回,避免器械坠地;传递器械时,有弧度的弯侧朝上,有手柄的手柄朝向手术者,单面器械垂直传递,锐利器械刀口向下水平传递。

手术器械的使用和传递问题测试

▶ 职业精神

疫路有你——左凯

(刘　萍)

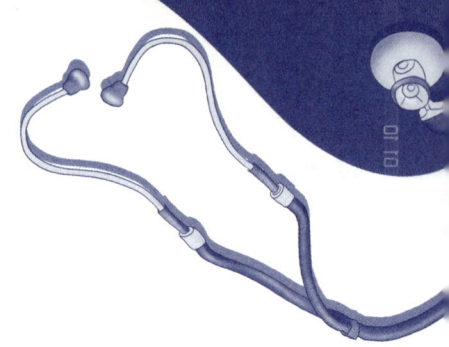

❯ 项目三
术后应用护理技术

学习目标

知识目标: 1. 熟记伤口换药的原则、伤口拆线的时间、肠外营养的适应证、营养液的种类及用途。

2. 熟记术后更换各种引流袋或引流瓶的目的、注意事项。

3. 熟记术后各种引流管、肠外营养支持的护理措施。

技能目标: 1. 熟练掌握伤口换药技术、拆线技术。

2. 掌握换药时不同伤口的处理措施。

3. 熟练掌握更换各种引流袋或引流瓶的技术。

4. 掌握肠外营养输注技术。

素养目标: 1. 具有良好的礼仪规范,行为举止符合礼仪要求。

2. 具有良好的职业道德,谨言慎行,忠于职守。

3. 具有很好的护患沟通能力,与病人沟通融洽。

4. 具有较强的人文关怀理念,对病人关怀备至。

5. 热爱护理工作,践行社会主义核心价值观。

临床案例

病人女性,26 岁。入院前 24 小时在家午餐,晚上 6 点出现腹部不适,呈阵发性,伴有恶心,呕吐胃内容物,发热及腹泻数次,为稀便,无脓血来院就诊。来院后腹痛加重,伴发热,腹痛由胃部移至右下腹部,仍有腹泻。体格检查:T 38.7℃,P 120 次 / 分,BP 100/70 mmHg。腹平,肝脾未及,无包块,全腹疼痛,右下腹麦氏点周围有压痛、反跳痛,无明显肌紧张,肠鸣音 10~15 次 / 分。实验室检查:血红蛋白 162 g/L,白细胞 24.6×10^9/L,中性分叶核粒细胞 86%,杆状核粒细胞 8%,尿常规(−),大便常规:稀水样便,白细胞 3~5/HP,红细胞 0~2/HP,肝功能正常。为进一步治疗收住院。昨日在静脉全身麻醉下行腹腔探查 + 阑尾切除术,留置腹腔引流管。手术顺利,术后安返病房。

任务分析

1. 术后病人回病房,护士立即遵医嘱给予肠外营养液输注。

2. 术后病人回病房,护士要固定腹腔引流管,并进行相应的护理。

3. 术后 2 天,病人伤口渗出液较多,敷料被浸湿,护士遵医嘱要给病人更换敷料。

4. 术后 7 天,伤口生长完好,达到 I 期愈合,护士遵医嘱进行伤口拆线。

任务一 伤口换药技术

▶ 目的

1. 观察伤口变化及愈合情况。
2. 更换敷料,保持伤口清洁、引流通畅,预防和控制感染。
3. 促进伤口愈合。

▶ 准备

1. **护士准备** 衣帽整洁,按七步洗手法洗手,戴无菌口罩。
2. **病人准备** 向病人解释、取得配合;安置舒适体位;必要时遵医嘱用镇静药或镇痛药。
3. **用物准备** 换药包 1 个(内备无菌换药碗 2 个,镊子 2 把,弯盘 1 个,纱布棉球若干)、生理盐水、75% 乙醇或碘伏棉球、无菌敷料、胶布、快速手消毒液(图 1-3-1)。

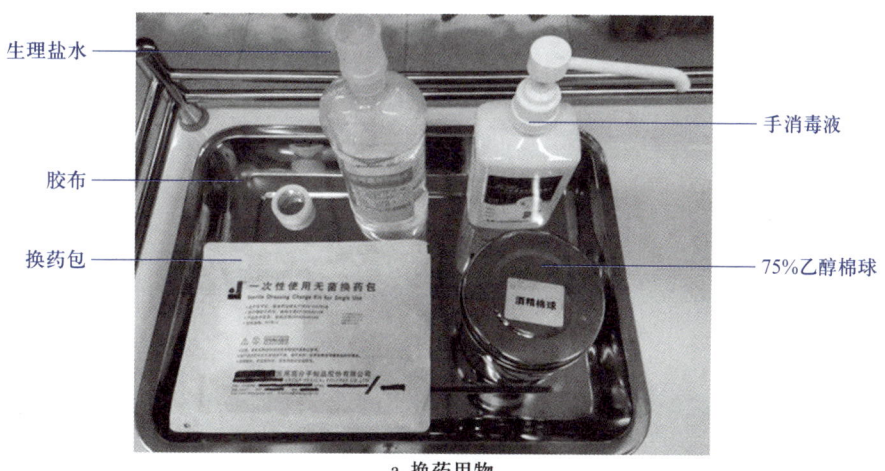

生理盐水　　手消毒液　　胶布　　75%乙醇棉球　　换药包

a. 换药用物

碘伏棉球　　无菌棉球　　换药碗　　无菌纱布　　治疗巾　　镊子

b. 换药包内物品

图 1-3-1 伤口换药用物准备

4. 环境准备 室内空气清新,光线明亮,温度适宜,符合无菌要求,有消毒隔离措施。

▶ 实施

 伤口换药技术操作视频

操作步骤见表1-3-1。

表 1-3-1 伤口换药技术操作步骤

操作流程	操作步骤	沟通与说明
核对解释	• 核对床号、姓名、腕带,向病人或家属解释	您好,我是护士小×,请问您叫什么名字?(我叫×××)让我核对您的腕带信息,您现在感觉怎么样?伤口还疼吗?您现在是术后第×天,为了保持您的伤口清洁、干燥,预防感染,促进伤口愈合,今天需要给您更换敷料,我先看一下您的伤口情况,伤口敷料干燥、无渗血,我去准备用物,您稍等
再次核对安置体位	• 协助病人安置舒适的坐位或卧位,充分暴露伤口(图1-3-2) 图 1-3-2 暴露伤口	您是×室×床×××吧,现在我给您换药。这样躺着舒服吗?(可以)
铺巾置盘 去除敷料	• 铺治疗巾于伤口旁,放弯盘 • 用手揭去外层敷料,用无菌镊子揭除内层敷料(图1-3-3) a. 揭去外层敷料　　　　b. 揭去内层敷料 图 1-3-3　去除敷料	我现在给您揭去敷料,我会尽量轻柔一些
消毒伤口	• 用双手持无菌镊子操作。一把镊子接触伤口,一把镊子夹取无菌物品传递给另一把镊子,二者不可相碰。(图1-3-4)	我现在给您消毒伤口,如果有什么不适请告诉我

操作流程	操作步骤	沟通与说明

消毒伤口

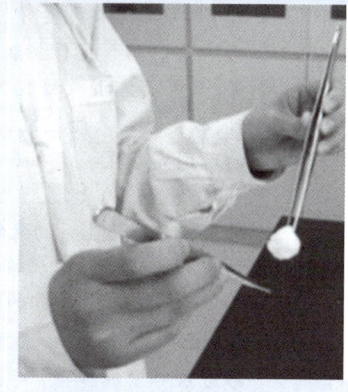 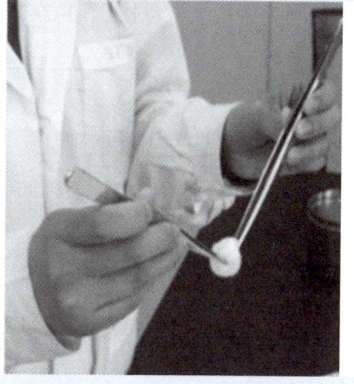 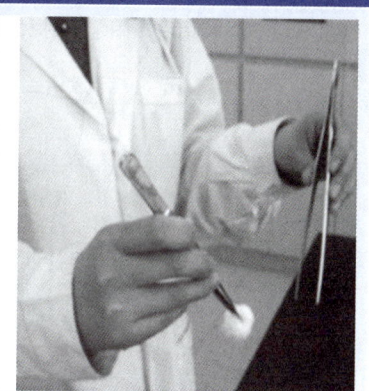

图 1-3-4　双手持无菌镊子操作

- 缝合伤口：用 75% 乙醇或碘伏棉球自伤口中心向外擦拭周围皮肤，消毒范围达伤口外 5 cm（图 1-3-5）

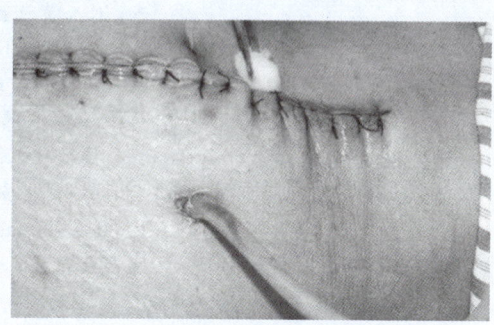

图 1-3-5　消毒伤口

- 感染伤口：自伤口外直径 5 cm 处用 75% 乙醇棉球向中心擦拭，消毒伤口周围皮肤

处理伤口
- 根据伤口出现的不同情况进行处理

处理伤口时可能会有些疼痛，您稍微忍忍，马上就好，如果疼得厉害，请告诉我，我汇报医生进行处理

覆盖敷料
- 覆盖无菌敷料（图 1-3-6）

注意下面的纱布毛边向上，上面的纱布毛边向下

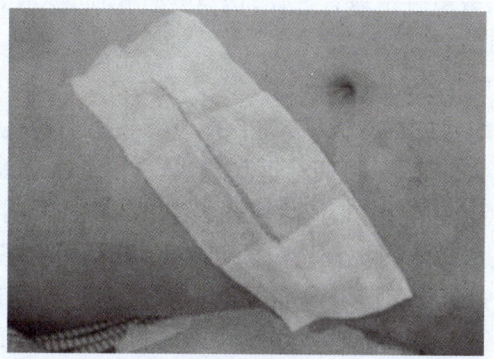

a. 覆盖内层敷料

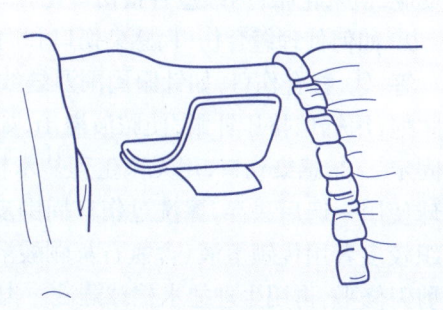

b. 覆盖外层敷料

图 1-3-6　覆盖敷料

操作流程	操作步骤	沟通与说明
包扎固定	• 用胶布固定,根据情况选择是否用绷带包扎(图1-3-7) 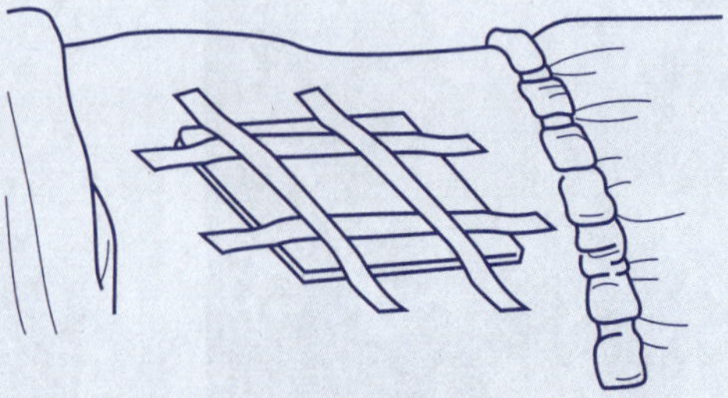  图1-3-7　用胶布固定敷料	×××,敷料给您换好了,这样舒服吗?(可以)请您保持敷料的清洁干燥,如果有潮湿或松脱,请及时通知我,我会尽快来处理的。您下次换药的时间是后天。您在拆线前不要吃辛辣刺激性的食物,多吃高热量、富含蛋白质和维生素的食物,以促进伤口愈合。还有什么需要帮助的吗?(没有了,谢谢)谢谢您的配合
整理记录	• 协助病人取合适体位 • 清理用物 • 记录	您这样躺着舒服吗?(可以)您好好休息,有事请按呼叫器。 清理用物:① 一般病人用物按医用垃圾分类处理:换下的敷料放入弯盘,倒入黄色医用垃圾袋;治疗碗、弯盘放带盖的容器内一并送供应室进行消毒灭菌处理;75% 乙醇放回原处;② 特殊感染病人用物处理:敷料焚烧处理,所有医用垃圾分类放置后再装入双层黄色垃圾袋内,外用1 500~2 000 mg/L 含氯消毒剂喷雾消毒后放到医疗垃圾暂存间

▶ **任务评价**

伤口换药技术评价表

▶ **问题探究**

1. 如何评估缝合伤口的愈合情况?

答:甲级愈合指愈合优良、无不良反应;乙级愈合指愈合欠佳,伤口处有积血、积液、红肿、硬结等炎症反应,但未化脓;丙级愈合指伤口化脓,经切口引流后愈合。

2. 如何处理缝合伤口、感染伤口和肉芽过度生长?

答:① 缝合伤口,如针眼周围及缝线下组织轻度红肿,以 75% 乙醇纱布覆盖后包扎固定;如形成针眼脓疱,用棉球挤压针眼,使脓液溢出,如有较大的脓疱,可间断拆除缝线,再以 75% 乙醇纱布覆盖后包扎固定。② 感染伤口,用无菌生理盐水棉球轻轻蘸洗伤口,清除坏死组织、脓液、异物等。忌用力过度,棉球使用一遍后丢弃,擦洗过伤口周围皮肤的棉球不得擦洗伤口。创口深时,宜用生理盐水冲洗,坏死组织较多者用优锁溶液(含氯石灰硼酸溶液)、过氧化氢溶液等冲洗。③ 高出皮肤及不健康的肉芽组织用剪刀修平,再用生理盐水棉球蘸洗。肉芽组织水肿明显者,用 3%~5% 高渗盐水湿敷,每 4~6 小时更换 1 次。

3. 外科换药常用的消毒溶液及其作用有哪些?适用于哪些伤口的处理?

答:① 3% 过氧化氢溶液与组织接触后分解释放出氧,具有杀菌作用。用于冲洗外伤伤口、腐败或恶臭的伤口,尤其适用于厌氧菌感染的伤口。② 优锁溶液具有杀菌、除臭、溶解坏死组织的作用。用于脓液及腐败组织多、恶臭的伤口清洗和湿敷。③ 聚乙烯吡咯烷酮碘(PVP-I)为新型杀菌剂,对细菌、真菌、芽孢均有效。0.05%~0.15% 溶液用于黏膜、创面、脓腔冲洗;10% 溶液用于覆盖切口;1%~2% 溶液用于湿敷感染创面,最适用于下肢溃疡和癌性溃疡。

4. 外科换药常用的敷料及其作用有哪些?

答:① 纱布及油纱布具有引流、保护创面,以及使敷料不易干燥、延长换药时间等作用。凡士林纱布,用于新鲜创面,有保护上皮的作用;鱼肝油纱布具有营养和促进肉芽、上皮生长等作用,用于愈合缓慢的伤口。创面分泌物少者,可 2~3 天更换一次。② 水胶体敷料由明胶、果胶、羧甲基纤维素钠混合形成的,可促进坏死组织溶解,促进肉芽组织生长,能吸收少量渗液。适用于表浅和部分皮层损伤的伤口,以及Ⅱ期、Ⅲ期压力性损伤,有黄色腐肉附着的伤口。③ 藻酸盐或藻酸钙敷料的主要成分是藻酸盐,适用于表浅或全层损伤的伤口、渗液较多的伤口、感染性伤口。④ 银离子敷料可以释放银离子,适用于感染伤口和外科开放性伤口,以及Ⅲ期、Ⅳ期压力性损伤伴感染的伤口。

伤口换药技术问题测试

▶ **职业精神**

疫路有你——曾冬玉

(薛 梅 李 津)

任务二 **伤口拆线技术**

▶ **目的**

1. 减少异物刺激和瘢痕形成。
2. 改善局部血液循环。
3. 促进伤口愈合。

▶ **准备**

1. **护士准备** 衣帽整洁,按七步洗手法洗手,戴无菌外科口罩。
2. **病人准备** 向病人解释、取得配合;安置舒适体位;必要时遵医嘱用镇静药或镇痛药。
3. **用物准备** 拆线包 1 个(内备无菌换药碗 2 个,镊子 2 把,剪刀、止血钳各 1 把,弯盘 1 个,纱布棉球若干)、75% 乙醇或碘伏棉球、无菌敷料、胶布、快速手消毒液(图 1-3-8)。
4. **环境准备** 室内空气清新,光线明亮,温度适宜,符合无菌要求,有消毒隔离措施。

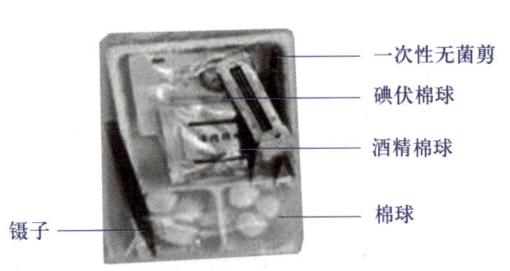
一次性无菌剪
碘伏棉球
酒精棉球
镊子
棉球
一次性换药盘

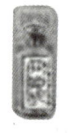
生理盐水

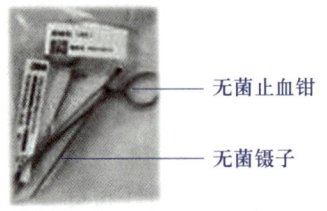
无菌止血钳
无菌镊子

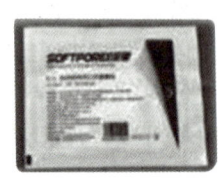
无菌敷料

胶布

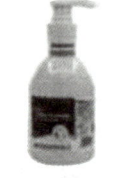
快速手消毒液

图 1-3-8　伤口拆线用物准备

▶ 实施

伤口拆线技术操作视频

操作步骤见表 1-3-2。

表 1-3-2　伤口拆线技术操作步骤

操作流程	操作步骤	沟通与说明
核对解释	• 核对床号、姓名,向病人或家属解释	您好,我是您的责任护士小×,请问您叫什么名字?(我叫×××)让我核对一下您的腕带信息,×室×床×××,您现在感觉怎么样?伤口还疼吗?您现在是术后第×天,伤口基本愈合了,为了减少缝线的刺激,今天需要给您拆线,我先看一下您的伤口情况,伤口敷料干燥、无渗血,我去准备用物,您稍等
再次核对安置体位	• 协助病人安置舒适的坐位或卧位,充分暴露伤口	您是×室×床×××吧,现在我给您拆线。这样躺着舒服吗(可以)
铺巾置盘	• 铺治疗巾于伤口旁,放弯盘	
去除敷料	• 同伤口换药	
消毒伤口	• 同伤口换药	
拆线	• 一手持镊子,夹住线头轻轻提起,露出嵌入皮肤的缝线少许,另一手持拆线剪在线结下剪断缝线,并将缝线拉出(图 1-3-9~图 1-3-11)	拆线时可能会有些疼痛,您稍微忍忍,马上就好

操作流程	操作步骤	沟通与说明

拆线

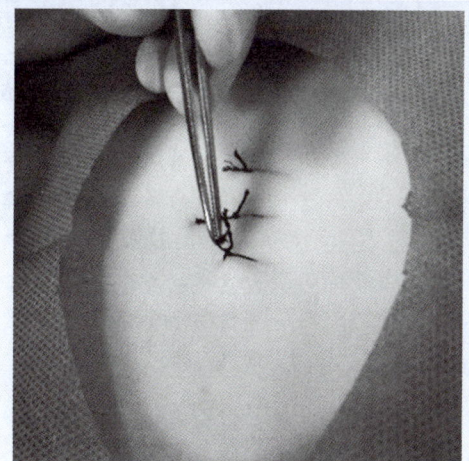

图 1-3-9　提起线结

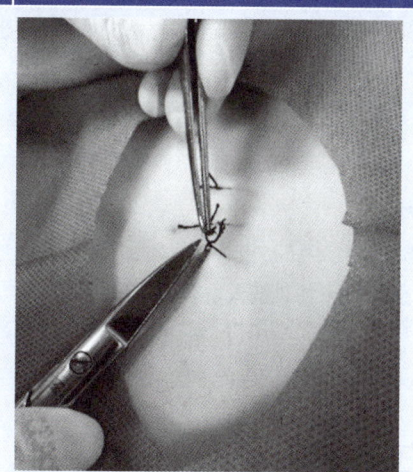

图 1-3-10　剪断缝线

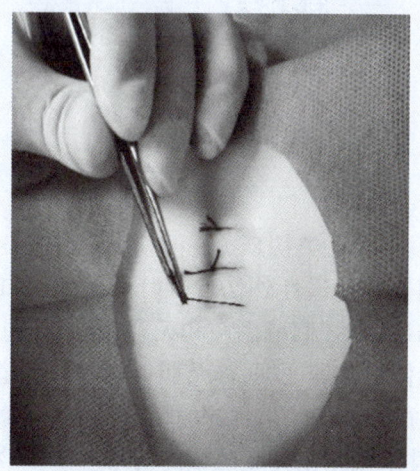

图 1-3-11　拉出缝线

再次消毒　• 同伤口换药

覆盖敷料　• 覆盖无菌敷料（见图 1-3-12）

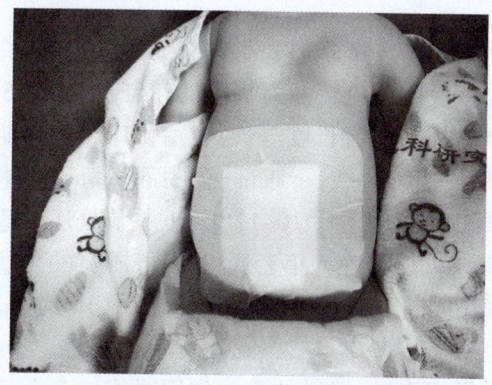

图 1-3-12　覆盖敷料

操作流程	操作步骤	沟通与说明
包扎固定	• 用胶布固定,根据情况选择是否用绷带包扎	×××,已经给您完成拆线了,这样舒服吗?(可以)请您保持敷料的清洁干燥,如果有潮湿或松脱,请及时通知我,我会尽快来处理的。请不要吃辛辣刺激性的食物,可多吃高热量、富含蛋白质和维生素的食物,以减少不适,促进伤口愈合。还有什么需要帮助的吗?(没有了,谢谢)谢谢您的配合
整理记录	• 协助病人取合适体位 • 整理用物 • 洗手、记录	您这样躺着舒服吗?(可以)您好好休息,有事请按呼叫器 整理用物:同伤口换药

▶ **任务评价**

伤口拆线技术评价表

▶ **问题探究**

1. 手术切口是如何进行分类的?

答:手术切口分类如下。① Ⅰ类切口/清洁切口:非感染手术切口,不涉及炎症区,未进入呼吸道、消化道、生殖道及泌尿道。非穿透性外伤(钝性)的手术切口,如符合上述标准,也应属于Ⅰ类切口。② Ⅱ类切口/清洁–污染切口:在控制范围内和无意外污染,进入呼吸道、消化道、生殖道及泌尿道的手术切口。如果没有感染或操作中断等证据,涉及胆道、阑尾、阴道及口咽部位的手术切口属于Ⅱ类切口。③ Ⅲ类切口/污染切口:开放的、新鲜的、意外的切口,造成无菌技术中断的切口,胃肠道内容物及液体大量外溢污染,以及进入急性未化脓性炎症区域的切口。④ Ⅳ类切口/感染切口:有失活组织的陈旧外伤手术切口,组织已经有感染或脏器穿孔,手术前微生物可能出现在手术部位。

2. 手术伤口常见并发症有哪些?

答:出血、切口内积血或血凝块;血肿;切口裂开;切口脂肪液化;切口感染。

3. 如何确定手术切口缝线的拆除时间?

答:根据切口部位有无水肿、切口对合是否良好、局部张力大小和有无裂开的风险决定缝线的拆除时间。手术切口通常在手术后3~4天,缝合部位会由红色转变为较淡的粉红色,术后5~10天缝线周围1 cm内形成有弹性的硬组织,称为愈合脊。其长度与缝合长度等长,表示伤口从炎症期转为增生期,可拆除缝线。头、面、颈部切口正常情况下在术后4~5天拆线,下腹部、会阴部切口于手术后6~7天拆线,胸、上腹、背、臀部切口于手术后7~9天拆线,四肢切口于术后10~12天(近关节处还可适当延长一些)拆线。减张缝线一般于14天后拆除,腹部减张缝线拆线更晚。年老病人、营养不良的婴幼儿、合并糖尿病和血液系统疾病的病人拆线时间酌情延长或采用间断分次拆线,以预防拆线后切口裂开。

4. 伤口发生感染时,如何处理缝线?

答:应尽早拆线并按时换药。伤口感染后组织水肿,缝线的牵拉作用对伤口愈合已无太大作用,应尽早拆除缝线进行引流,同时进行细菌培养查找致病菌,彻底清除切口中残留的腐肉、坏死组织、血块及残留缝线。按时换药以减少伤口感染的概率。

5. 儿童拆线的注意事项有哪些?

答:根据各年龄段儿童的心理特点,对患儿进行认真、细致的观察,给予患儿基本的尊重,建立信任关系,消除患儿恐惧心理。向患儿和家属解释拆线的意义和步骤,取得患儿和家长的理解和合作。拆线过程中,动作要轻、柔,以减轻患儿的不适感。

伤口拆线技术问题测试

▶ 职业精神

疫路有你——刘江龙

任务三 更换引流袋技术

▶ 目的

1. 有效收集排至体外的气体和液体(消化液、腹腔液、脓液、切口渗出液)。
2. 保持有效的引流,便于观察引流情况(引流液的性质、颜色、量)。
3. 减少感染因素,促进伤口愈合,增进病人舒适。

▶ 准备

1. **护士准备** 衣帽整洁,按七步洗手法洗手,戴无菌口罩。
2. **病人准备** 向病人解释、取得配合;安置病人于舒适体位。
3. **用物准备** 治疗盘、治疗巾、一次性引流袋1个、换药包(内置纱布、棉球、止血钳1把、镊子1把)、碘伏、快速手消毒液、一次性检查手套;量杯、医嘱单(图1-3-13)。

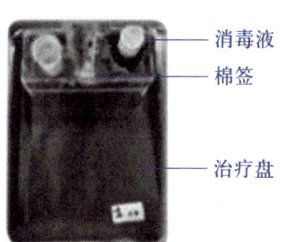

消毒液
棉签
治疗盘

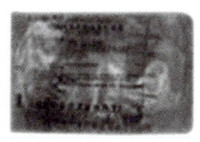

引流袋

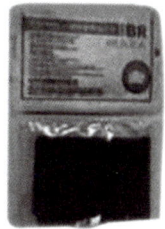

治疗巾

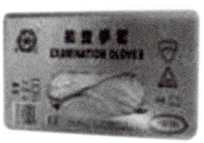

检查手套

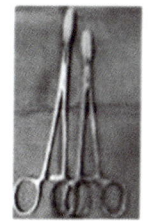

止血钳

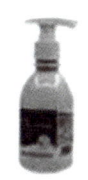

快速手消毒液

图 1-3-13 用物准备

4. 环境准备　环境安静、整洁,注意适当遮蔽病人,以保护隐私。

▶ 实施

更换引流袋技术操作视频

操作步骤见表1-3-3。

表 1-3-3　更换引流袋技术操作步骤

操作流程	操作步骤	沟通与说明
核对解释	• 核对床号、姓名、腕带,向病人或家属解释	您好,我是护士小×,请问您叫什么名字?(我叫×××) 让我核对您的腕带信息,您现在感觉怎么样?我检查一下您的引流及敷料情况,您现在是术后第×天,为了保持您的引流通畅、预防感染,今天需要给您更换引流袋,我去准备用物,您稍等
安置体位	• 协助病人安置舒适的卧位,充分暴露引流管和引流袋(图1-3-14) 图 1-3-14　安置体位	您是×室×床×××吧,现在我给您更换引流袋。您这样躺着舒服吗?(可以)
铺巾	• 铺治疗巾于病人的引流管下(图1-3-15);戴一次性检查手套 图 1-3-15　铺巾	

操作流程	操作步骤	沟通与说明
准备引流袋	• 打开外包装,取出一个新引流袋,检查引流袋的密封性、有无破损、有无管路扭曲,拧紧引流袋出口盖帽,引流袋和治疗盘放于治疗巾上(图1-3-16)	

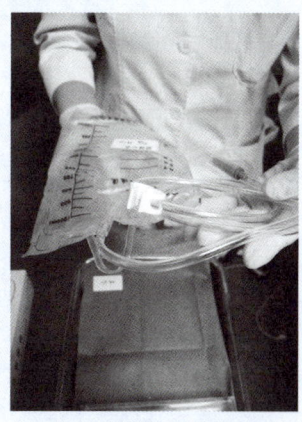

图 1-3-16　准备引流袋

夹住引流管	• 由近及远挤压引流管至引流袋接口处,最后以左手挤捏住,勿松手,右手拿止血钳夹住引流管尾端上 3~6 cm 处,去除旧引流袋(图1-3-17)	请您再说一下您的名字,我现在给您更换引流袋

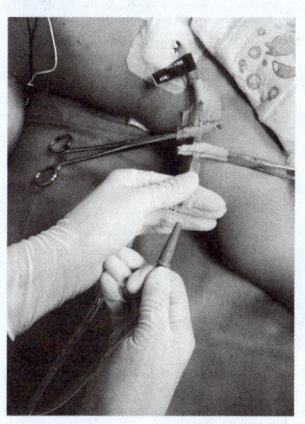

图 1-3-17　去除旧引流袋

消毒接口处	• 左手持引流管,右手以碘伏棉球消毒引流管连接处,以接口为中心,环形消毒一圈,再向接口内纵行消毒 2.5 cm,重复消毒一次(图1-3-18)	我现在给您消毒引流管

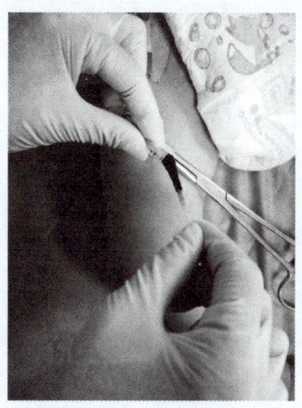

图 1-3-18　消毒

操作流程	操作步骤	沟通与说明
更换引流袋	• 左手持引流管,右手捏住新的引流袋接头部分,插入病人端引流管中,保证连接紧密(图1-3-19) 图1-3-19 更换新引流袋	我给您换上新的引流袋
固定	• 松开止血钳,挤压引流管(由近端向远端),确保引流通畅,固定引流管道,保证足够的活动长度(图1-3-20) 图1-3-20 固定	引流袋给您换好了,这样舒服吗?注意引流袋放置不要高于引流口,如果引流管打折、弯曲,引流量增加,请及时通知我,我会尽快来处理的。下次为您更换引流袋的时间是明天。还有什么需要帮助的吗?(没有了,谢谢)谢谢您的配合
观察引流液	• 取下更换的引流袋,观察引流液的颜色、性状及量,将引流袋置于治疗车下层盛污物的容器内	
整理记录	• 协助病人取合适体位 • 整理用物 • 洗手,记录	您这样躺着舒服吗? (可以)您好好休息,有事请按呼叫器 整理用物,换下的引流袋放至黄色医用垃圾袋中

▶ **任务评价**

更换引流袋技术评价表

▶ **问题探究**

1. 腹腔引流的目的是什么?护理要点有哪些?
答:腹腔引流的目的:引流出腹腔内积血、积液、渗出物,防止继发感染。腹腔引流的护理要点如下。① 妥善固定：防止牵拉，防止脱出。② 保持引流通畅：经常挤捏引流管，防止管道堵塞、反折、受压。③ 防止感染：引流袋应低于引流口，每日更换引流袋，注意无菌操作。④ 观察引流液：量、颜色、性状。如引流液为鲜红色且流速快时，提示有活动性出血，应及时报告处理。⑤ 拔管：引流液较少或无引流液，且病人无其他不适时，可考虑拔管。

2. 如何预防腹腔引流管脱出？

答：① 标记引流管外露长度，以便及时发现引流管有无脱出。② 引流管长度适宜并妥善固定，防止病人活动、翻身时牵拉脱出。③ 及时倾倒引流液，对意识障碍病人必要时采取约束措施，防止其意外拔管。

3. 更换引流袋的注意事项有哪些？

答：操作中注意保护病人隐私，严格无菌操作，保持引流通畅，定时挤压，避免引流管折叠、扭曲。保持引流袋位置低于引流部位，引流袋需每日更换。注意观察引流液的量、性状、色泽变化，与病情是否相符，每日记录，发现异常时及时与医生联系，并加强对病人和家属的健康教育。要妥善固定引流管，以防滑脱，病人活动时勿将引流管拉脱。每日评估引流管周围的皮肤情况：保持周围皮肤清洁干燥，并在管口周围皮肤上涂氧化锌软膏加以保护，防止皮肤发生破溃及感染。

更换引流袋技术问题测试

▶ **职业精神**

疫路有你——宋飞

任务四 肠外营养输注技术

▶ **目的**

1. 通过静脉途径输注营养液，满足营养不良或有营养不良风险的外科围手术期病人的机体营养需求。

2. 为无胃肠道功能或胃肠道功能不全的病人提供能量和营养物质，改善胃肠功能障碍病人的生活质量。

▶ **准备**

1. **护士准备**　衣帽整洁，按七步洗手法洗手，戴无菌口罩。

2. **病人准备**　向病人及家属解释技术执行的目的及过程，并取得配合；安置病人于舒适体位。

3. **用物准备**　治疗盘、消毒液、酒精棉片、生理盐水、注射器、输液泵、肠外营养液、输液器、快速手消毒液（图1-3-21）。

4. **环境准备**　病室整洁安静，温度适宜，光线充足，适宜操作。

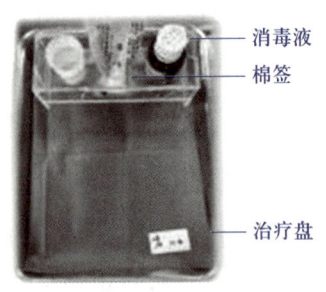
消毒液
棉签
治疗盘

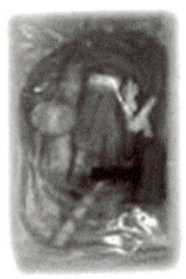
输液器

酒精棉片

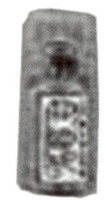
生理盐水

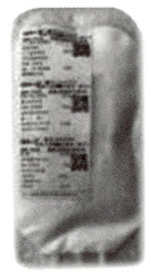
肠外营养液

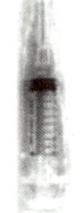
注射器

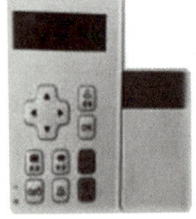
输液泵

图 1-3-21　用物准备

▶ **实施**

操作步骤见表 1-3-4。

表 1-3-4　肠外营养输注技术操作步骤

操作流程	操作步骤	沟通与说明
核对药物	• 核对药物信息 • 双人核对肠外营养液配制的时间(有效期为 24 小时内)、包装完整度、药物性质等,检查药液有无絮状物,有无沉淀(图 1-3-22) 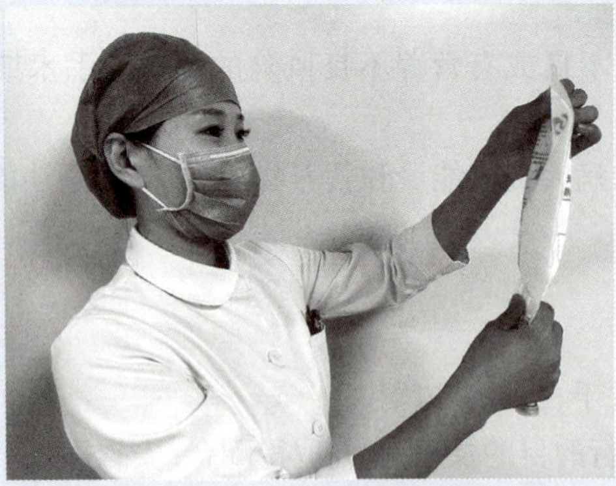	

图 1-3-22　检查药液

操作流程	操作步骤	沟通与说明
核对解释	• 备齐用物,携用物至病人床边 • 核对床号、姓名、腕带及输液条码,向病人或家属解释	您好,我是您的责任护士小×,请问您叫什么名字?(我叫×××)我来看一下您的腕带信息。(好的)您现在感觉怎么样?有没有觉得哪里不舒服?(暂时没有)好的,和您解释一下,由于您的病情需要,禁食的时间大概在一周以上,在疾病治疗恢复的同时,也要保证身体能量及营养物质的摄入。那么,在禁食的这段时间内,医生给您开全肠外营养液,就是通过静脉输液的途径来替代经口进食,达到同样丰富的能量及营养素摄入。现在我就来为您进行全肠外营养液输注,您看可以吗?(可以)
安置体位	• 协助病人安置舒适体位	您这样躺着舒服吗?(可以)没关系,一会儿我们连接好液体,您还可以根据身体情况变换体位
输液器排气	• 将肠外营养液挂于输液架上,并排空气体(图1-3-23) 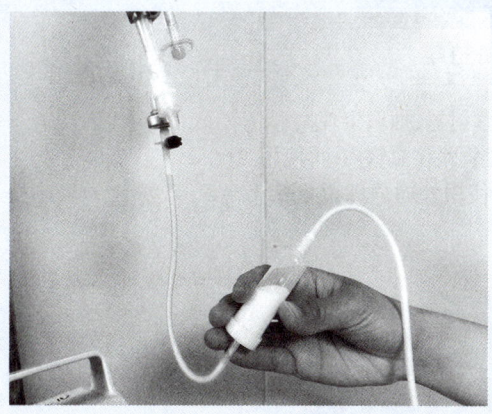 图1-3-23 排气	
评估输液途径及管路	• 肠外营养液首选经中心静脉途径(CVC/PICC/PORT)输入,如不能通过中心静脉输注,可选择经外周静脉输注 • 评估中心静脉导管置管局部皮肤的完整性及贴膜是否固定良好 • 查看静脉导管穿刺时间及维护记录 • 检查导管外观有无破损,查看管腔内有无回血(图1-3-24) 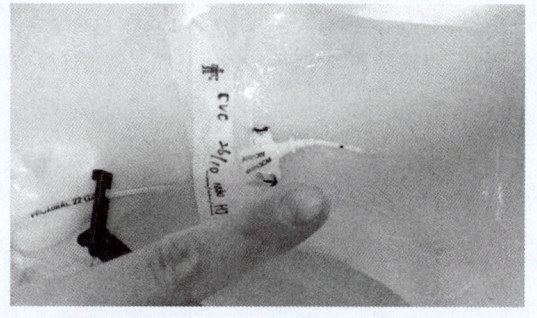 图1-3-24 评估输注管路	我来看看您的静脉管路是否畅通 今天是中心静脉导管置管后的第一天,穿刺点无渗血、渗液,皮肤完好,贴膜固定良好 导管上次维护日期为×月×日×时,导管固定良好,输液接头内无回血

操作流程	操作步骤	沟通与说明
评估输液途径及管路	• 用75%乙醇棉片消毒输液接头,待干(图1-3-25) 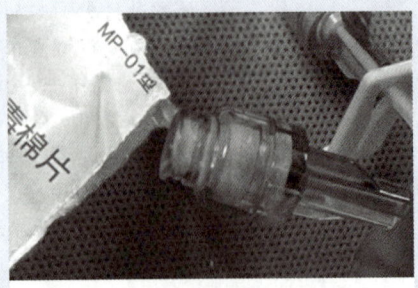 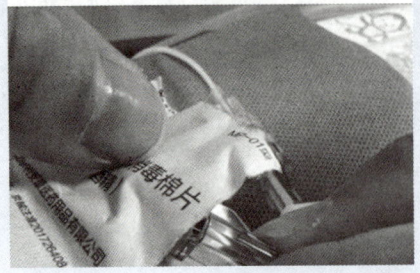 <div align="center">图1-3-25　用乙醇棉片消毒</div> • 根据中心静脉导管类型,选择合适的注射器,抽取生理盐水,与中心静脉导管连接,先抽回血,确定管路在血管内,再使用脉冲式手法推注(图1-3-26)。如果使用外周静脉留置针,需建立静脉通路 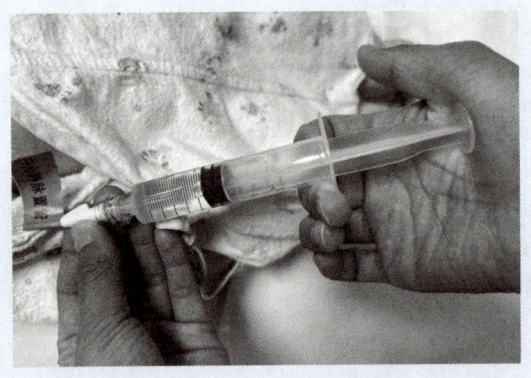 <div align="center">图1-3-26　脉冲式冲管</div>	抽回血顺利,管路通畅,可以进行输注
连接管路	• 再次排气,核对身份信息 • 用75%乙醇棉片擦拭消毒输液接头,待干,将输液器与输液接头相接(见图1-3-27)	请您再说一下您的名字,(×××) 好的,现在就给您连接肠外营养液

続表

操作流程	操作步骤	沟通与说明
连接管路	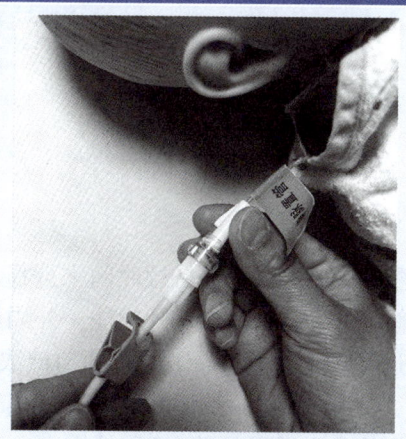 图 1-3-27　连接管路	
调节滴速	• 根据病人的病情调节滴速,使用输液泵匀速输注(图 1-3-28) 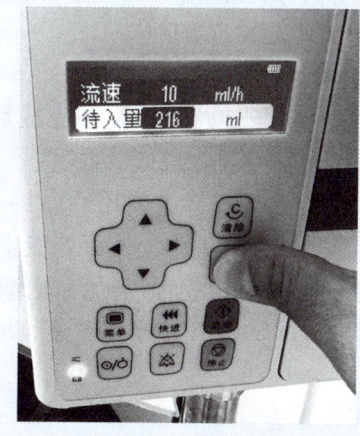 图 1-3-28　调节滴速	液体已经连接好了,我已经为您调整好输液速度了
再次核对	• 再次核对身份信息,根据医嘱核查输液速度(图 1-3-29) 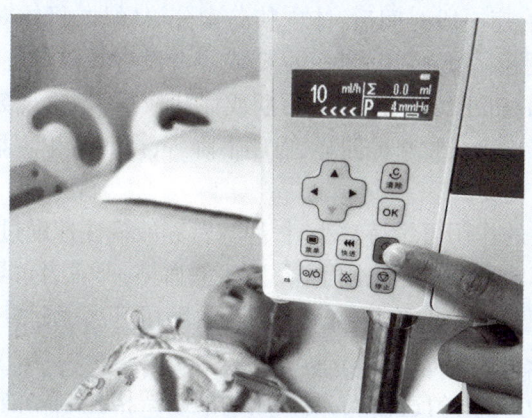 图 1-3-29　再次核对	请您再说一下名字,(×××)好的,这样躺着输液舒服吗? (可以)输注过程中若感到输液部位不适,有心慌、头晕、憋气、发热等异常情况,请及时按呼叫器,我们会及时进行相应处理。最重要的还要提醒您,营养液要匀速输注,所以请您一定不要随便调节速度。还有什么需要帮助的吗? (没有了,谢谢)谢谢您的配合,您好好休息,有事请按呼叫器。
整理记录	• 整理用物 • 洗手,签字 • 记录输注肠外营养液的开始时间	

▶ 任务评价

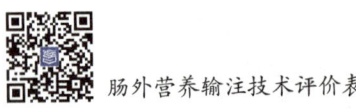

肠外营养输注技术评价表

▶ 问题探究

1. 如何选择输注肠外营养液的静脉通路？

答：根据病人的健康状态、肠外营养液的渗透压和肠外营养的持续时间来选择合适的肠外营养输注途径。临床常见的两种输注途径为经外周静脉输注和经中心静脉置管输注。外周静脉途径应用于仅需要短期行全肠外营养的病人，且要求营养液的渗透压不能超 900 mOsm/L，葡萄糖浓度不超过 125 g/L，溶液适宜 pH 为 5~9。如肠外营养液的渗透压过高，一旦外渗可导致皮肤坏死和瘢痕形成。中心静脉途径主要包括经中心静脉导管（CVC）、经外周静脉穿刺的中心静脉导管（简称外周中心静脉导管，PICC）和完全植入式静脉输液港（简称输液港，PORT）3 种方式。中心静脉的导管尖端位于上腔静脉，血管内径相对较粗，可耐受高渗性液体（>900 mOsm/L），且血流速度快，营养液输入时对血管壁刺激小，降低了静脉炎和静脉血栓的发生风险，也可避免反复静脉穿刺带来的痛苦和应激反应。

2. 输注肠外营养液的管路护理要点有哪些？

答：① 每 24 小时更换肠外营养液及输注管路。② 肠外营养液配制完成后，禁止中途加入任何药物。③ 在输注肠外营养液的时候，不要在同一管路输全细胞血、成分血、白蛋白等血液制品。④ 不在正在输注肠外营养液的导管中抽血或测中心静脉压。⑤ 在导管使用后和每 4 小时进行冲管护理，冲管时使用生理盐水和肝素液，采用脉冲式冲管及正压封管，防止肠外营养液中脂质沉积或冲管不够充分造成药物堵管。⑥ 使用外周中心静脉导管输注肠外营养液时，避免在输液侧肢体使用血压袖带或止血带，防止导管所在血管受压而导致管路阻塞。⑦ 输液管路连接紧密，防止管路滑脱造成血液回流。

3. 输注肠外营养液时对血糖的影响及护理措施有哪些？

答：(1) 造成高血糖。① 原因：葡萄糖或高渗溶液输注过多或过快，超出机体能耐受的限度，引发高渗性无酮高糖血症，严重者导致高渗性非酮性高血糖性昏迷；糖尿病病人进行全肠外营养时，未及时给予足量的外源性胰岛素；应用全肠外营养治疗一段时间后，体内胰岛素分泌增加，机体对糖的耐受性也增加，未及时停用或调整外源性胰岛素的用量。② 临床表现：早期或轻者没有特殊的临床表现，只是在监测血糖时发现异常，血糖通常大于 11.1 mmol/L（200 mg/dL），后期或症状较重者，出现大量尿糖、恶心、呕吐、腹泻、精神迟钝、烦躁、意识障碍、头痛、嗜睡、脱水征明显、血压下降等，严重者出现抽搐、昏迷，甚至死亡。

(2) 造成低血糖。① 原因：由于胰岛素的作用可维持数小时，静脉营养液输注速度过慢、静脉输注管道堵塞或突然停用含糖的静脉营养液，有可能导致血糖急剧下降，发生低血糖，严重者可导致昏迷甚至死亡。② 临床表现：肌肉无力、焦虑、心悸、饥饿、软弱、出汗、心动过速、收缩压升高、舒张压降低、震颤、一过性黑蒙、意识障碍，甚至昏迷。通常血糖 <2.8 mmol/L（50 mg/dL）。

(3) 护理措施：① 肠外营养液应在 24 小时内匀速输入，要使用输液泵严格控制输液速度，在输注过程中，应严密观察静脉导管是否通畅，并密切观察血糖变化。② 密切观察病情变化，防止出现高血糖和高渗性非酮性高血糖性昏迷。③ 在输注过程中，根据医嘱定时监测血糖和尿糖，以免高血糖和低血糖意外发生。④ 对糖尿病病人，应及时给予足量的外源性胰岛素，为避免输液袋及输液管路对胰岛素的吸附而致剂量偏差，胰岛素应以皮下注射为妥。

 肠外营养输注技术问题测试

▶ **职业精神**

 疫路有你——刘建文

（陈梅丽）

模块二

神经外科常用护理技术

■ ▸▸▸ **模块导航**

神经外科常用护理技术 ── 脑室引流护理技术

神经外科常用护理技术 ── 有创颅内压监测技术

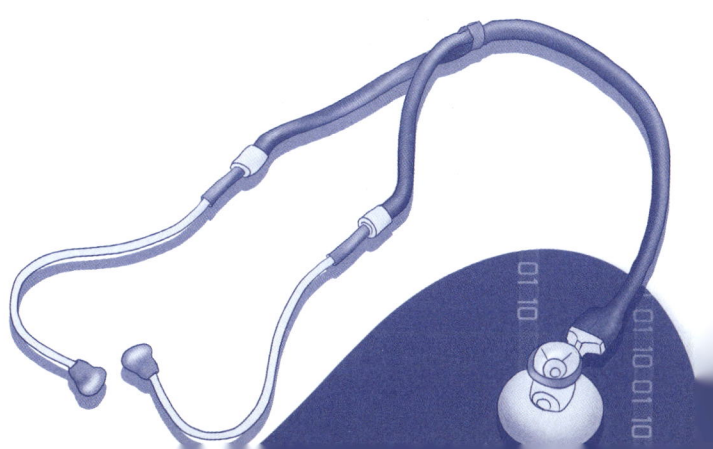

学习目标

知识目标:1. 熟记脑室引流的护理措施。
　　　　　2. 熟记更换脑室引流管的注意事项。
　　　　　3. 熟记颅内压的临界值。
　　　　　4. 熟记有创颅内压监测的护理措施。
技能目标:1. 熟练掌握脑室引流护理技术的操作步骤及护理要点。
　　　　　2. 熟练掌握有创颅内压监测技术的操作步骤及护理要点。
素养目标:1. 具有良好的礼仪规范,行为举止符合礼仪要求。
　　　　　2. 具有良好的护患沟通能力,与病人沟通融洽。
　　　　　3. 具有无菌观念、敏锐的观察能力及良好的心理素质。
　　　　　4. 具备慎独意识,养成一切从病人利益出发的职业理念。

临床案例

病人王 × ,男,70 岁。因"头痛 3 小时,意识不清 1 小时余"入院,查体:病人昏迷,双侧瞳孔直径约为 3 mm,对光反射迟钝,肺部听诊呼吸音粗,腹软无抵抗。左侧肢体刺痛屈曲,右侧肢体刺痛屈曲,双侧巴宾斯基征未引出。头部 CT 示脑出血。诊断为:1. 小脑出血;2. 原发性高血压 3 级(极高危)。入院后在全身麻醉下行脑室外引流 + 颅内血肿清除术。术后返回监护病房进行护理。

任务分析

1. 病人行脑室外引流术,术后病人回病房,护士要观察脑室外引流的情况,进行相应护理。
2. 监护病房内,病人行有创颅内压监测,护士要进行有创颅内压监测的护理。

任务一　脑室引流护理技术

▶ **目的**

1. 解除脑脊液循环通路梗阻,缓解颅内压增高症状。
2. 开颅手术后引流脑脊液,减轻脑膜刺激症状。

▶ **准备**

1. **护士准备**　衣帽整洁,按七步洗手法洗手,戴无菌口罩。
2. **病人准备**　向病人解释、取得配合。
3. **用物准备**　引流袋 / 瓶,消毒液、无齿止血钳、胶布、直尺、无菌手套、棉签、别针、治疗碗(内备纱布、镊子)、治疗巾(图 2-0-1)。
4. **环境准备**　室内空气清新、光线明亮、安全、整洁。

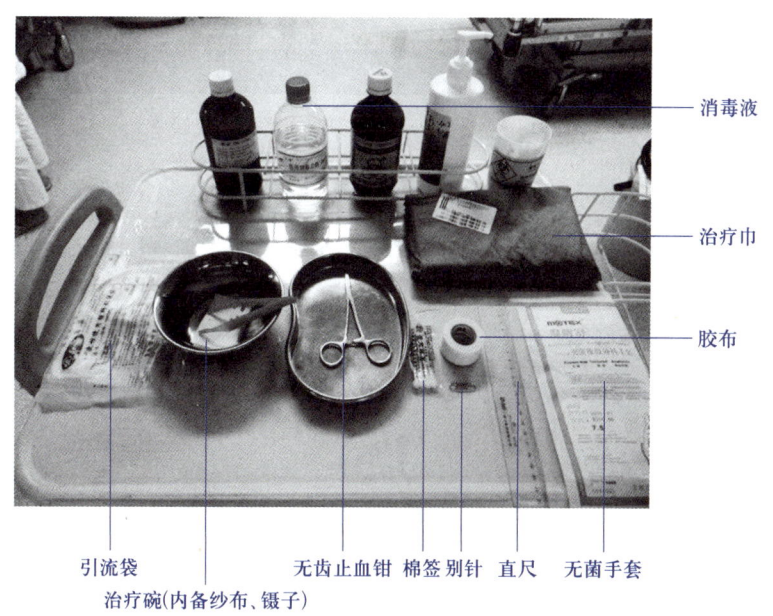

图 2-0-1　脑室引流护理用物准备

右侧标注（从上到下）：消毒液、治疗巾、胶布

底部标注：引流袋、治疗碗(内备纱布、镊子)、无齿止血钳、棉签、别针、直尺、无菌手套

▶ **实施**

 脑室引流护理技术操作
视频

操作步骤见表2-0-1。

表 2-0-1　脑室引流护理技术操作步骤

操作流程	操作步骤	沟通与说明
核对解释	• 核对床号、姓名，向病人或家属解释	您好，我是您的责任护士小 ×，请问您叫什么名字？（我叫 ×××）您现在感觉怎么样？头还痛吗？您现在是术后第 2 天，为了维持一定的颅内压，术中给您留置了脑室引流管，今天需要给您更换引流袋，希望您配合。（好的）我去准备用物，您稍等
再次核对安置体位	• 协助病人安置舒适的卧位	我核对一下您的手腕带。现在我给您更换引流袋。这样躺着舒服吗？（可以）
铺巾置盘	• 检查用物 • 铺治疗巾于脑室引流管与引流袋接口下，置弯盘于治疗巾上（图 2-0-2）	我现在给您铺好治疗巾，避免污染您的床单位

图 2-0-2　铺治疗巾、放置弯盘

操作流程	操作步骤	沟通与说明
消毒引流管口	• 戴手套,用无齿止血钳在引流管口上方 5 cm 处夹紧;分离引流接头;取无菌棉签蘸取 0.5% 碘伏,由内向外,分别消毒引流管口及外周(图 2-0-3) 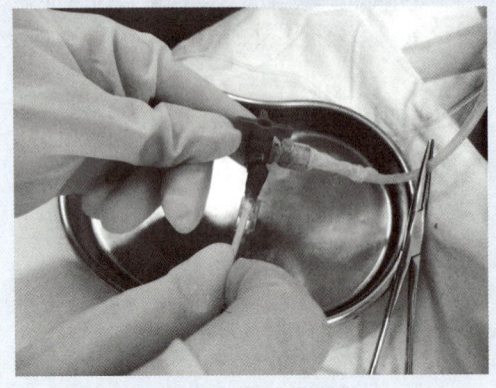 图 2-0-3　消毒引流管口	我现在给您更换引流袋,如果有什么不适请告诉我
更换引流袋(瓶)	• 将新的引流袋与引流管连接,松无齿止血钳,观察引流是否通畅(图 2-0-4) 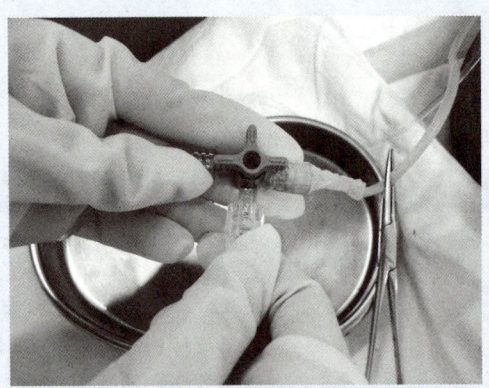 图 2-0-4　连接引流袋	
妥善固定,观察引流	• 妥善固定引流管,使引流管开口(或引流装置最高点)高于侧脑室平面 10~15 cm,以维持正常颅内压(图 2-0-5) • 观察脑脊液的色、质、量 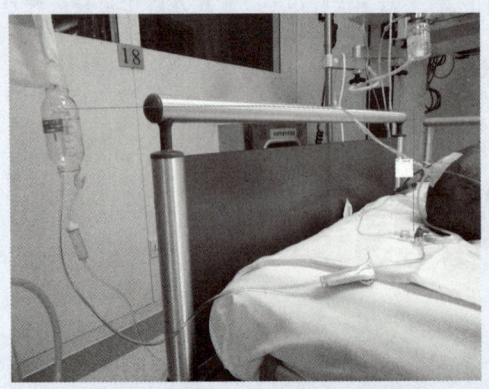 图 2-0-5　引流装置固定	新的引流袋已经更换并且固定好了,请您不要随意调整您的床头高度。(好的)您注意避免引流管受压、折叠,尤其翻身时避免牵拉引流管。(好的) 您还有什么需要帮助的吗？(没有了,谢谢)谢谢您的配合,您好好休息,有事请按呼叫器

操作流程	操作步骤	沟通与说明
整理记录	• 协助病人取合适体位,整理床单位 • 清理用物 • 记录	清理用物:将引流袋弃于医疗垃圾袋内,将用物推至治疗室进行分类处理

▶ **任务评价**

 脑室引流护理技术评价表

▶ **问题探究**

1. 脑室引流管留置多久可以拔除?

答:开颅手术后引流管放置一般不超过 5~7 天,待脑水肿逐渐消失、颅内压开始降低时,可考虑拔管,避免发生颅内感染。

2. 如何拔除脑室引流管?

答:拔管前应试行抬高或夹闭引流管 24 小时,抬高或夹闭期间密切观察病人的意识、瞳孔及生命体征的变化。若病人出现头痛、呕吐等症状,要及时通知医生并降低或开放夹闭的引流管。拔管后加压包扎,嘱病人卧床休息,减少头部活动,注意有无渗血、渗液,严密观察病人的意识、瞳孔、肢体活动情况,注意有无脑脊液漏出等,发现异常及时通知医生给予处理。

3. 脑室引流管如无脑脊液流出,在排除引流管不通后,可能有哪些原因?

答:(1) 颅内压低,应仍将引流袋 / 瓶置于正常高度。

(2) 引流管放入脑室过深过长,在脑室内弯曲成角,可将引流管向外抽出至有脑脊液流出时重新固定。

(3) 管口吸附于脑室壁,可将引流管轻轻旋转,使其离开脑室壁。

(4) 如血凝块或脑组织堵塞,可在严格消毒后,用无菌注射器轻轻向外抽吸。如上述处理无效,应告知医生。

 脑室引流护理技术问题测试

▶ **职业精神**

 疫路有你——谭筑检

任务二 有创颅内压监测技术

▶ **目的**

1. 早期发现颅内伤情变化,早期予以处理。
2. 判断脑灌注压与脑血流量。
3. 指导临床治疗,及早判断病人预后。

▶ **准备**

1. **护士准备** 衣帽整洁,按七步洗手法洗手,戴无菌口罩。

2. **病人准备** 向病人解释、取得配合;安置舒适体位;必要时遵医嘱用镇静药或镇痛药。

3. **用物准备** 有创颅内压监测仪(图 2-0-6)、穿刺包、治疗盘、纱布、75% 乙醇、碘伏、盐水、棉签等。

4. **环境准备** 室内空气清新、光线明亮、安全、整洁。

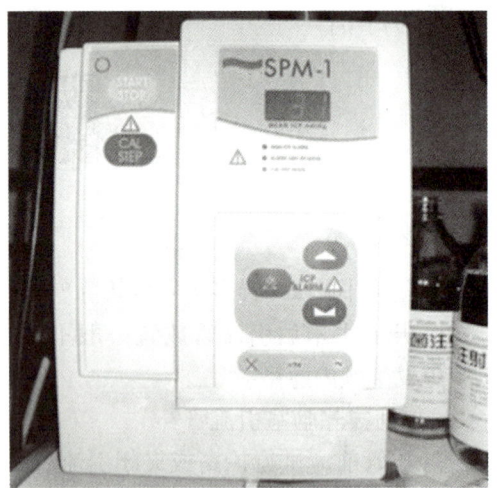

图 2-0-6 有创颅内压监测仪

▶ **实施**

操作步骤见表 2-0-2。

表 2-0-2 有创颅内压监测技术操作步骤

操作流程	操作步骤	沟通与说明
核对解释	• 核对床号、姓名,向病人或家属解释	您好,我是您的责任护士小×,请问您叫什么名字?(我叫×××)您现在感觉怎么样?为了动态监测您的颅内压,以便及时有效地治疗,今天需要给您连接颅内压监护仪,希望您配合。(好的)我去准备用物,您稍等
打开仪器	• 将颅内压监测仪的压力传感器连接妥当,打开仪器	
再次核对连接仪器	• 病人在局部麻醉下行额角穿刺脑室外引流术,穿刺成功后立即用三通阀连接颅内压监测仪的压力传感器,穿刺处以无菌敷料覆盖(图 2-0-7) 图 2-0-7 三通连接	您是×室×床×××吧,现在我为您安装颅内压监护仪(可以)

94 外科护理技能实训

操作流程	操作步骤	沟通与说明
妥善固定	• 妥善固定引流管、脑室引流管及监测传感器接头处(图 2-0-8),以无菌纱布包裹(图 2-0-9),将传感器放置固定在室间孔水平(零点)	

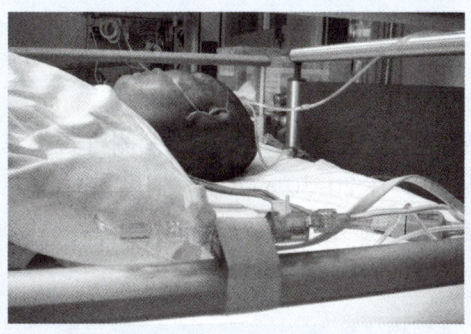

图 2-0-8　固定引流管

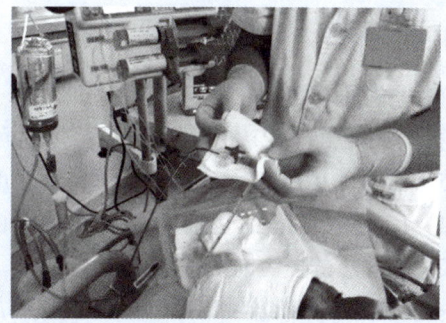

图 2-0-9　纱布包裹

排气使用　• 传感器在使用前排气。排气后将三通阀调向颅内压监测仪的压力传感器(图 2-0-10),正确读取颅内压数值(图 2-0-11)

监护仪已经安装好了,这样舒服吗?（可以)请您尽量保持头部不动,在监测过程中,如果有任何不舒服,请及时按呼叫器通知我们。(好的)您好好休息

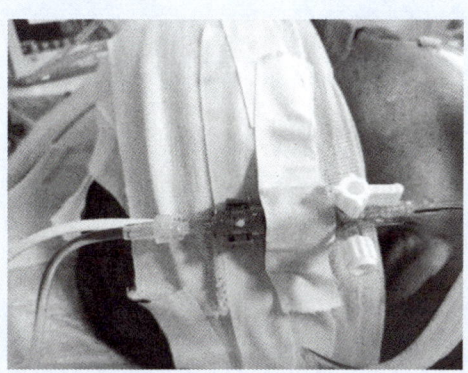

图 2-0-10　三通阀

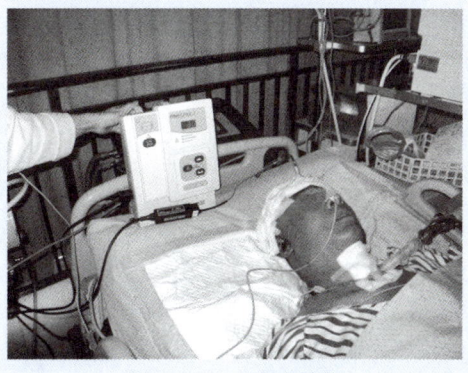

图 2-0-11　读取数值

整理记录　• 协助病人取合适体位
　　　　　• 清理用物
　　　　　• 记录

动态观察颅内压数值变化,做好记录

▶ **任务评价**

 有创颅内压监测技术评价表

▶ **问题探究**

1. 颅内压（ICP）的界定范围是多少？

答：颅内压（ICP）是指颅腔内容物对颅腔壁产生的压力，正常成年人侧卧位时颅腔内的压力为10~15 mmHg。ICP＞15 mmHg，为颅内压轻度增高，ICP在20~30 mmHg为中度增高，ICP＞41 mmHg为重度增高，ICP＞20 mmHg是临床必须采取降压措施的最高临界值。

2. 颅内压的监测时间是多久？

答：颅内压一般监测3~10天，平均为6.5天。

 有创颅内压监测技术问题测试

▶ **职业精神**

 疫路有你——李静

（尚娟娟）

模块三

烧伤科常用护理技术

━ ▸▸▸ **模块导航**

```
                          ┌── 翻身床的使用技术
  烧伤科常用护理技术 ──┤
                          └── 层流病房的使用技术
```

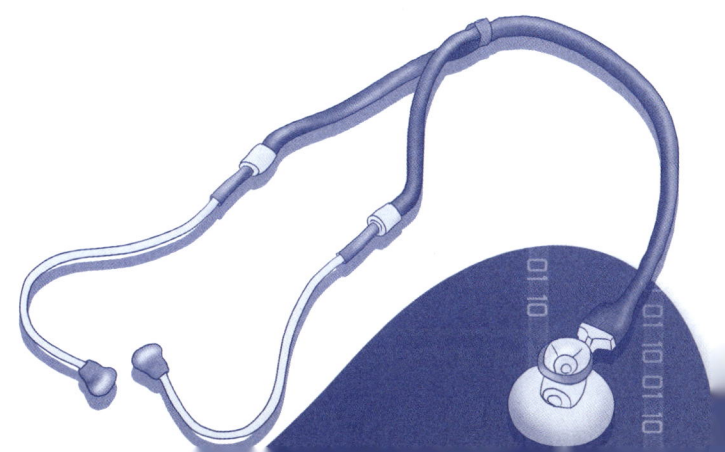

学习目标

知识目标: 1. 熟记使用翻身床的注意事项。

2. 熟记层流病房的护理工作程序。

3. 熟记层流病房护士的要求及职责。

技能目标: 1. 熟练掌握翻身床的使用技术。

2. 熟练掌握护士进入层流病房的流程。

素养目标: 1. 具有高度的责任心、同情心和爱心。

2. 具有严谨的工作态度、良好的职业素养。

3. 具有较强的语言沟通能力,注重人文关怀,提供优质护理服务。

4. 具有慎独精神。

临床案例

病人高 × ,男,27 岁。因"电击致面颈部、胸背部及双上肢皮肤大面积灼伤、疼痛 3 小时"入院。入院诊断:① 电击伤;② 躯干 3 度烧伤 26%;③ 颈部 3 度烧伤 3%;④ 面部 3 度烧伤 2%;⑤ 上肢 2 度烧伤 1%;⑥ 下肢 2 度烧伤 2%。病人收治于烧伤科层流病房,护士遵医嘱给病人翻身。

任务分析

1. 护士应用翻身床为病人翻身。

2. 护士按流程进入层流病房为病人提供护理。

任务一　翻身床的使用技术

▶ 目的

1. 充分暴露创面,保持创面干燥。

2. 便于更换体位,防止发生压力性损伤。

▶ 准备

1. **护士准备**　衣帽整洁,按七步洗手法洗手,戴无菌口罩。

2. **病人准备**　向病人解释、取得配合。

3. **用物准备**　翻身床、棉垫、软枕(图 3-0-1)。

4. **环境准备**　室内空气清新、光线明亮、安全、整洁。

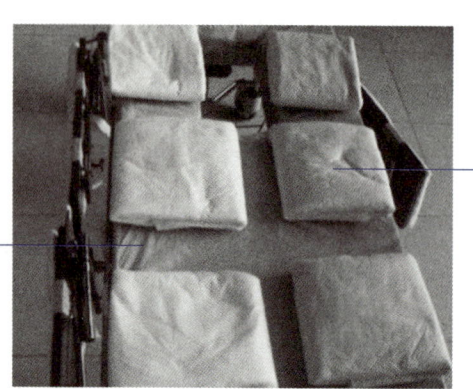

图 3-0-1　翻身床的使用用物准备

▶ 实施

翻身床的使用技术操作视频

操作步骤见表3-0-1。

表 3-0-1　翻身床的使用技术操作步骤

操作流程	操作步骤	沟通与说明
核对解释	• 核对床号、姓名,向病人或家属解释	您好,我是您的责任护士小 ×,请问您叫什么名字?（我叫 ×××)您现在感觉怎么样?为了保持创面干燥,避免感染,需要使用翻身床为您更换体位,希望您配合。(好的)我去准备用物,您稍等
再次核对安置体位	• 协助病人双手紧靠躯干,双下肢并拢。由平卧位翻成俯卧位时,先在头枕部、额部、胸部、膝部放棉垫,小腿前侧放软枕,有尿管者夹闭尿管,尿袋置于会阴处夹紧	我核对一下您的手腕带。现在我给您摆好体位,我会尽量轻柔一些。(谢谢)
固定病人	• 将两个床片合拢,旋紧螺丝,将床片固定,扎好安全带,防止病人滑落,切忌病人肢体外露(图 3-0-2)	我给您扎好安全带,这样您就不会滑落下去

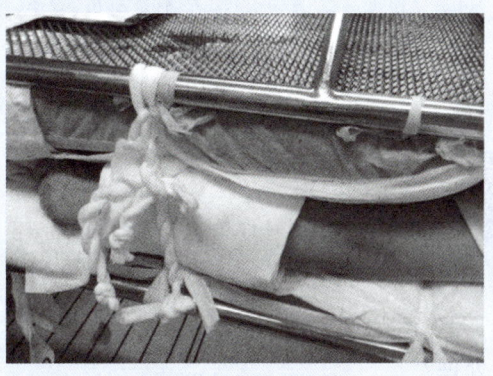

图 3-0-2　床片合拢

翻转床片	• 移开翻身床搁手架,放下支撑架,安置好输液架,将床片翻转,速度不宜过快(图 3-0-3)	我要翻转床片了,您放松,如果有什么不适请告诉我

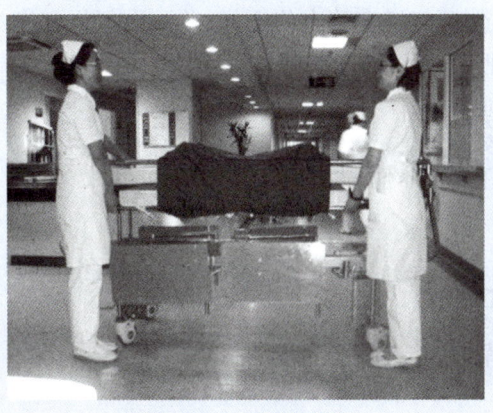

图 3-0-3　翻转床片

操作流程	操作步骤	沟通与说明
妥善固定	• 固定支撑架,撤去安全带,去除上面的床片。注意观察病情变化,妥善固定输液管路,调节滴速,观察输液管路的通畅情况。妥善固定尿袋,开放尿管(图3-0-4)  图3-0-4　固定床片	
调整体位	• 调节搁手架高度,下垫棉垫,将四肢置于功能位,可用绷带固定于支架上,特别注意搁手架的位置应与床片在同一水平线上 • 观察病人生命体征	×××,已经为您翻身了,这样舒服吗?(可以)请您保持这个体位,不要自行在翻身床上翻身。谢谢您的配合,您好好休息,如有不适,请按呼叫器
整理记录	• 协助病人取合适体位 • 观察记录	观察并记录病人的体位和生命体征,特别是血压、心率、呼吸、血氧饱和度

▶ **任务评价**

翻身床的使用技术评价表

▶ **问题探究**

1. 使用呼吸机的病人应用翻身床怎么处理?

答:使用呼吸机的病人应由专人观察呼吸情况,翻身前加大氧流量2分钟,吸净痰液,拔去连接管,将床片翻转,速度不宜过快。

2. 病人在翻身床上呈俯卧位时,出现气道阻塞应采取哪些抢救措施?

答:翻身前应给病人彻底清理呼吸道,保证气道套管在位通畅,监测血氧饱和度;如病人突然出现憋气,应加大氧流量、检查套管在位情况、清理呼吸道、解痉平喘、强心利尿。

翻身床的使用技术问题测试

▶ **职业精神**

疫路有你——周小双

任务二 层流病房的使用技术

▶ **目的**

1. 保证层流病房的洁净度，提高烧伤病人的治愈率。
2. 减少外来病菌的感染，有效控制烧伤病人感染的发生。

▶ **准备**

1. **护士准备** 衣帽整洁，修剪趾、指甲。
2. **用物准备** 洗手液、消毒液、无菌帽、一次性口罩、无菌连体工作服（图3-0-5）。
3. **环境准备** 层流病房、表面卫生符合规范，合理控制人员流动。

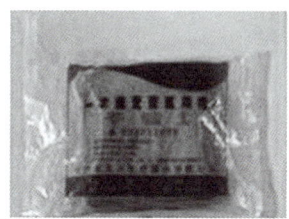
无菌帽

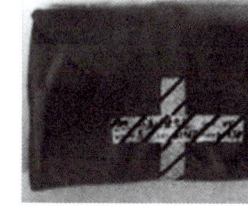
无菌连体工作服

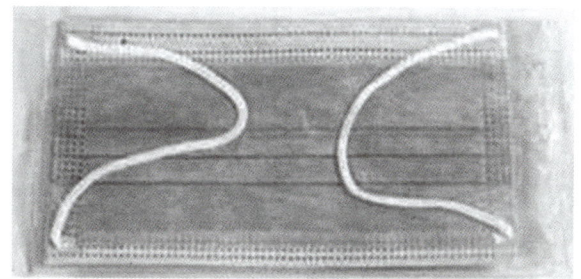
一次性口罩

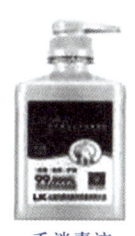
手消毒液

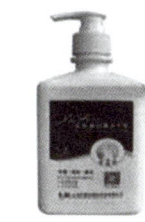
洗手液

图3-0-5 物品准备

▶ **实施**

层流病房的使用技术操作
视频

操作步骤见表3-0-2。

表3-0-2 层流病房的使用技术操作步骤

操作流程	操作步骤	说明
入更衣室 (一室)	• 按七步洗手法洗手 • 更换无菌刷手服(图3-0-6) • 戴无菌帽、一次性口罩 • 更换二室拖鞋 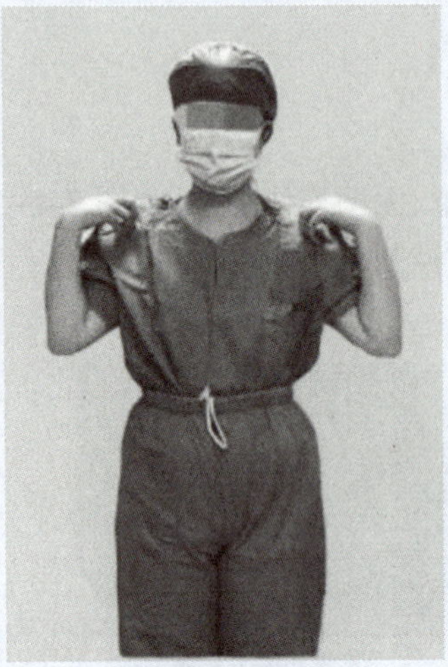	• 严禁将个人物品带进洁净病房 • 戴无菌帽,需把头发全部包裹在帽子里

图3-0-6 更换衣服

操作流程	操作步骤	说明
入二室	• 使用手消毒液进行手消毒 • 经过走廊(图3-0-7) • 入二室 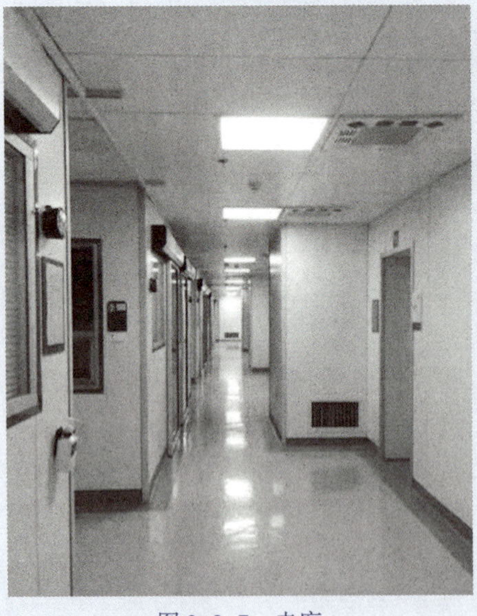	

图3-0-7 走廊

操作流程	操作步骤	说明
入三室	• 穿隔离衣（图 3-0-8） • 戴无菌手套 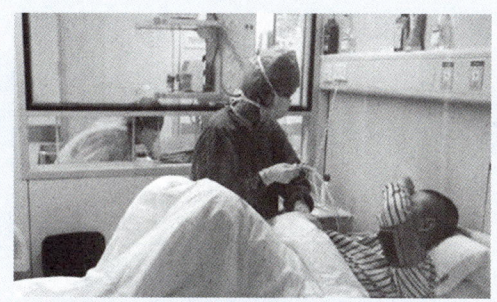 图 3-0-8　穿隔离衣	
入四室（百级层流病房）	• 更换百级室内拖鞋 • 进行各项无菌护理操作（图 3-0-9） • 关注病人心理健康 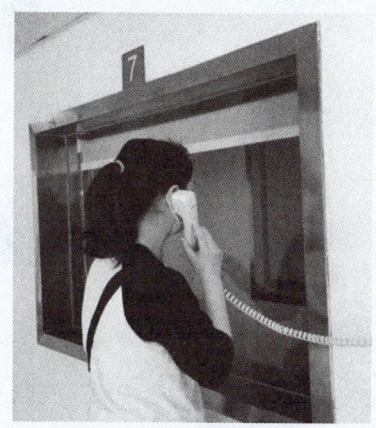 图 3-0-9　无菌操作	严格限制进入层流室的人数；进行护理操作时，动作应轻柔，尽量减少走动及进出层流病区；避免外来病菌感染，家属可通过探视走廊探望病人（图 3-0-10） 图 3-0-10　家属探视
出层流病房	• 脱四室拖鞋并归位，离开四室 • 脱手套、隔离衣，进行手消毒，离开三室（图 3-0-11） • 脱刷手服、帽子、鞋 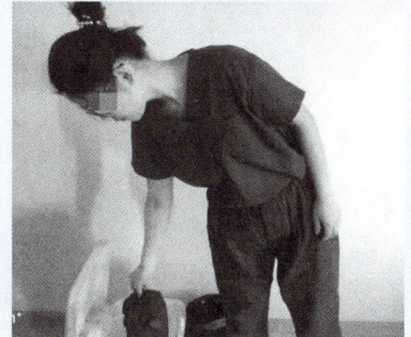 图 3-0-11　脱隔离衣	刷手服、无菌帽、鞋分别放入污衣桶，污帽桶，污鞋桶

层流病房的使用技术评价表

▶ 问题探究

1. 如何处理病人的生活垃圾？

答：污物传递仓主要用于病人生活垃圾的丢弃。首先打开污物传递仓把手，将病人的垃圾丢至污物传递仓内，然后关闭仓门、按下开关，污物传递仓内的紫外线灯便会开启照射该物品。

2. 如何为层流病房的病人送餐？

答：病人家属将餐盒、物品、水带到配餐室。配餐室配有传递仓，内放有消毒湿巾。家属注意事项：放入物品前，先擦拭传递仓，送来的物品请先用消毒湿巾擦拭后放入，放入后打开紫外线开关，将物品放入传递仓后，按下呼叫按钮，护士便会进行取餐。

3. 层流病房的分类有哪些？

答：百级层流病房：四室即病人居住的房间，洁净度最高；千级层流病房：三室可用作过渡病房，放置无菌超净台等；万级层流病房：医护人员的工作室等；十万级层流病房：医护人员的休息室、更衣室等；三十万级层流病房：外走廊等。

层流病房的使用技术问题
测试

▶ 职业精神

疫路有你——曾冬玉

（尚娟娟）

模块四

乳腺外科常用护理技术

━ ▶▶▶ 模块导航

```
                           ┌── 乳房的自我检查方法
        乳腺外科常用护理技术 ──┤
                           └── 乳腺癌患侧肢体术后康复训练法
```

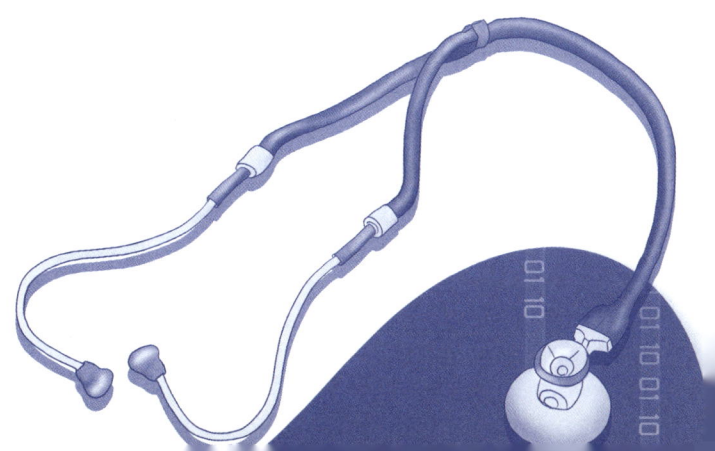

学习目标

知识目标: 1. 熟记乳腺癌病人围手术期的护理措施。

2. 熟记乳房自查的人群、检查时间。

3. 熟记乳腺癌病人术后患侧上肢功能锻炼的原则。

技能目标: 1. 熟练掌握乳房自查的操作步骤及注意事项。

2. 熟练掌握乳腺癌病人术后患侧上肢功能锻炼的操作步骤及注意事项。

素养目标: 1. 具有良好的礼仪规范,行为举止符合礼仪要求。

2. 具有很好的护患沟通能力,与病人沟通融洽。

3. 具有敏锐的观察能力、良好的心理素质及人文关怀意识。

4. 具备慎独意识,养成一切从病人利益出发的职业理念。

临床案例

病人王 ××,女,58 岁。洗澡时无意间发现左乳有一肿块,随即来院就诊。体格检查:右乳房正常,左乳房外上象限扪及 3.0 cm×2.5 cm 肿块,质硬、活动度不大。乳腺 X 线摄影(俗称钼靶摄影)示:左乳房内有密度增高的肿块影,边界不规则,可见细小钙化灶。初步诊断:左侧乳腺癌。收入院,拟行左侧乳腺癌改良根治术治疗。

任务分析

1. 如何早期发现乳腺癌?
2. 王女士行左侧乳腺癌改良根治术后,如何对其进行患侧肢体术后康复训练?

任务一　乳房的自我检查方法

▶ 目的

早期发现乳腺疾病。

▶ 准备

1. **护士准备**　衣帽整洁,按七步洗手法洗手,戴口罩。
2. **病人准备**　做好解释、取得配合;取舒适合适体位。
3. **用物准备**　一面镜子(面积可以照射上半身)。
4. **环境准备**　关闭门窗,室温适宜,用隔离帘遮挡。

▶ 实施

乳房的自我检查操作视频

操作步骤见表4-0-1。

表4-0-1　乳房的自我检查操作步骤

操作流程	操作步骤	沟通与说明
操作前准备	• 环境隐蔽,大平面镜一个,洗手	
视诊	• 操作者面对镜子站立,脱去上衣,观察双侧乳房大小、双侧乳头方向及位置是否一致。将双手叉腰,用力支撑髋部,使胸肌紧张后检查乳房有无变化(图4-0-1) 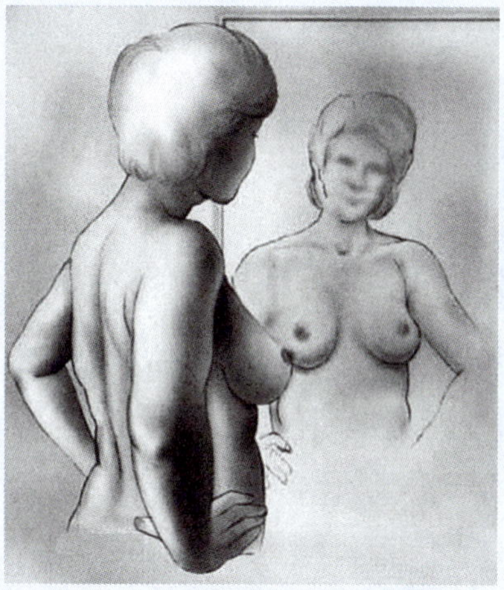	告知乳房自我检查的意义:乳房自检是女性通过采用正确的检查手法在最佳时间(即月经周期的第7~10天或月经结束后2~3天)进行乳房自我检查以发现异常情况的一种简便易行、安全无创伤的乳房自我检查方法 讲解乳房自检的正确方法

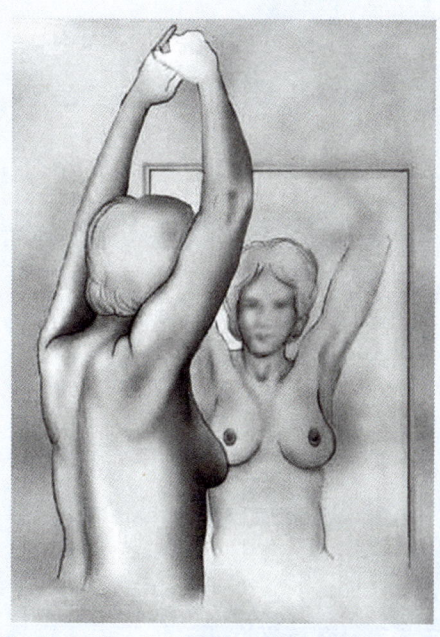

图4-0-1　面对镜子,双手叉腰站立

• 两手掌相握,两臂高举伸直至头顶观察双侧乳房皮肤是否红肿、凹陷(图4-0-2)

图4-0-2　两手掌相握,两臂高举伸直至头顶

操作流程	操作步骤	沟通与说明
触诊	• 三指(示指、中指、环指)并拢伸直,用指腹部位以适当力度按压、滑动、螺旋式按摩乳房(图4-0-3) 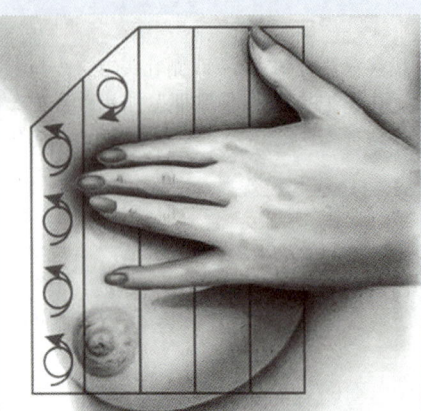 图4-0-3 三指触诊法 • 检查整个乳房组织,包括乳腺尾叶及两侧腋窝,注意有无淋巴结肿大(图4-0-4) 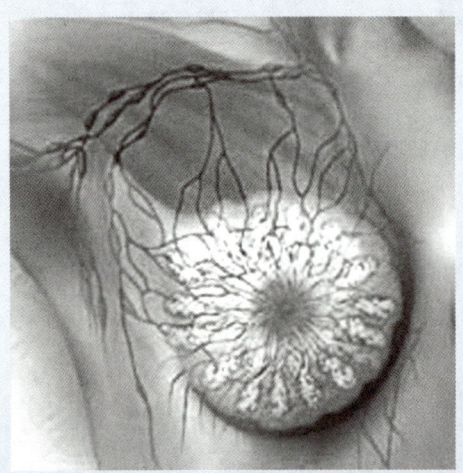 图4-0-4 乳房及淋巴结 • 平卧位检查乳房时将肩后垫高,检查右乳时可将右手枕在头下,便于左手检查(图4-0-5) 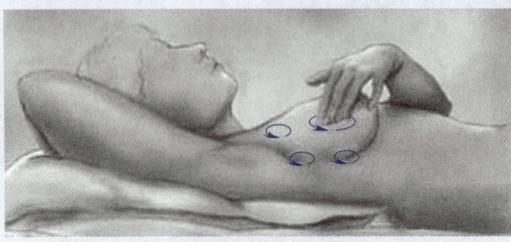 图4-0-5 平卧位检查	乳腺正常表现为柔软、无肿块、无硬结、无触痛感 触诊检查时避免抓捏乳房,检查由乳房外周开始,以圆圈状触诊方式向内移动,直至乳晕、乳头处,最后用拇指及示指挤捏乳头

操作流程	操作步骤	沟通与说明
触诊	• 用拇指及示指挤捏乳头,注意有无液体流出,乳头下方有无肿块(图4-0-6)	

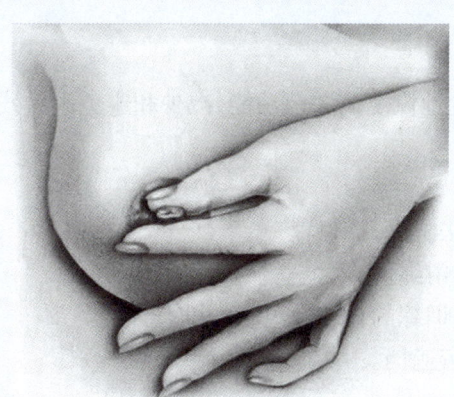

图 4-0-6　乳头检查

▶ 任务评价

乳房的自我检查评价表

▶ 问题探究

1. 乳房自查前如何进行评估?

答:① 评估环境的隐蔽性及自我保护情况。② 评估乳房自查的时间是否正确,乳房自查的最佳时间为月经周期的第 7~10 天或月经结束后 2~3 天,绝经期妇女每月固定 1 天检查。

2. 乳房自查的顺序是怎样的?

答:自查顺序依次为外上、外下、内下、内上 4 个象限,最后扪及乳晕区,再用拇指及示指轻轻挤捏乳头,然后检查腋窝有无淋巴结肿大。按同法检查对侧乳房。

乳房的自我检查问题测试

▶ 职业精神

疫路有你——谭筑检

目的

降低上肢淋巴水肿的发生率,最大限度地恢复肩关节功能,减少和避免术后残障。

准备

1. **护士准备**　衣帽整洁,按七步洗手法洗手,戴口罩。
2. **用物准备**　康复训练仪器(如转绳、滑绳等)。
3. **病人准备**　向病人及家属解释康复训练的目的及过程,并取得同意。
4. **环境准备**　室温适宜,必要时用围帘遮挡。

实施

乳腺癌患侧肢体术后康复
训练操作视频

操作步骤见表 4-0-2。

表 4-0-2　乳腺癌患侧肢体术后康复训练操作步骤

操作流程	操作步骤	沟通与说明
核对解释	• 核对医嘱、床号、姓名、腕带,向病人或家属解释	您好,我是护士小 ×,请问您叫什么名字?(我叫 ×××)让我核对您的腕带信息,您现在感觉怎么样?伤口疼吗? (还好,不太疼),您现在是术后第 1 天,有点疼痛也是难免的,请安心休养,会逐渐好转的,我现在指导您进行术后患肢的功能锻炼方法
术后 1~3 天	• 手指运动:术后 1~3 天可做伸指(图 4-0-7)、握拳锻炼(图 4-0-8) • 手腕运动:术后 1~3 天手腕内外交替旋转、屈伸(图 4-0-9) 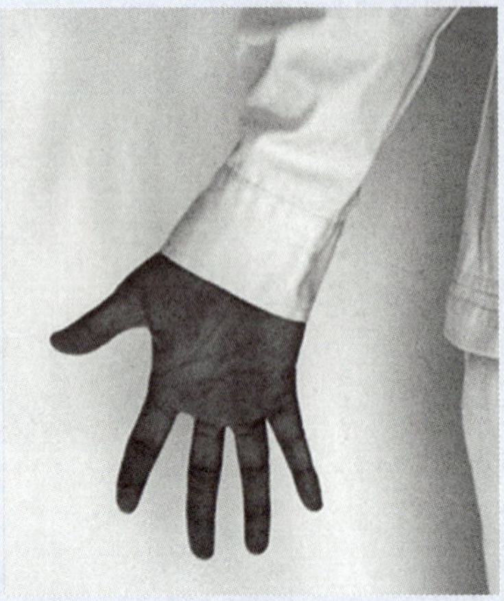  图 4-0-7　伸指	×××,为了促进血液和淋巴回流,预防术后上肢水肿等并发症,术后 1~3 天我们要进行患侧手指伸指、握拳及手腕部的屈伸活动,就像我这样,手腕要交替旋转、屈伸。注意锻炼应循序渐进、持之以恒。您也不要着急,慢慢来,一定要坚持

操作流程	操作步骤	沟通与说明
术后1~3天	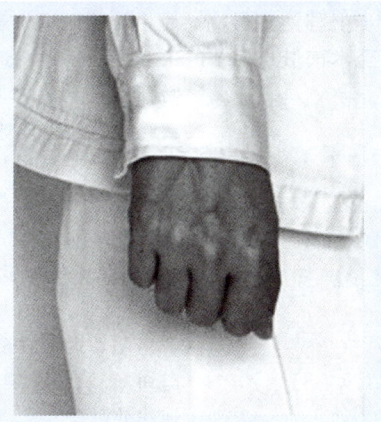 图 4-0-8 握拳	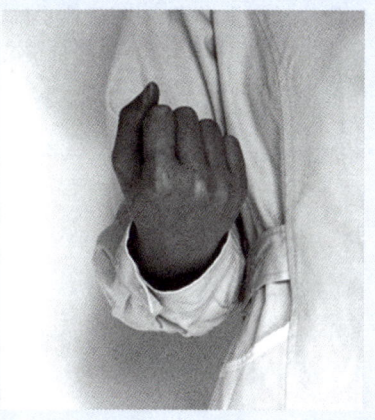 图 4-0-9 屈腕
术后4~7天	• 术后4~7天继续以上项目,同时增加肘部屈伸运动(图4-0-10) 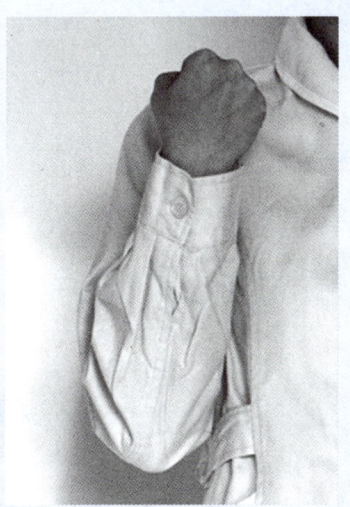 图 4-0-10 屈肘	×××,今天是术后第4天了,我看您锻炼得怎么样了?还不错,值得表扬,不过术后4~7天我们增加点难度。来,像我一样屈肘、伸肘活动。(好的)您可以试着用患侧的手进行刷牙、洗脸、进食等,并做患侧手触摸对侧肩部及同侧耳朵的锻炼。(好的)一定要注意循序渐进地进行功能锻炼,以酸痛但尚能忍受为宜,以免影响伤口愈合。一周内不能做上举运动
术后1~2周	• 进行肩部活动,将健侧手臂置于患侧手臂下方,用健侧手臂托举患侧手臂抬高至与肩高度一致(图4-0-11) 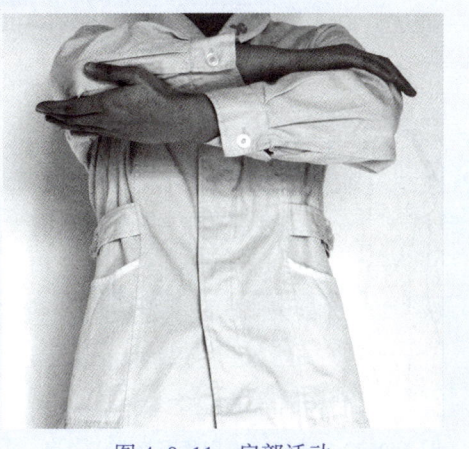 图 4-0-11 肩部活动	×××,今天是术后第8天了,感觉怎么样呀?(好多了)虽然好多了,但一般术后10天内不外展肩关节、不要以患侧肢体支撑身体,以防皮瓣移动而影响愈合。可伸屈患侧肘关节,将患侧手掌置于对侧肩部,直至患侧肘关节与肩部平齐。当拔除引流管,伤口愈合良好,线也拆了,皮下无积液时,我们就可以进行肩部活动了。如以肩部为中心,进行前后摆臂运动、手指爬墙运动、转绳运动、滑绳运动等活动 ×××,这是一根普通的绳子,您可以把它拴在门把手上,也可以固定在某个物体上,然后用患侧手抓住另一端使手臂前伸与地面平行,按顺时针或逆时针方向交替画圈转动绳子。您也可以利用这些康复训练器进行康复锻炼。

操作流程	操作步骤	沟通与说明
术后1~2周	(1) 手指爬墙：将患侧手放在墙壁上，逐步上移达到最高点后下移，直至患侧手臂高举程度恢复至术前肢体水平（图4-0-12） 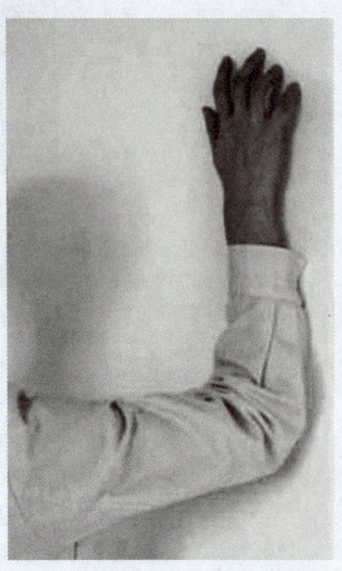 图4-0-12　手指爬墙运动 (2) 转绳运动：将绳子一端固定于门把手或固定于某一物体上，另一端由患侧手抓住，面向门或物体站立，手臂前伸与地面平行，以画圈方式转动绳子，按顺时针或逆时针方向交替进行（图4-0-13）	这些活动锻炼您最好每天都做3~4次，每次20~30分钟；注意循序渐进，逐渐增加功能锻炼的内容与强度，避免过度疲劳。最终通过您的锻炼要达到的目标。(是)患侧手越过头顶扣及对侧耳朵，患侧手臂高举程度恢复至术前肢体水平，无肌肉萎缩及瘢痕挛缩发生 ×××，我说了这么多您听明白了吗？(听明白了，谢谢您！)不客气，以后有什么不明白的可以随时按床旁呼叫器，我会随叫随到，及时解除您的疑惑与问题。谢谢您的配合

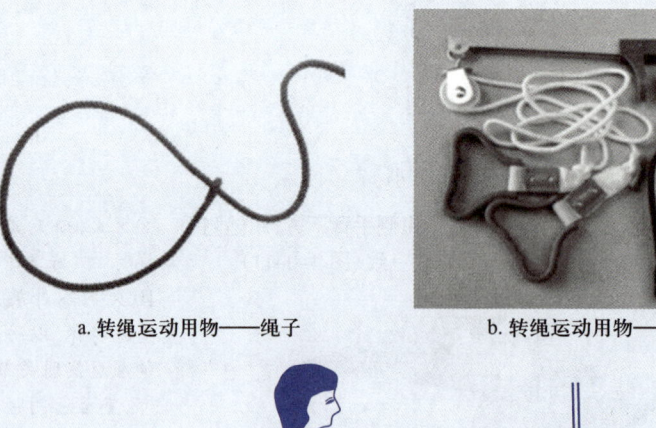

a. 转绳运动用物——绳子　　　　b. 转绳运动用物——康复训练器

c. 转绳运动操作

图4-0-13　转绳运动用物及操作

操作流程	操作步骤	沟通与说明
术后 1~2 周	(3) 滑绳运动:将绳子挂在悬于头顶上方的横杆上,双手握住绳子的两端,双手轮流拉扯两边绳端,使患侧手臂抬高,至疼痛为止,然后逐渐缩短绳子,使患侧手臂能抬至额头高度(图 4-0-14) (4) 患侧手臂越过头顶摸触对侧耳郭(图 4-0-15)	

图 4-0-14 滑绳运动　　　图 4-0-15 手指触及对侧耳郭

▶ 任务评价

乳腺癌患侧肢体术后康复训练评价表

▶ 问题探究

1. 乳腺癌术后患侧肢体康复训练常用方法有哪些?

答:乳腺癌术后患侧肢体康复训练常用方法有:伸指、握拳运动;手腕旋转、屈伸运动;肘部屈伸运动;摆臂运动;手指爬墙运动;转绳运动;滑绳运动等。

2. 乳腺癌病人术后上肢功能锻炼的次数和时间分别是多久?

答:乳腺癌病人术后上肢功能锻炼每天 3~4 次,每次 20~30 分钟。

乳腺癌患侧肢体术后康复训练问题测试

▶ 职业精神

疫路有你——李珂巍

(郭书芹)

模块五

心胸外科常用护理技术

▬ ▸▸▸ 模块导航

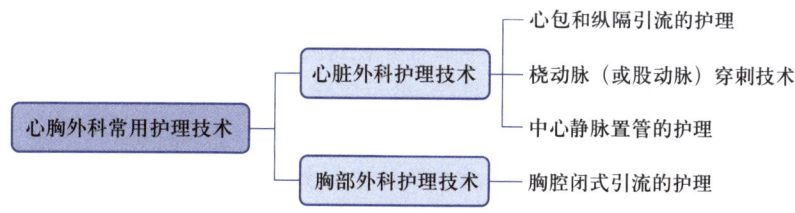

心胸外科常用护理技术 ── 心脏外科护理技术 ── 心包和纵隔引流的护理

桡动脉（或股动脉）穿刺技术

中心静脉置管的护理

胸部外科护理技术 ── 胸腔闭式引流的护理

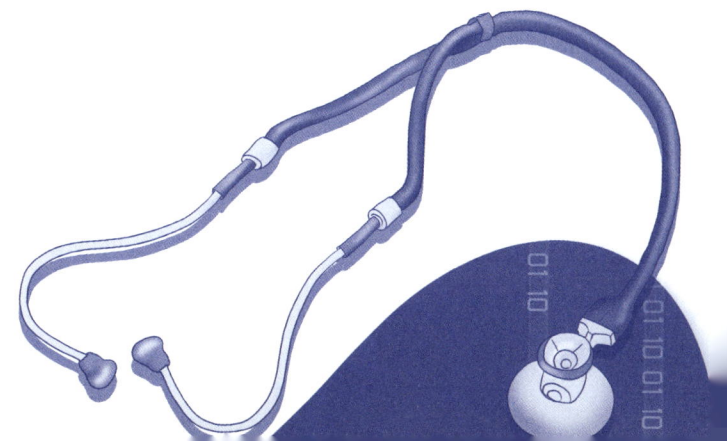

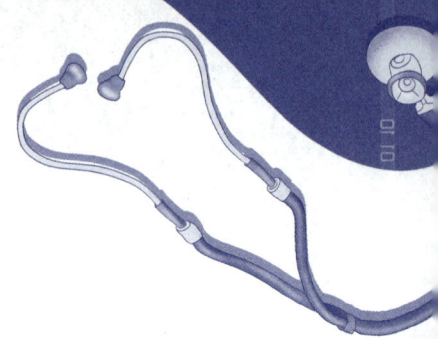

> **项目一**
> # 心脏外科护理技术

学习目标

知识目标:1. 熟记心包和纵隔引流的目的、注意事项、护理措施。

            2. 熟记桡动脉穿刺的目的和注意事项。

            3. 熟记中心静脉置管的护理目的、注意事项、护理措施。

技能目标:1. 熟练掌握心包和纵隔引流的护理技术。

            2. 掌握桡动脉穿刺技术。

            3. 熟练掌握中心静脉置管的日常护理技术。

素养目标:1. 具有良好的礼仪规范,行为举止符合礼仪要求。

            2. 具有良好的职业道德,谨言慎行,忠于职守。

            3. 具有很好的护患沟通能力,与病人沟通融洽。

            4. 具有较强的人文关怀理念,对病人关怀备至。

            5. 热爱护理工作,践行社会主义核心价值观。

临床案例

    病人农 × ,女,64 岁。因"活动后心悸、气促 5 年,症状加重 1 月余"入院。查体:T 36.2℃,P 78 次 / 分, R 21 次 / 分,BP 108/64 mmHg。神志清楚,心界向左扩大,主动脉瓣第二听诊区闻及叹息样杂音,余未见异常。心脏彩超示主动脉中度狭窄并中度反流;二、三尖瓣中度反流;轻度肺动脉高压;心包积液。紧急做心包穿刺术引流,缓解症状。昨日在静脉全身麻醉下行体外循环主动脉瓣置换 + 二尖瓣置换 + 三尖瓣成形术 + 左房折叠成形术 + 射频消融术 + 心脏临时起搏导线安置术,手术顺利。

任务分析

1. 病人行心包穿刺术和纵隔引流,护士要观察引流的情况,进行相应护理。

2. 病人留置中心静脉导管,护士需要进行相应护理。

3. 术后第一天下午,病人出现呼吸急促,血氧饱和度为 90%,医嘱要求予以动脉血气分析。

任务一 心包和纵隔引流的护理

▶ **目的**

1. 排出纵隔腔、心包内渗血和渗液。
2. 观察心包、纵隔内的出血和渗液情况。
3. 预防纵隔移位、防止心脏压塞引起心搏骤停等并发症，促进术后恢复。

▶ **准备**

1. **护士准备**　衣帽整洁，按七步洗手法洗手，戴无菌口罩。
2. **病人准备**　向病人解释、取得配合；安置舒适体位。
3. **用物准备**　闭式引流装置1套、止血钳2把、弯盘2个、皮肤消毒液、棉签、手套、无菌生理盐水500 ml、治疗巾、纱布、手消毒液(图5-1-1)。密闭式引流瓶准备：按无菌原则往引流瓶内注入无菌生理盐水500 ml(浸没长管3~4 cm)，在引流瓶的水平线上贴标签，注明日期和水量。正确连接管道，另一端置于包装袋内保持无菌(图5-1-1)。

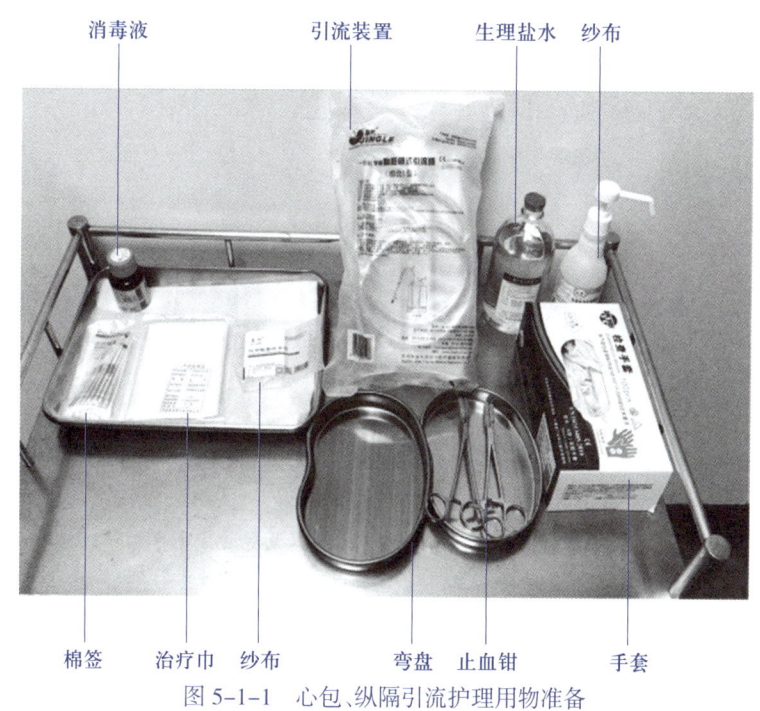

消毒液　　引流装置　　生理盐水　　纱布

棉签　　治疗巾　　纱布　　弯盘　　止血钳　　手套

图5-1-1　心包、纵隔引流护理用物准备

4. **环境准备**　室内空气清新，光线明亮，温度适宜，符合无菌要求，有消毒隔离措施。

▶ **实施**

操作步骤见表5-1-1。

表 5-1-1　心包和纵隔引流的护理操作步骤

操作流程	操作步骤	沟通与说明
核对解释	（手术前 1 天） • 核对床号、姓名，向病人或家属解释	您好，我是您的责任护士小×，请问您叫什么名字？（我叫×××）×室×床×××，您现在感觉憋气，医生为您做穿刺，缓解您现在的状况
安置体位	• 病人常规取半坐卧位或半卧位，拉上围帘	您这样坐着还能忍耐吗？（可以） 您感觉冷吗？（还可以）
选择部位	• 解开上衣，充分暴露心尖部或剑突下部位	
消毒铺巾	• 协助医生消毒穿刺部位，将碘伏倒入穿刺包中的无菌棉球上；打开无菌穿刺包，帮助医生戴上无菌手套；铺无菌孔巾（图 5-1-2） 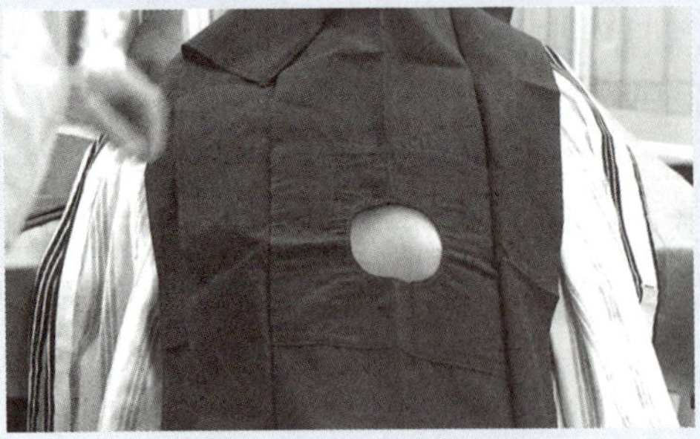	医生戴上无菌手套，用碘伏棉球以穿刺部位为中心消毒，范围大于 15 cm

图 5-1-2　铺无菌孔巾

协助麻醉	• 打开 2% 利多卡因 5 ml，协助医生用空针吸取药液，医生进行局部麻醉（图 5-1-3）	2% 利多卡因作逐层浸润麻醉

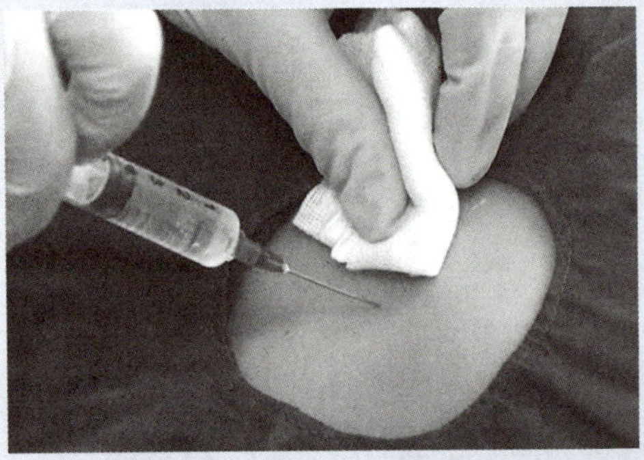

图 5-1-3　局部麻醉

协助穿刺	• 扶住病人的手，嘱其不要活动并安慰病人（图 5-1-4）	采用导管法将穿刺针连接注射器，按 B 超定位方向保持负压缓慢进针，回抽出积液后停止穿刺，经穿刺针插入指引导丝，退出穿刺针，沿指引导丝插入引流导管

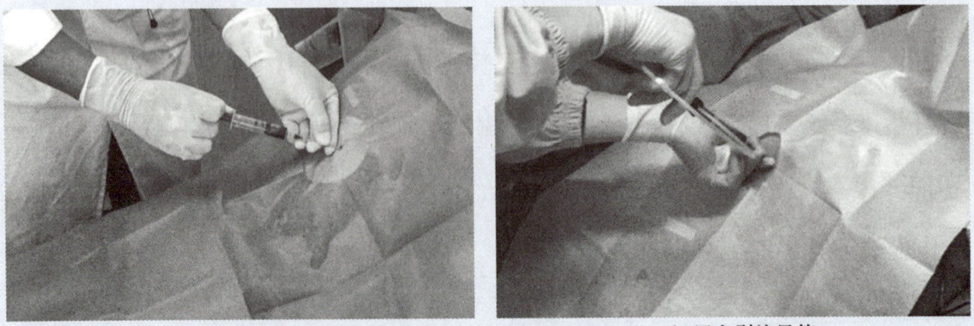

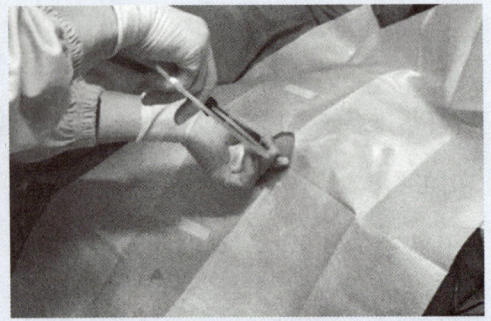

a. 心包穿刺成功　　　　　　　　　　　b. 置入引流导管

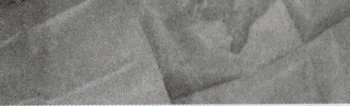

图 5-1-4　协助穿刺

操作流程	操作步骤	沟通与说明
协助固定	• 协助医生将引流袋与引流导管连接,用透明敷贴固定好引流导管(图5-1-5) 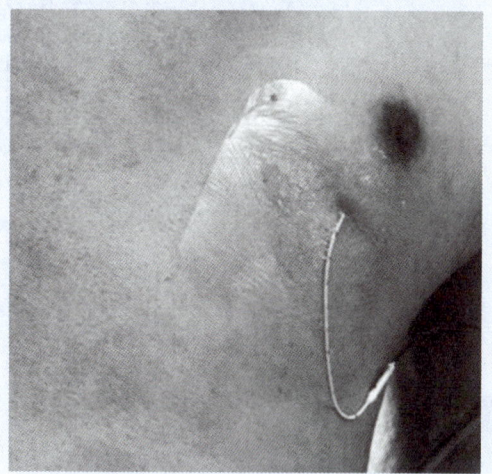 图5-1-5　固定引流导管 将引流袋妥善固定于床沿,需低于引流切口,防止发生逆行感染(图5-1-6) 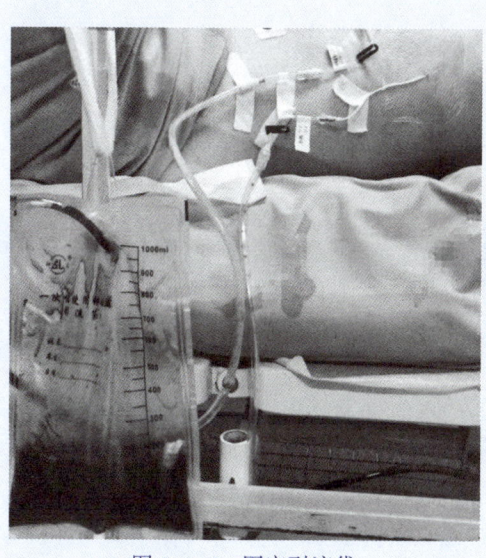 图5-1-6　固定引流袋	退出指引导丝,固定好导管。一般首次抽液300 ml,最多不超过500 ml
安置体位	• 协助病人取舒适体位	医生为您做好心包(或纵隔)引流了,我协助您躺下,这样可以吗?(还可以)
整理记录	• 清理用物 • 记录	清理用物:① 一般病人用物按医用垃圾分类处理:换下的敷料放入弯盘,倒入黄色医用垃圾袋;弯盘放带盖的容器内一并送供应室进行消毒灭菌处理。② 特殊感染病人用物处理:敷料焚烧处理,所有医用垃圾分类放置后再装入双层黄色垃圾袋内,外用1 500~2 000 mg/L含氯消毒剂喷雾消毒后放到医用垃圾暂存间

操作流程	操作步骤	沟通与说明
核对解释	（穿刺后第2天） • 核对床号、姓名，向病人或家属解释	您好，我是您的责任护士小×，请问您叫什么名字？（我叫×××）×室×床×××，您现在感觉怎么样？您现在是术后第×天，为了有效引流促进您的康复，今天需要给您更换引流瓶，我先看一下您的伤口和引流情况。您的伤口敷料干燥、无渗血；"请您咳嗽一下"，您的引流管通畅，引流液的量和性质均正常，您需要上洗手间吗？（不用）好的，我去准备用物，您稍等
再次核对 安置体位	• 协助病人安置舒适的坐位或卧位，充分暴露伤口及引流管	您是×室×床×××吧，现在我给您更换引流瓶。您这样躺着舒服吗？（可以）
更换引流 装置	• 铺治疗巾在病人身侧引流管下方，放弯盘于引流连接处下方，双向夹闭引流管（图5-1-7） 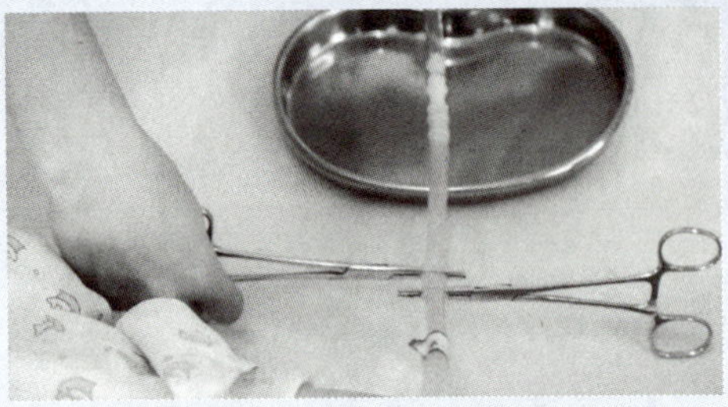 图5-1-7　双向夹闭引流管 • 戴手套 • 消毒连接头（图5-1-8） 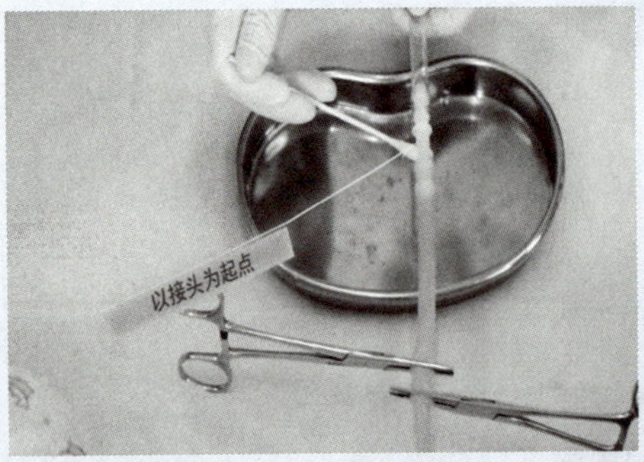 图5-1-8　消毒连接头 • 分离连接管（图5-1-9） 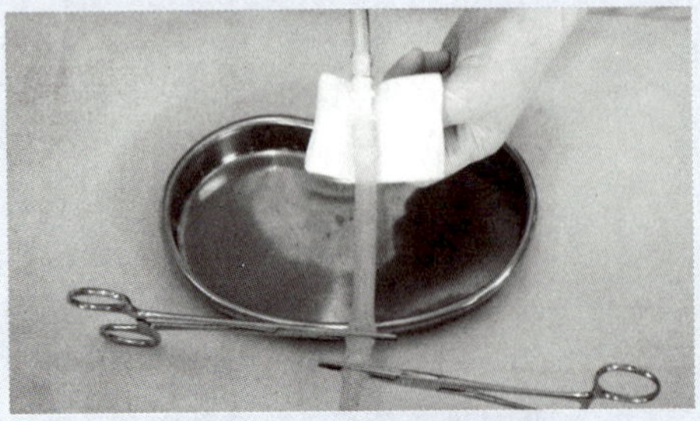 图5-1-9　分离连接管 • 再次消毒引流管 • 连接新引流瓶，确保装置密闭后，松开止血钳	我现在给您更换新的引流瓶，我会尽量轻柔一些。

操作流程	操作步骤	沟通与说明
固定引流装置	• 检查通畅性 • 固定引流瓶低于心包引流口平面 60~100 cm，水封瓶长玻璃管没入水中 3~4 cm。(图 5-1-10)	请您做深呼吸、咳嗽的动作，很好，谢谢 我给您调节好了引流的高度，请维持引流瓶低于心包引流口平面 60 cm 以上，防止发生逆行感染；保持水封瓶长管没入水中 3~4 cm，以保持引流的密闭性

低于引流口平面 60~100 cm

图 5-1-10　固定引流瓶

健康宣教	• 协助病人取合适体位 • 告知注意事项	×室×床×××，引流瓶我给您换好了，您血压平稳，我协助您取半卧位，以利于引流(可以)。您在活动过程中，要避免引流管脱出、受压、扭曲或打折。如不慎将引流瓶打翻，请您立即折叠引流管近端；如管道不慎脱出，请您立即用手掌紧压引流口，并及时按呼叫器。引流期间您可多做深呼吸和咳嗽动作，促进渗液排出。饮食方面宜多吃高热量、富含蛋白质和维生素的食物，以促进伤口愈合。您还有什么需要帮助的吗？(没有了，谢谢)谢谢您的配合，您好好休息，有事请按呼叫器，有任何不适请随时告诉我。
整理记录	• 清理用物 • 记录	清理用物：① 一般病人用物按医用垃圾分类处理：换下的敷料放入弯盘，倒入黄色医用垃圾袋；弯盘放带盖的容器内一并送供应室进行消毒灭菌处理。② 特殊感染病人用物处理：敷料焚烧处理，所有医用垃圾分类放置后再装入双层黄色垃圾袋内，外用 1 500~2 000 mg/L 含氯消毒剂喷雾消毒后放到医用垃圾暂存间。

▶ **任务评价**

心包和纵隔引流的护理评价表

▶ **问题探究**

1. 如何预防心包、纵隔引流管堵塞？

答：血液黏稠的病人，易在引流管管壁形成血丝、血块，导致引流不畅，引起心脏压塞等并发症，影响手术效果。为防止血丝、血块阻塞引流管，手术后需经常挤压引流管，特别是在术后 12 小时内，每 30~60 分钟挤压 1 次，应用止血药物后更要特别注意挤压引流管，以免管口被血凝块堵塞造成心脏压塞。

2. 急性心脏压塞的早期有何征兆？

答：(1) 病人突发呼吸困难、烦躁、意识模糊或意识丧失。

（2）四肢皮肤潮凉、尿量少,血压降低但中心静脉压呈进行性升高,应用升压药物治疗无效,伴有颈静脉怒张,听诊心音遥远;初期常见先心率减慢,但随后因每搏输出量降低,可出现心动过速代偿、心率增快,严重者可表现为心搏骤停,进展快者整个心率变化过程不足2~3分钟。

（3）若在引流量偏多且有血凝块时,出现引流量突然减少或引流不畅,挤压引流管无效,首先应考虑为急性心脏压塞的早期征兆。

3. 农某术后第3天引流量为20 ml,医生予以拔除引流管,拔除引流管后3天,农某诉胸闷、食欲差、腹胀,遵医嘱予以强心、利尿治疗,病人不适症状未得到缓解,病人可能出现了什么并发症? 如何明确诊断?

答:病人可能出现了迟发性心脏压塞,可行心脏彩超或胸部CT等检查明确诊断。

 心包和纵隔引流的护理问题测试

▶ **职业精神**

 疫路有你——张卫青

（黄玲芳　李　津）

任务二　桡动脉（或股动脉）穿刺技术

▶ **目的**

1. 留置动脉导管,连续直接地进行血压监测。
2. 经动脉采集标本或者进行动脉给药。

▶ **准备**

1. **护士准备**　衣帽整洁,按七步洗手法洗手,戴无菌口罩。
2. **病人准备**　向病人解释、取得配合;安置舒适体位。
3. **用物准备**　棉签、一次性动脉采血针、无菌纱布、皮肤消毒液、垫巾、标本容器、手消毒液、无菌手套、检验单(图5-1-11)。

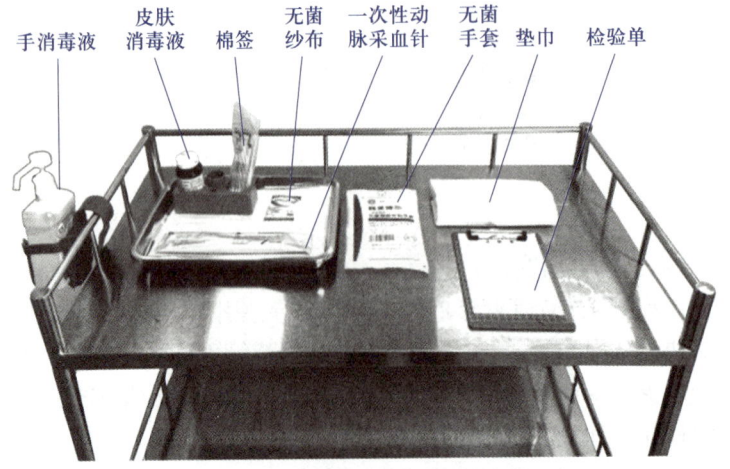

图 5-1-11　桡动脉穿刺用物准备

4. 环境准备　室内空气清新,光线明亮,温度适宜,符合无菌要求。

▶ 实施

操作步骤见表5-1-2。

表 5-1-2　桡动脉(或股动脉)穿刺技术操作步骤

操作流程	操作步骤	沟通与说明
核对解释	• 核对床号、姓名,向病人或家属解释	您好,我是您的责任护士小×,请问您叫什么名字? (我叫×××)您现在感觉怎么样?您现在是术后第×天,为了准确了解您的血气指标,我准备给您行动脉穿刺抽血化验,一般情况下,操作不会对您健康有影响,可以吗? (好的)我去准备用物,您稍等
再次核对安置体位	• 携用物至床旁,再次核对病人信息 • 协助病人安置舒适的坐位或卧位,充分暴露穿刺点如腕部(或腹股沟区)	您是×室×床×××吧,现在我给您进行动脉采血。您躺好,可以伸出您的手腕吗?(可以)谢谢
消毒皮肤	• 铺垫巾在病人手腕下方(如穿刺股动脉则铺在臀下) • 消毒皮肤2次,直径为8 cm	您的桡动脉搏动良好,我们就在桡动脉采血吧。(好的) 先给您消毒
采血针准备	• 检查并拆开一次性动脉采血针外包装,取出橡胶塞置于弯盘内(或用5 ml注射器吸取少量肝素湿润后排尽),检查并打开无菌纱布置于治疗盘内	我会尽量轻柔一些
动脉穿刺	• 进针前再次核对病人床号、姓名,确认无误 • 指导病人平静呼吸,戴无菌手套(在没有无菌手套的情况下,可消毒术者左手示指和中指),用左手示指、中指触动脉搏动处,确定动脉走向后,以两指固定动脉,右手持注射器在两指间垂直或与动脉成40°~45°迅速进针,动脉血自动流入一次性动脉采血针内,一般需要1 ml左右(如是其他项目,则按需要抽取采血量)(图5-1-12)	×床×××,我现在准备进针了,您平静呼吸,手不要活动

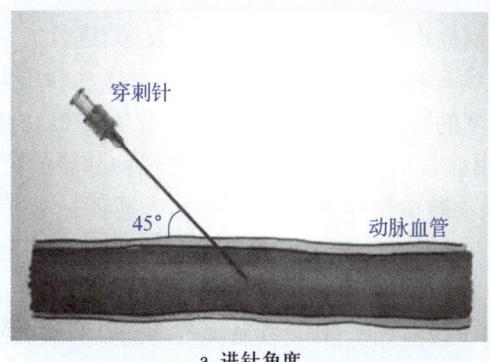

图 5-1-12　桡动脉穿刺

操作流程	操作步骤	沟通与说明
穿刺点处理	• 拔针,用无菌纱布垂直按压穿刺点。嘱病人垂直加压止血5~10分钟,保持穿刺点清洁干燥(图5-1-13)	请您继续垂直按压5~10分钟,避免出血
	图 5-1-13　按压止血	
标本处理	• 迅速将针头斜面刺入橡胶塞或专用凝胶针帽隔绝空气,将采血针轻轻转动,使肝素与血液混匀,并塞紧橡胶塞。 • 采血后核对病人及血标本,确认无误后将检验单标签贴在采血针上	×床×××,血采好了,您继续按压穿刺点至不出血为止,还有什么需要帮助的吗?(没有了,谢谢)谢谢您的配合,您好好休息,有事请按呼叫器,如果有任何不适请随时告诉我
健康宣教	• 询问病人对操作的感受,了解病人的满意度,告知注意事项	
整理记录	• 清理用物,脱手套,协助病人取合适体位 • 分类处理用物 • 记录	

▶ 任务评价

桡动脉(或股动脉)穿刺技术评价表

▶ 问题探究

1. 有创动脉压监测的适应证和优点有哪些?

答:适应证:有创动脉压监测适用于休克、重症疾病、严重的周围血管收缩、进行大手术或有生命危险手术病人的术中和术后监护和其他存在高危情况病人的监护。优点:① 直接动脉压力监测为持续的动态变化过程,不受人工加压、袖带宽度及松紧度的影响,准确可靠,可随时取值。② 可根据动脉波形变化来判断分析心肌的收缩能力。③ 病人在应用血管活性药物时可及早发现动脉压的突然变化。④ 可实时留取动脉血气分析标本,避免反复穿刺采集动脉血气标本,从而减少病人痛苦。

2. 什么是血气分析?

血气分析(BG)是应用血气分析仪,通过测定人体血液的 H^+ 浓度和溶解在血液中的气体(主要指 CO_2、O_2),来了解人体呼吸功能与酸碱平衡状态的一种手段,它能直接反映肺换气功能及其酸碱平衡状态。采用的标本常为动脉血,需要隔离空气。适用于:低氧血症和呼吸衰竭的诊断;呼吸困难的鉴别诊断;昏迷的鉴别诊断;手术适应证的选择;呼吸机的应用、调节、撤机;呼吸治疗的观察;酸碱失衡的诊断等。

血气分析仪可直接测定的有动脉氧分压(PaO_2)、动脉二氧化碳分压($PaCO_2$)、动脉氢离子活度的负对数值(pH),并推算出一系列参数,发展到今天可测定50多项指标。

血气的主要指标:PaO_2、$PaCO_2$、动脉血氧含量(CaO_2)、动脉血氧饱和度(SaO_2)、二氧化碳总量 TCO_2、血氧饱和度 50% 时的氧分压 P50。

酸碱平衡的主要指标：pH、PaCO$_2$、HCO$_3^-$、TCO$_2$、实际碱剩余 ABE、标准碱剩余 SBE 及电解质（K$^+$、Na$^+$、Cl$^-$）、阴离子隙（AG）。

 桡动脉（或股动脉）穿刺技术问题测试

▶ **职业精神**

 疫路有你——张卫青

任务三 中心静脉置管的护理

▶ **目的**

1. 防范与减少导管相关性感染的发生。
2. 保持中心静脉导管通畅。

▶ **准备**

1. **护士准备** 衣帽整洁，按七步洗手法洗手，戴无菌口罩。
2. **病人准备** 向病人解释、取得配合；安置舒适体位。
3. **用物准备** 棉签、手消毒液、一次性护理包（或符合要求的护理包）、无针输液接头 2 个、10 ml 注射器 2 支、生理盐水 20 ml（或预充式导管冲洗器）、胶布（图 5-1-14）。

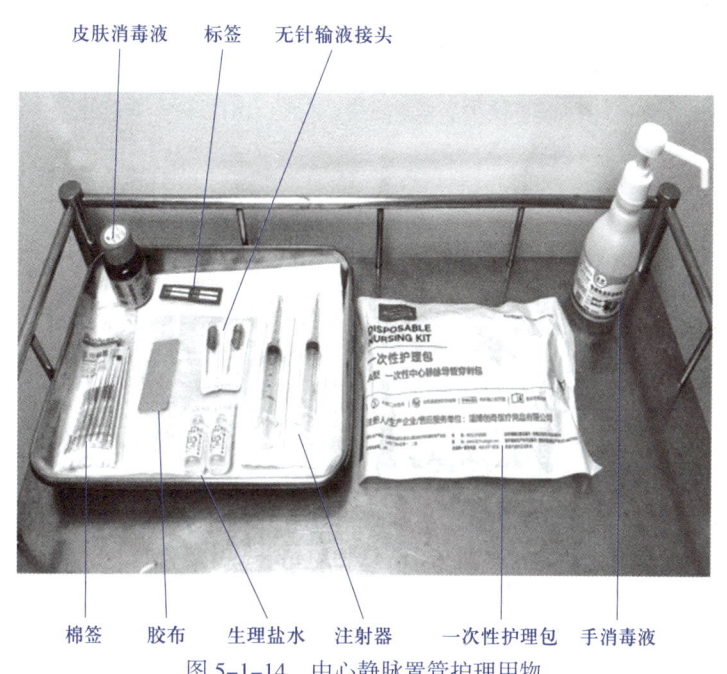

图 5-1-14 中心静脉置管护理用物

中心静脉置管用物:一次性使用中心静脉导管套件、一次性使用麻醉穿刺包、生理盐水100 ml、2%利多卡因注射液5 ml、皮肤消毒液、透明敷贴、免洗手消毒液、利器盒、标记笔等(图5-1-15)。有条件应准备血管超声仪。

4. 环境准备 室内空气清新,光线明亮,温度适宜,符合无菌要求,有消毒隔离措施。

▶ 实施

中心静脉置管的护理操作
视频

操作步骤见表5-1-3和表5-1-4。

表5-1-3 中心静脉置管的护理配合

操作流程	操作步骤	沟通与说明
中心静脉置管配合	• 物品、病人和操作者准备 • 协助病人摆体位:病人头转向左侧,轻度后仰,置病人于头低足高位或仰卧位 • 穿刺点定位及标记(医生操作) • 消毒、铺无菌巾:(医生操作)护士帮助医生倾倒消毒液入容器内(图5-1-15) 图5-1-15 中心静脉置管穿刺包 • 麻醉:(医生操作)护士协助医生抽吸麻醉药(图5-1-16) 图5-1-16 协助医生抽吸麻醉药 • 穿刺:(医生操作)护士观察病人的反应	协助医生做好物品准备;向病人做好解释工作,操作前检查病人或家属签署知情同意书的情况。医生戴好外科医用口罩、圆帽 可根据医院的常规选择不同的消毒液,如碘伏、氯己定、碘酊、75% 乙醇 按无菌操作要求,打开2%利多卡因注射液,手持安瓿底部,让医生抽吸药液,两者的手不可互相触碰 护士:医生准备给您进针了,请您按医生的要求配合,别紧张,我会在这儿陪您的,不舒服请及时跟我说

操作流程	操作步骤	沟通与说明
中心静脉置管配合	• 导管置入及固定:(医生操作)对暂时不输液的病人,护士协助医生抽吸生理盐水或肝素钠盐水封管(图5-1-17) 图5-1-17 肝素钠盐水封管	有皮肤病变、过敏等病人不宜使用。对粘胶类敷料过敏的病人,可使用纱布类敷料或功能性敷料。成人置管深度为12~15 cm,回抽血液通畅后注入生理盐水封管、连接肝素帽备用 在敷料外标签上标注穿刺日期
	• 整理用物:医生处理用物,询问病人感受,评估穿刺部位。护士协助整理床单位,协助病人取舒适体位。	×床×××,中心静脉导管留置好了,我给您安置这样的体位,可以吗?(可以)谢谢您的配合

表5-1-4　中心静脉导管的日常维护

操作流程	操作步骤	沟通与说明
核对解释	• 核对床号、姓名,向病人或家属解释	您好,我是您的责任护士小×,请问您叫什么名字?(我叫×××)×室×床×××,您现在感觉怎么样?为了保持中心静脉导管通畅,预防感染,我准备对您的中心静脉导管进行护理,我先看一下穿刺点,敷料干燥、无渗血,我去准备用物,您稍等。
再次核对	• 携用物到床旁,核对床号、姓名,向病人解释,告知病人配合方法,取得配合	您是×室×床×××吧,现在给您进行中心静脉导管维护,需要您配合。(好的)这样躺着舒服吗?(可以)
安置体位	• 协助病人取平卧位,头偏向对侧,充分暴露导管及接头部位	
去除末端胶布	• 洗手 • 解开固定导管末端的胶布,穿刺点的透明敷贴暂不撕除(图5-1-18) 图5-1-18 解开导管末端的胶布	我先给您去除导管末端固定的棉柔胶布,可能有点疼,我会很小心的

操作流程	操作步骤	沟通与说明
去除末端胶布	• 用75%乙醇棉签去除皮肤和导管上的胶痕(图5-1-19) 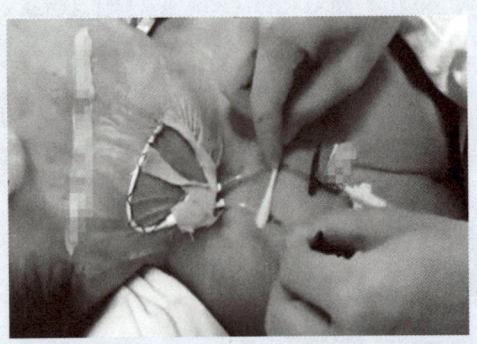 图5-1-19 去除胶痕	
垫巾、戴手套	• 再次洗手 • 以无菌操作方式打开护理包 • 戴无菌手套,将无菌治疗巾放置于导管末端下方,形成一无菌区(图5-1-20) 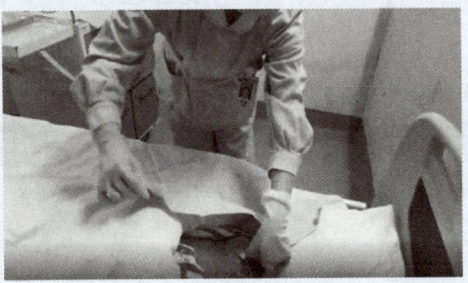 图5-1-20 垫无菌治疗巾	我现在给您垫无菌治疗巾
更换输液接头	• 打开输液接头包装备用 • 取出预充式导管冲洗器,释放阻力,取下保护帽(如无预充式导管冲洗器,也可用注射器抽取生理盐水10 ml),安装输液接头,排气,备用(图5-1-21) 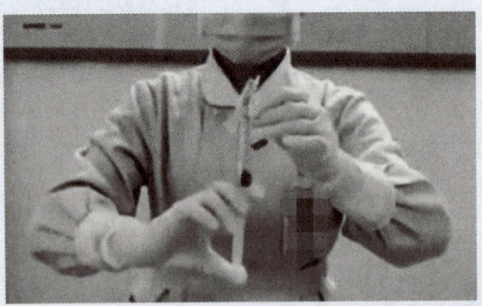 图5-1-21 释放冲洗器阻力 • 撕开乙醇棉片外包装呈"口"状备用,一手持导管接头上方,另一手移除旧接头(图5-1-22) • 取下原有输液导管接头,用乙醇棉片包裹导管接头,先横切面后纵切面分别用力擦拭消毒,时间至少10~15秒,待干(图5-1-23)	我现在给您消毒输液导管接头,然后更换一个新的输液接头

操作流程	操作步骤	沟通与说明

更换输液接头

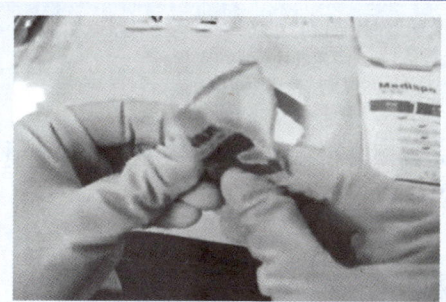

图 5-1-22　撕开乙醇棉片

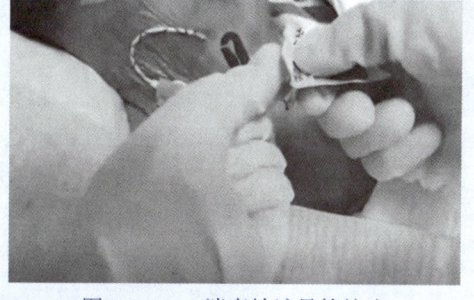

图 5-1-23　消毒输液导管接头

* 连接新接头与预充式导管冲洗器
* 抽回血,判断导管的通畅性(图 5-1-24)

您的管道是通畅的,我给您封管

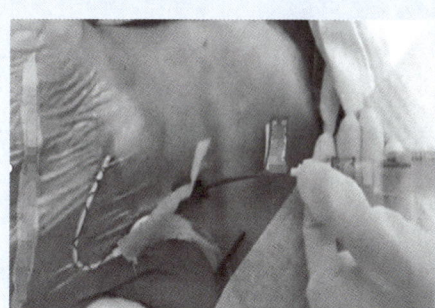

图 5-1-24　抽回血

冲洗导管

* 用脉冲式冲管法冲洗导管,即推—停—推,至冲管液剩余 2 ml 时进行正压封管(或用另一注射器抽吸肝素钠盐水 10 ml 脉冲正压封管),夹闭封管夹(图 5-1-25)

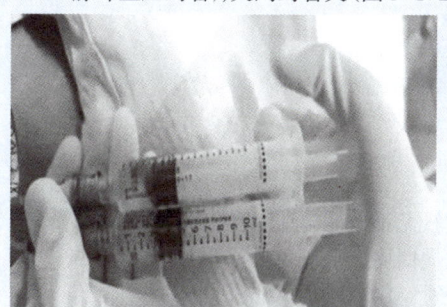

图 5-1-25　脉冲式冲管法冲洗导管

撕除透明敷贴

* 去除透明敷贴外胶带,沿敷贴周边以 0° 或 180° 平行牵拉透明敷贴;固定导管,沿外露导管尾端向穿刺点方向去除旧敷贴,避免带出导管(图 5-1-26)

我现在给您去除透明敷贴,我会尽量轻一些

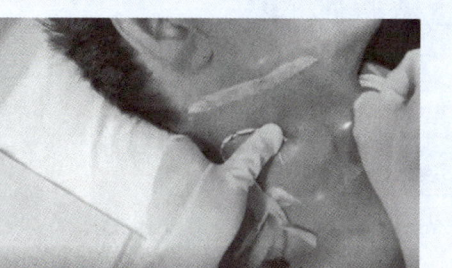

图 5-1-26　去除透明敷料

操作流程	操作步骤	沟通与说明
撕除透明敷贴	• 暴露穿刺点,观察穿刺点情况及外露导管情况,再次查看置管刻度	
消毒穿刺点及导管	• 用无菌纱布包裹导管远端,提起导管 • 取 75% 乙醇棉签,避开穿刺点 1 cm,以顺时针 – 逆时针 – 顺时针螺旋加自转方式消毒 3 遍,直径 ≥ 15 cm,在残胶处停留、浸润,清除残胶,充分待干(图 5-1-27) 图 5-1-27　75% 乙醇消毒穿刺点 • 取碘伏棉签以穿刺点为中心,对穿刺部位及导管以顺时针 – 逆时针 – 顺时针螺旋加自转方式消毒 3 遍,充分待干,消毒范围大于透明敷贴面积(图 5-1-28) 图 5-1-28　碘伏消毒穿刺点	现在给您消毒穿刺点和导管,可能有点凉 再给您加强消毒皮肤和导管
固定和标记	• 以穿制点为中心,用透明敷贴进行无张力性粘贴,放置后先做好塑形,再用指腹从中间向四周抚平整片敷贴,去除纸质边框时边去除边按压(图 5-1-29) 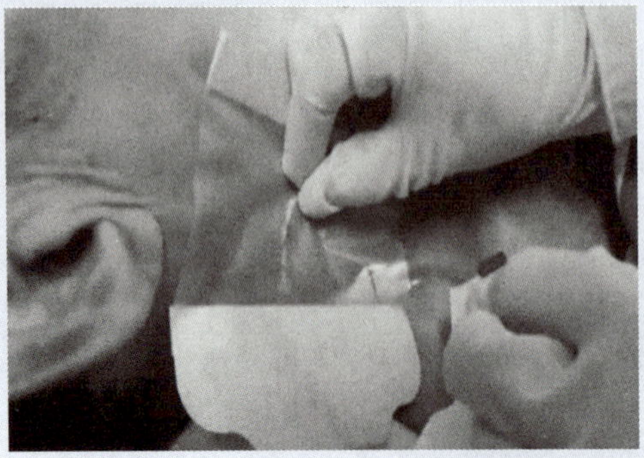 图 5-1-29　无张力性粘贴透明敷贴	现在给您固定好导管

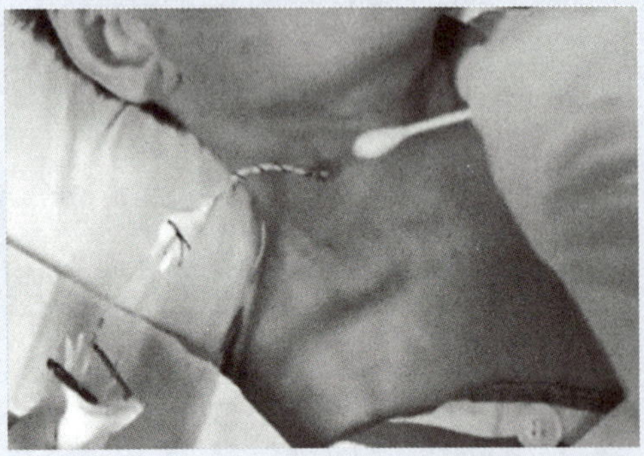

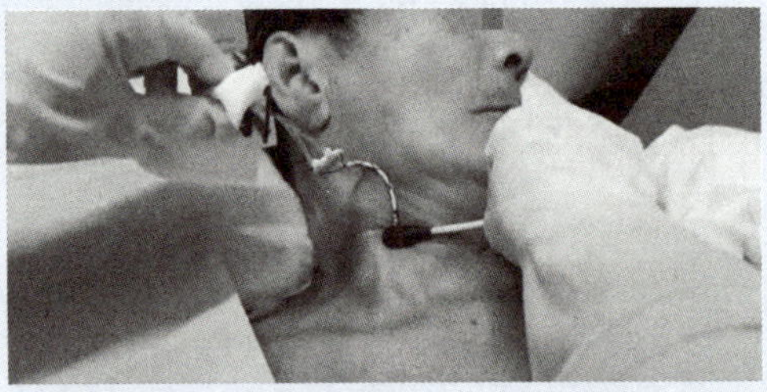

操作流程	操作步骤	沟通与说明
固定和标记	• 用蝶形胶布二次固定,固定输液导管接头,标记导管名称及更换日期、置入长度、外露长度、操作者(图5-1-30) 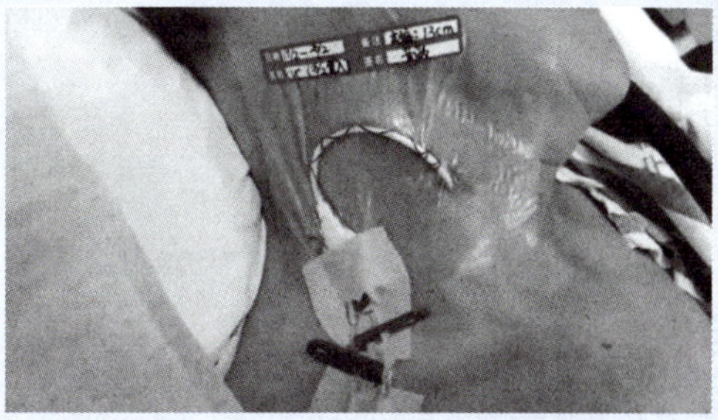 图5-1-30　蝶形胶布二次固定 ＊如穿刺点未用缝线固定,则用免缝胶带固定穿刺点固定翼,另取1条免缝胶带横向固定透明敷贴及蝶形交叉部分 • 使用预剪好的弹性固定胶带按高举平台法固定外露导管	
整理记录	• 核对病人信息、执行单 • 撤用物、脱手套、协助病人取舒适体位 • 整理用物 • 洗手、记录	×床×××,导管给您护理好了,这样躺着舒服吗?(可以)您洗澡或擦身时注意保护导管,不要把导管浸入水中;请保持透明敷贴清洁干燥,如果松脱或置管处有热、痛感觉,请及时通知我,我会尽快来处理的。谢谢您的配合 用物按医用垃圾分类规范处理

▶ 任务评价

中心静脉置管的护理评价表

▶ 问题探究

1. 中心静脉置管的适应证和禁忌证有哪些?

答:(1)适应证:① 外周静脉穿刺困难的病人。② 需要长期大量输液的病人,中心静脉导管可以减少反复静脉穿刺给病人带来的痛苦。③ 需要大量、快速扩容的病人,中心静脉置管相比外周静脉可以提供快速静脉通路。④ 胃肠外营养治疗,静脉营养液一般浓度较高,不易从外周静脉输入。⑤ 需要输入化疗药物、高渗药物、刺激性药物的病人。⑥ 需要进行血液透析、血浆置换的病人。⑦ 放置临时起搏电极的病人。⑧ 危重病人的抢救或者大手术后需要行中心静脉压监测的病人。

(2)禁忌证:① 静脉损伤或者静脉通路不畅。② 严重的出血或者凝血功能障碍。③ 穿刺部位感染、破溃。④ 对麻醉药或者肝素过敏的病人。⑤ 严重的上腔静脉压迫综合征病人。

2. 中心静脉置管有哪几类?

答:(1)无隧道式,指导管直接由锁骨下静脉、颈静脉插入上腔静脉并原位固定。如锁骨下静脉置管。

(2)隧道式,指导管前端在上腔静脉,后半部分在胸壁皮下潜行。如带涤纶套的希克曼(Hickman)导管。

（3）输液港，基本操作同隧道式，不同之处在于需用手术方法将输液港放在前胸或腹部的皮下，应用时将针头刺入输液港，建立中心静脉输液通路。

（4）经外周静脉穿刺的中心静脉导管（PICC），多由上臂头静脉、贵要静脉等将很细的导管插入中心静脉。导管很细，但强度很好，可以在体内保存 1~2 年，适用于长期经中心静脉输液的病人。

 中心静脉置管的护理问题
测试

▶ **职业精神**

 *疫路有你——王兰*

（黄玲芳）

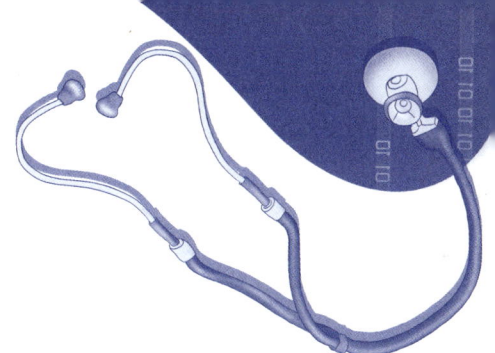

项目二
胸部外科护理技术

学习目标

知识目标：1. 熟记胸腔闭式引流的主要目的。
    2. 熟记胸腔闭式引流的观察要点及注意事项。
    3. 熟记胸腔闭式引流操作并发症的预防及处理。

技能目标：1. 熟练掌握如何保持胸腔闭式引流的密闭及通畅。
    2. 掌握引流管意外脱出时的处理措施。
    3. 熟练掌握更换各种引流瓶的技术。
    4. 掌握促进肺复张的技术。
    5. 掌握引流管拔除的技术及处理。

素养目标：1. 具有良好的礼仪规范，行为举止符合礼仪要求。
    2. 具有良好的职业道德，谨言慎行，忠于职守。
    3. 具有很好的护患沟通能力，与病人沟通融洽。
    4. 具有较强的人文关怀理念，对病人关怀备至。
    5. 热爱护理工作，践行社会主义核心价值观。

临床案例

  病人刘×，男，45岁。因"右上肺占位性病变"入院。病人1个月前进行单位常规体检时发现右上肺阴影，行胸部CT检查提示右上肺占位性病变收入院。昨日在全身麻醉下行胸腔镜右肺上叶切除术，留胸腔闭式引流管一根接瓶计量。手术顺利，术后安全返回病房。

任务分析

1. 病人行胸腔闭式引流术，术后病人回病房，护士要观察胸腔闭式引流的情况，进行相应护理。
2. 病人术后出现右肺不张，护士要进行促进肺复张的护理。
3. 术后5天，病人顺利拔管，护士要协助医生拔管及进行拔管后的处理。

任务 胸腔闭式引流的护理

▶ 目的

1. 引流胸膜腔内的积气、积液和积血。
2. 重建胸膜腔正常的负压，保持纵隔的正常位置。
3. 促进肺复张。
4. 保持引流通畅，防止逆行感染，便于观察引流液的颜色、性质及量。

▶ 准备

1. **护士准备** 衣帽整洁，按七步洗手法洗手，戴无菌口罩。
2. **病人准备** 向病人解释、取得配合；安置舒适体位。
3. **用物准备** 治疗盘、络合碘、无菌纱布2块及无菌镊、卵圆钳或止血钳2把、一次性治疗巾、无菌手套、弯盘、一次性胸腔引流瓶、抹布、医嘱单、护理记录单、手消毒液、医用垃圾桶、生活垃圾桶、75%乙醇、棉签、弯盘、剪刀、胶布、0.9%氯化钠溶液500 ml（图5-2-1）。
4. **环境准备** 室内空气清新，光线明亮，温度适宜，符合无菌要求，有消毒隔离措施。

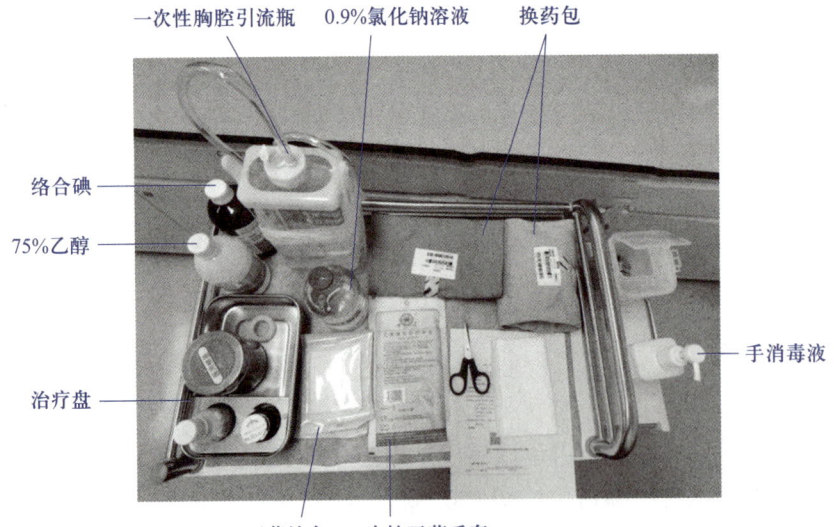

图 5-2-1 胸腔闭式引流护理用物准备

▶ 实施

胸腔闭式引流的护理操作
视频

操作步骤见表5-2-1。

表 5-2-1　胸腔闭式引流护理操作步骤

操作流程	操作步骤	沟通与说明
核对解释	• 双人核对医嘱,携执行单至病人床旁 • 核对病人信息(询问姓名,核对腕带、床头卡),确认病人身份无误后,解释操作的目的、方法,取得病人的配合 • 评估病人,将房间温度调至适宜,酌情关门窗,备遮挡屏风,保护病人隐私 • 洗手、戴口罩	您好,我是护士小×,请问您叫什么名字?请让我核对您的腕带信息,您现在感觉怎么样?您现在是术后第×天,为了保持您胸腔闭式引流的通畅,需要给您更换引流装置,我先看一下您伤口和引流的情况。我去准备用物,您稍等
胸腔闭式引流装置的准备	• 打开胸腔引流装置包装袋,取出引流瓶连接管放置适当处,备好胶布 • 按取无菌溶液的方法将生理盐水 500 ml 倒入胸腔引流瓶内 • 将无菌引流瓶连接管与水封瓶长管紧密连接,长管没入液面 3~4 cm。平视观察胸腔引流瓶内液体平面,用胶布做好标记,并注明日期、时间及责任人(图 5-2-2) 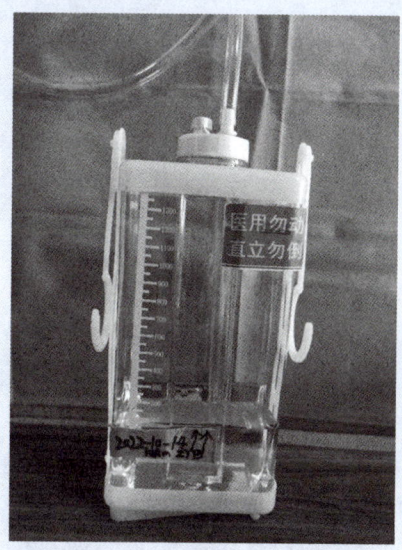 图 5-2-2　胸腔闭式引流瓶的准备	
再次核对 安置体位 评估引流情况	• 携用物至床旁,再次核对病人信息 • 协助病人取适当体位。戴手套,捏紧引流管的远端,向胸腔方向挤压,再缓慢松开引流管,防止引流瓶中的液体倒吸,观察是否通畅	您是×床×××吧,现在我给您做胸腔闭式引流管的护理操作,您这样躺着舒服吗?(可以)

操作流程	操作步骤	沟通与说明
铺巾更换引流瓶	• 将治疗巾垫于引流管下适当处，取 2 把卵圆钳或止血钳双重夹闭引流管适宜处(图 5-2-3) • 取无菌纱布包裹胸腔引流管与引流瓶连接管的连接处，分离胸腔引流管(图 5-2-4) • 将胸腔引流瓶连接管前端向上提起，使引流液全部流入胸腔引流瓶内，观察引流液的颜色、性质、量，并将换下的引流瓶放入医用垃圾袋内(图 5-2-5)。	我现在要更换引流瓶，我会尽量轻柔一点

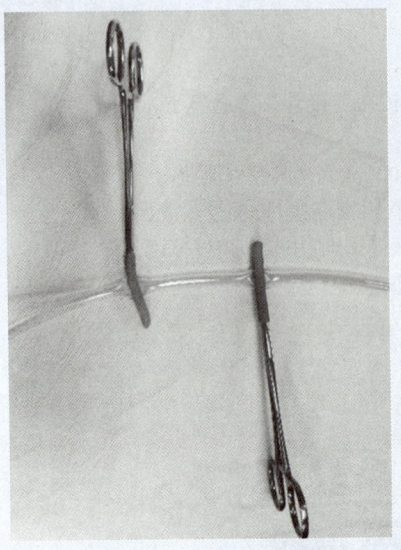

图 5-2-3　双重夹闭引流管

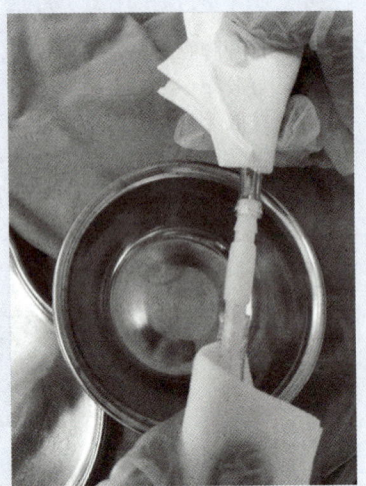

图 5-2-4　分离胸腔闭式引流管

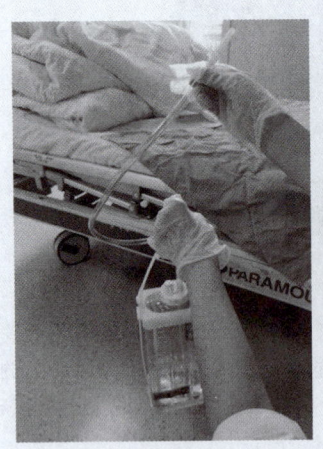

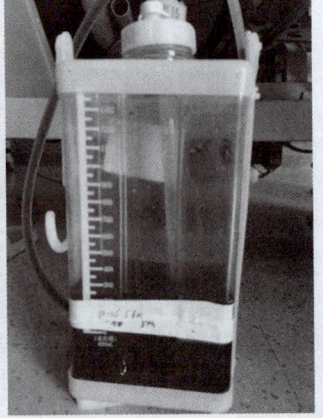

图 5-2-5　更换引流瓶及观察引流液

| 消毒并连接 | • 消毒胸腔引流管连接口(内壁、横截面及外壁)各两遍(图 5-2-6)，取无菌纱布包裹连接处，将胸腔引流管与水封瓶连接管紧密连接(图 5-2-7)，并将胸腔引流瓶置于安全处，松开卵圆钳或止血钳 | 您好，我现在消毒连接口，然后将引流管与水封瓶进行连接 |

操作流程	操作步骤	沟通与说明

消毒并连接

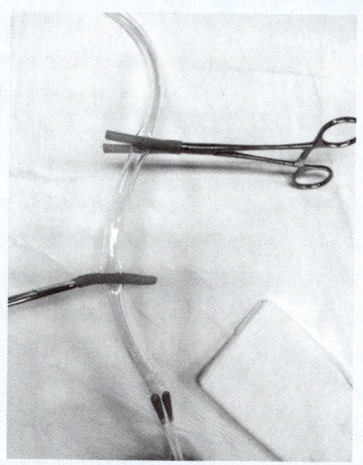

图 5-2-6　消毒连接口

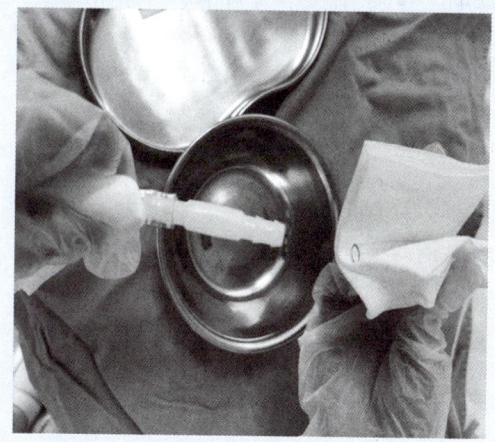

图 5-2-7　消毒后连接

确认引流通畅
- 挤压胸腔引流管,嘱病人深呼吸,咳嗽,观察引流瓶内水柱波动及有无气泡逸出等情况,确认病人无胸闷、憋气等不适(图 5-2-8)
- 保持引流瓶低于胸腔 60~100 cm(图 5-2-9)

请您深呼吸,请问您有胸闷、憋气等不舒服的症状吗? (没有)如果有任何的不适,请您马上告诉我,我会告诉您的主管医生,他会进行处理的

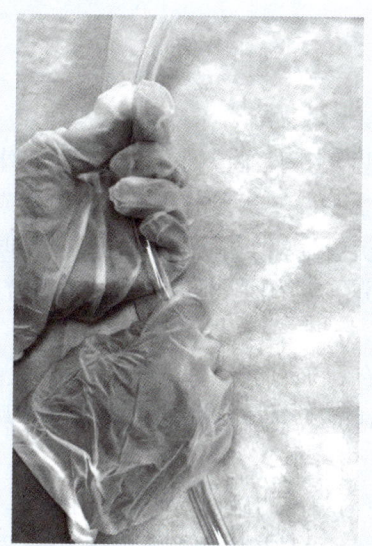

图 5-2-8　挤压引流管

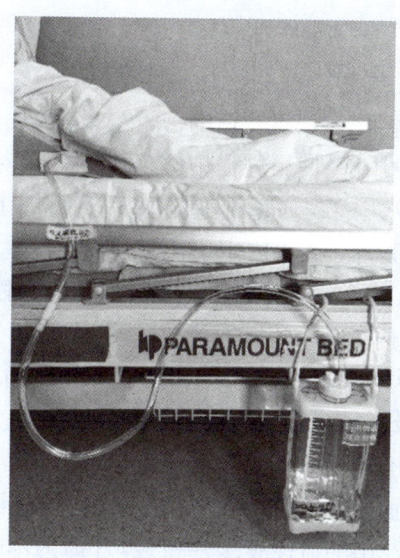

图 5-2-9　引流瓶放置位置

整理用物
- 撤治疗巾,脱手套
- 协助病人取舒适卧位,整理床单位。观察胸腔引流液的量、颜色、性质
- 再次核对病人,询问病人需要,进行相关知识宣教及指导

× 床 ×××,引流瓶已经更换完毕,目前的卧位舒服吗? (可以)请您将胸腔引流瓶放置于低于置管处 60~100 cm,如有置管处渗血、引流管脱开、水柱无波动、引流液突然变多等情况,请及时通知我,我会尽快给您处理。请问您还需要帮助吗? (没有了,谢谢)谢谢您的配合,您好好休息,有事儿请您按呼叫器

操作流程	操作步骤	沟通与说明
处理用物并记录	• 按消毒隔离原则分类处理用物 • 洗手 • 记录引流液的颜色、性状及量	用物处理：① 一般病人的用物按医用垃圾分类处理：换下的引流瓶放入医用垃圾袋中。换下的敷料放入弯盘，倒入黄色医用垃圾袋；治疗碗、弯盘放带盖的容器内一并送供应室进行消毒灭菌处理。② 特殊感染病人用物处理：敷料焚烧处理，所有医用垃圾分类放置后再装入双层黄色垃圾袋内，外用 1 500~2 000 mg/L 含氯消毒剂喷雾消毒后放到医用垃圾暂存间。③ 其他物品：无菌物品可送供应室进行消毒灭菌，其他可再利用物品按照要求用 75% 乙醇进行擦拭待干

▶ 任务评价

胸腔闭式引流护理评价表

▶ 问题探究

1. 如何保持引流管道的密闭？

答：使用前、使用过程中检查整个引流装置是否密闭，保持管道连接处衔接牢固。保持引流瓶直立，长管没入水中 3~4 cm。胸壁伤口引流管周围用油纱布包盖严密。更换引流瓶或者搬动病人时，需用双钳夹闭引流管。妥善固定引流管，防止滑脱。引流管连接处滑脱或引流瓶损坏时，应立即用双钳夹闭胸壁引流管，并更换整个装置。若引流管从胸腔滑脱，立即用手封闭引流口，并配合医生进行进一步处理。

2. 如何保持引流管通畅？

答：病人常采取半卧位，有利于呼吸、循环，有利于引流。防止引流管阻塞、扭曲、受压，鼓励病人咳嗽、深呼吸、经常变换体位，也有利于肺复张。定时挤压引流管，以免管腔被血凝块或者脓块堵塞。

3. 如何观察和记录引流情况？

答：通过对引流物的观察，可了解和判断胸腔内脏器的病理改变和治疗效果。一般情况下，开胸术后由胸腔引流出的血性液，第一个 24 小时内不超过 500 ml，并且会逐日递减、色泽变淡。通常术后 3~4 天即可拔除引流管。引流量多且色泽很深时，应警惕是否有胸膜腔内活动性出血，应密切观察并及时通知医生。

4. 引流管意外脱出时如何处理？

答：一旦脱管，立即用无菌凡士林纱布置于胸壁引流口处，用手压紧，使其密闭并通知医生，由医生判断是否需要重新置管。

5. 术后肺不张如何处理？

答：手术后疼痛，呼吸运动受限，咳嗽受到抑制，因而咳痰困难，痰液易堵塞支气管。病人表现为气促、发绀，血氧饱和度下降，甚至出现血压下降、心动过速等。预防措施包括：做好健康宣教，指导病人进行有效咳嗽，术后鼓励病人尽早下床活动，生命体征平稳后取半卧位，指导病人做吹气球训练，促进肺复张，必要时经鼻口腔吸痰或者支气管镜下吸痰，促进痰液排出，促进肺复张。在病人发生肺复张后应及时告知医生，并配合医生进行相应的护理。

6. 胸腔引流管拔除的指征及处理方法有哪些?

答:拔除指征:48~72 小时后,引流量明显减少且颜色变浅,24 小时引流量<100 ml,肺部听诊呼吸音清晰,胸部 X 线检查提示肺复张良好,无漏气,病人无呼吸困难即可拔管。处理方法:嘱病人先深吸一口气,屏气拔管,迅速用凡士林纱布覆盖,用胶布密封,拔管后卧床 2~4 小时,胸带包扎 1 天。拔管后观察病人有无胸闷、呼吸困难、切口漏气、渗液、出血、皮下气肿等,拔管后第 2 天更换敷料。

 胸腔闭式引流护理问题
测试

▶ 职业精神

 疫路有你——赵婷

（张远波）

模块六

普通外科常用护理技术

■ ▶▶▶ 模块导航

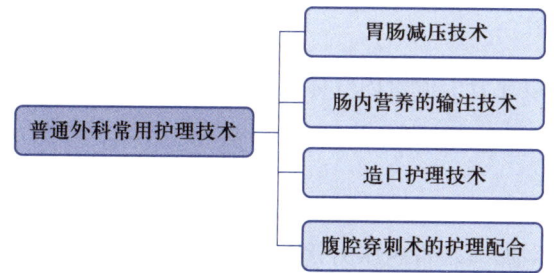

- 普通外科常用护理技术
  - 胃肠减压技术
  - 肠内营养的输注技术
  - 造口护理技术
  - 腹腔穿刺术的护理配合

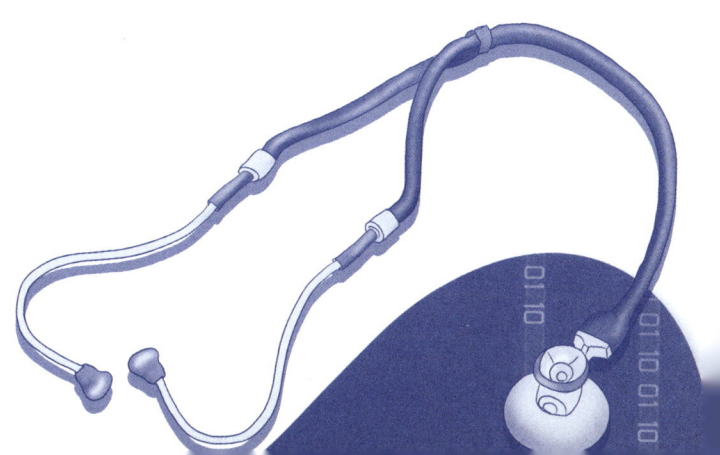

任务一　胃肠减压技术

▶ 学习目标

知识目标：熟记胃肠减压的目的、注意事项。

技能目标：1. 熟练掌握胃肠减压技术。

2. 掌握胃肠减压技术的注意事项。

素养目标：1. 具有良好的礼仪规范，行为举止符合礼仪要求。

2. 具有良好的职业道德，谨言慎行，忠于职守。

3. 具有很好的护患沟通能力，与病人沟通融洽。

4. 具有较强的人文关怀理念，对病人关怀备至。

5. 热爱护理工作，践行社会主义核心价值观。

▶ 临床案例

病人张×，男，55岁。因"间断上腹痛3天，今晨症状加重伴呕吐"就诊，呕吐物为胃内容物，病人神志清楚，精神萎靡，主诉胃胀、胃痛，门诊诊断为幽门梗阻，为进一步治疗收入院。

▶ 任务分析

医嘱予病人行胃肠减压，以充分引流胃内气体及胃内容物，缓解呕吐症状，护士要对病人行胃肠减压及相应护理。

▶ 目的

引流出胃内气体及胃内容物，减轻胃内压力，缓解病人呕吐症状。

▶ 准备

1. **护士准备**　衣帽整洁，按七步洗手法洗手，戴外科口罩。

2. **病人准备**　向病人解释，取得配合；安置病人为坐位或半坐位。

3. **用物准备**　鼻胃管、纱布、20 ml 注射器、听诊器、液状石蜡、压舌板、手电筒、棉签、治疗巾、治疗盘、胶布、一次性手套、别针、标识贴、根据医嘱准备引流袋或负压装置、快速手消毒液（图6-0-1）。

4. **环境准备**　室内空气清新，光线明亮，温度适宜，注意保护病人隐私。

▶ 实施

胃肠减压技术操作视频

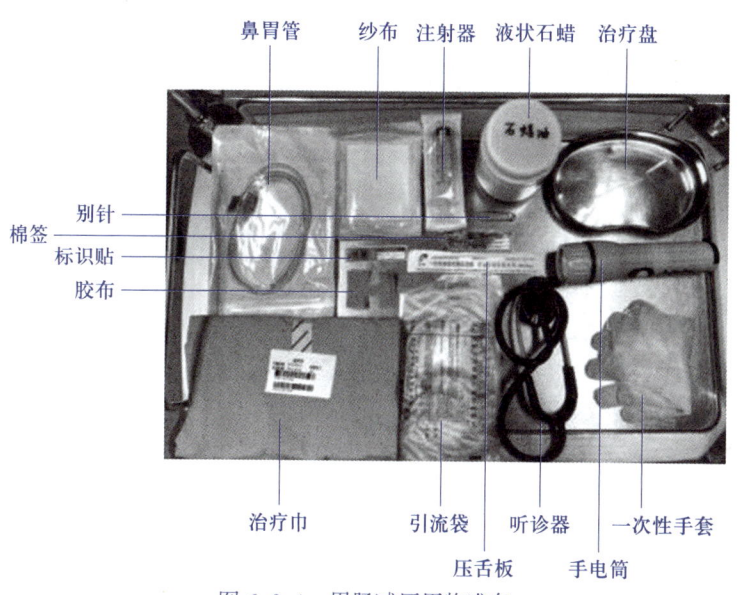

鼻胃管　纱布　注射器　液状石蜡　治疗盘

棉签
别针
标识贴
胶布

治疗巾　引流袋　听诊器　一次性手套
压舌板　手电筒

图 6-0-1　胃肠减压用物准备

操作步骤见表 6-0-1。

表 6-0-1　胃肠减压技术操作步骤

操作流程	操作步骤	沟通与说明
核对解释	• 携医嘱至病人床旁,核对床号、姓名、腕带,向病人解释	您好,我是护士小 ×,请问您叫什么名字?(我叫 ×××),我看一下您的手腕带,现在您感觉怎么样?因为您间断呕吐,遵医嘱要给您经鼻腔放置一根鼻胃管,以达到引流胃内气体及内容物的目的,这样您就不会呕吐了
再次核对安置体位	• 携用物至病人床旁,环境适宜操作 • 再次核对病人 • 协助病人取半坐位或坐位	请问您叫什么名字?(我叫 ×××),我看一下您的手腕带。现在我可以给您插鼻胃管了吗?您这样坐着舒服吗
铺巾置盘	• 在病人颌下铺治疗巾 • 将治疗盘置于治疗巾上,纱布置于治疗盘内(图 6-0-2) • 倒液状石蜡 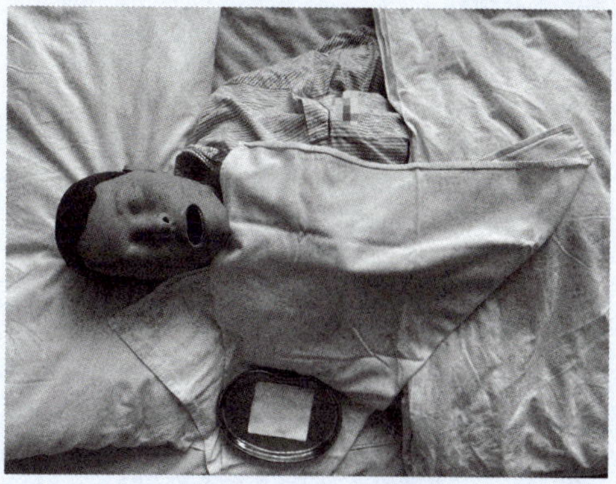	

图 6-0-2　铺巾置盘

操作流程	操作步骤	沟通与说明
测量置管深度	• 准备胶布 • 用棉签清洁鼻腔 • 戴手套 • 测量鼻胃管放置的深度,测量方法:测量鼻尖 – 耳垂 – 剑突的距离(图6-0-3) 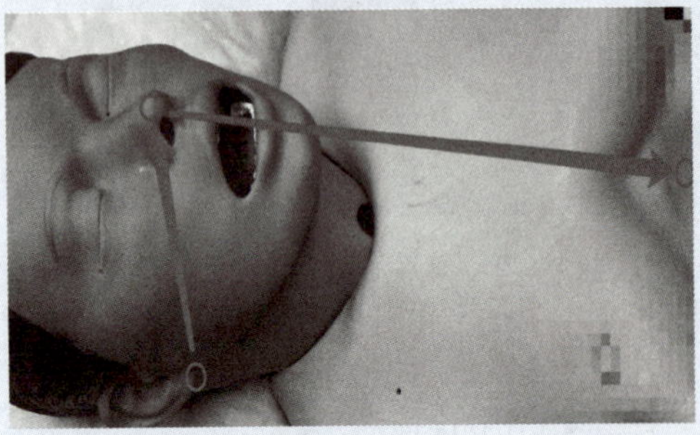 图6-0-3　测量鼻胃管置入深度	
插管	• 用液状石蜡润滑鼻胃管前端15~20 cm • 对神志清楚能合作的病人,在鼻胃管置入14~16 cm时,指导其采取头向胸部倾斜的姿势,同时做吞咽动作,轻柔地将鼻胃管置入到所需刻度(昏迷病人鼻胃管插入至14~16 cm时,托起病人头部,使其下颌贴近胸骨柄,继续置管至所需刻度) • 插管过程中观察病人反应 • 插入至测量深度后,小心撤除导丝(图6-0-4) 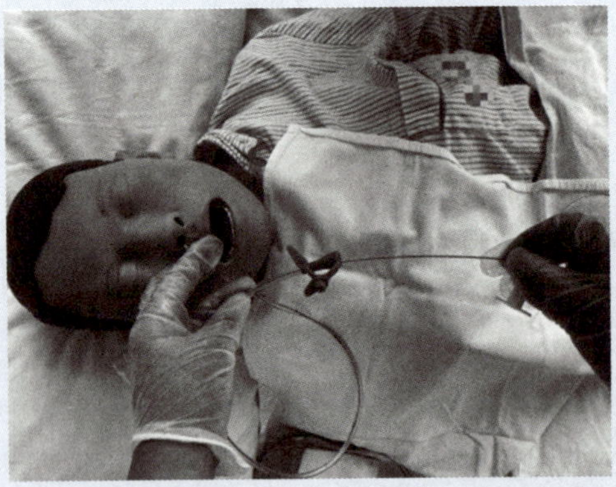 图6-0-4　撤除导丝 • 检查病人口腔内有无鼻胃管盘绕(昏迷病人用压舌板打开口腔检查)	现在要给您插鼻胃管了,鼻胃管进入鼻腔会有点不舒服,您配合一下,我会轻柔一点的,您不要担心。(鼻胃管置入14~16 cm时)请您低下头,一直咽口水
确认胃管位置	• 确认鼻胃管是否在胃内,方法:回抽有无胃液或胃内容物;将听诊器放在胃部,用注射器注入空气,听有无气过水声;将鼻胃管末端放入水中,观察是否有气泡溢出;进行X线检查(金标准)	

操作流程	操作步骤	沟通与说明
固定清洁	• 脱手套、用快速手消毒液消毒双手 • 固定鼻胃管于鼻翼和面颊部（图 6-0-5） • 清洁病人面部	好了，现在鼻胃管已经插完了，您现在感觉怎么样

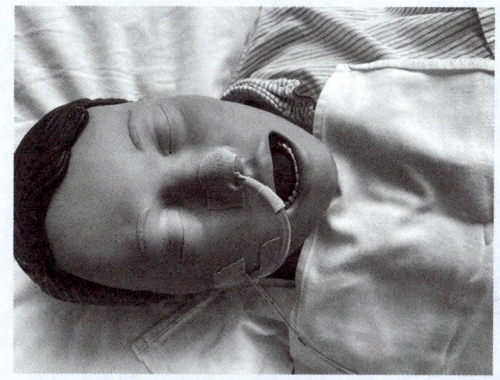

图 6-0-5　固定鼻胃管

| 粘贴标识 | • 在标识上记录置管时间和置管深度（图 6-0-6） | |

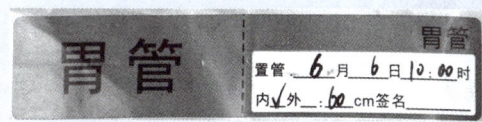

图 6-0-6　填写标识

• 正确粘贴固定标识（图 6-0-7）

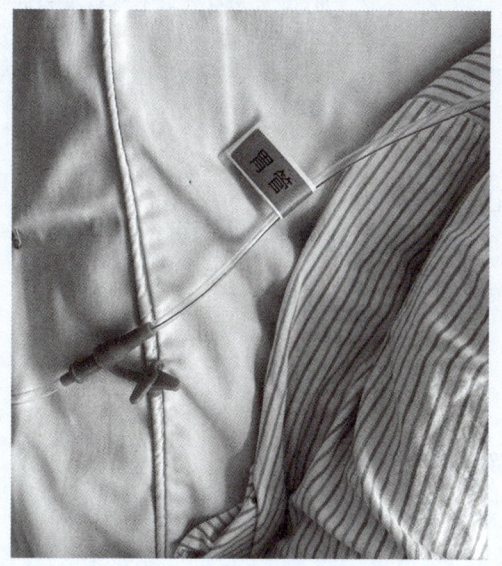

图 6-0-7　固定标识

操作流程	操作步骤	沟通与说明
连接引流装置	• 遵医嘱连接引流袋或负压装置(图6-0-8) 图6-0-8 鼻胃管连接引流袋	
再次检查	• 再次检查病人口腔内有无鼻胃管盘绕	请您张口我看一下口腔
健康宣教	• 告知病人注意事项,避免鼻胃管脱出	鼻胃管给您固定好了,注意不要弄湿鼻部胶布,如胶布弄湿或松动请及时找护士更换,不要用力拉拽鼻胃管,避免打折,活动时请将引流袋固定于衣角,如果您有什么不舒服请告诉护士,我们也会经常来巡视的
整理记录观察	• 协助病人取舒适体位 • 处理用物 • 洗手 • 观察引流液的性状及量,并做好记录,每4~8小时冲管检查管路是否通畅	

▶ **任务评价**

胃肠减压技术评价表

▶ **问题探究**

1. 胃肠减压操作的注意事项是什么?

答:① 妥善固定胃肠减压装置,防止变换体位时加重对咽部的刺激,以及鼻胃管受压、脱出影响减压效果。② 观察引流物的颜色、性质、量,并记录24小时引流总量。③ 留置胃肠减压期间禁食水,加强病人的口腔护理。④ 胃肠减压期间,注意观察水电解质及胃肠功能恢复情况。

2. 为昏迷病人插管时,如何提高插管成功率?

答: 为昏迷病人插管时,应将病人的头往后仰,当鼻胃管插入会厌部 14~16 cm 时,用左手托起病人头部,使病人下颌靠近胸骨柄,加大咽部通道的弧度,使管端沿后壁滑行插至所需深度。

胃肠减压技术问题测试

▶ 职业精神

疫路有你——李珂巍

任务二 肠内营养的输注技术

▶ 学习目标

知识目标: 1. 熟记肠内营养输注的注意事项。
    2. 掌握肠内营养输注的常见并发症。
    3. 掌握肠内营养输注发生腹泻的常见原因。

技能目标: 熟练掌握肠内营养的输注技术。

素养目标: 1. 具有良好的礼仪规范,行为举止符合礼仪要求。
    2. 具有良好的职业道德,谨言慎行,忠于职守。
    3. 具有很好的护患沟通能力,与病人沟通融洽。
    4. 具有较强的人文关怀理念,对病人关怀备至。
    5. 热爱护理工作,践行社会主义核心价值观。

▶ 临床案例

病人张 ×,男,55 岁。行胃癌根治术后第 4 天,病人神志清楚,能自主活动,术中留置鼻空肠营养管一根,深度为 75 cm,今日遵医嘱经鼻空肠营养管泵入肠内营养制剂 500 ml,泵入速度为 50 ml/h,病人目前无腹胀、腹痛等不适。

▶ 任务分析

予病人行肠内营养输注,同时进行相应护理。

▶ 目的

经鼻空肠营养管输注肠内营养,对病人进行营养补充。

▶ 准备

1. **护士准备** 衣帽整洁,按七步洗手法洗手,戴外科口罩。
2. **病人准备** 向病人解释、取得配合;床头抬高至少 30°。

3. **用物准备** 快速手消毒液、营养泵、专用输注管、治疗巾、20 ml 注射器、纱布、启瓶器(必要时)、温开水、肠内营养制剂、输液架(图 6-0-9)。

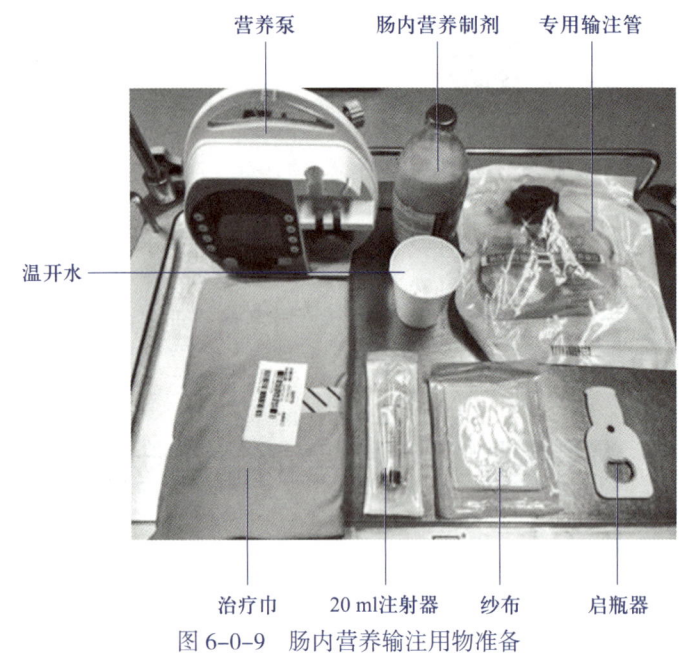

图 6-0-9 肠内营养输注用物准备

4. **环境准备** 室内空气清新,光线明亮,温度适宜,注意保护病人隐私。

▶ 实施

 肠内营养的输注技术操作
视频

操作步骤见表 6-0-2。

表 6-0-2 肠内营养的输注技术操作步骤

操作流程	操作步骤	沟通与说明
核对评估解释	• 携医嘱至病人床旁,核对床号、姓名、腕带,评估病人有无腹痛、腹胀、腹泻等不适,向病人解释输注目的,指导病人配合	您好,我是护士小×,请问您叫什么名字?(我叫×××),我看一下您的手腕带,请问您现在有什么不舒服吗?(没有)今天有腹痛、腹胀、腹泻吗?(都没有)今天医生开了肠内营养制剂给您补充能量,营养制剂要从您的鼻空肠营养管泵入,我先去准备用物,您稍等
再次核对安置体位	• 携用物至病人床旁,环境适宜操作 • 核对病人及医嘱 • 将床头抬高至少 30°	请问您叫什么名字?(我叫×××)我看一下您的手腕带。现在我可以给您泵入营养制剂了吗?您这样躺着舒服吗

操作流程	操作步骤	沟通与说明
安置胃肠营养泵	• 固定营养泵、连接电源线（图6-0-10） 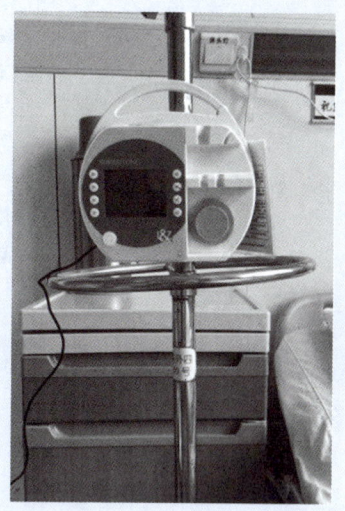 图6-0-10　固定营养泵、连接电源线	
评估管路	• 检查鼻空肠营养管的深度，固定 • 检查口腔内有无管路盘绕 • 用20 ml注射器抽取20 ml温开水冲洗鼻空肠营养管，确定管路是否通畅（如为昏迷病人的鼻胃管，应抽吸胃内容物确定有无潴留）	请您张口，我先看一下您的口腔，口腔内无管路盘绕。鼻空肠营养管深度为75 cm，鼻空肠营养管通畅
连接、设置、输注	• 悬挂已经连接好的营养制剂并排气 • 正确安装泵管 • 遵医嘱调节输注量和速度 • 将输注管路末端与鼻空肠营养管相连 • 核对病人及医嘱 • 按Start键开始输注（图6-0-11） 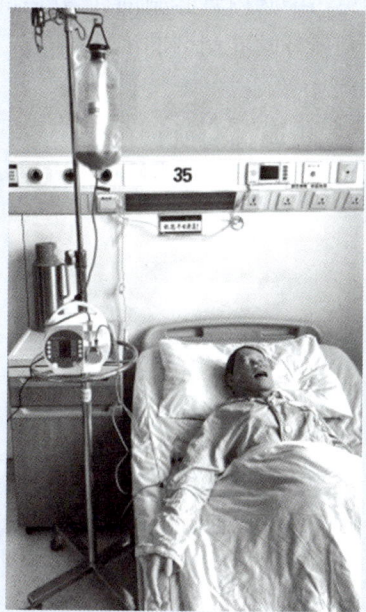 图6-0-11　输注肠内营养制剂	

操作流程	操作步骤	沟通与说明
检查、健康教育	• 观察营养泵运行情况 • 观察病人有无腹痛、腹胀、腹泻等不适反应 • 健康教育	营养制剂已经开始输注了,您现在有什么不舒服吗?(没有)如果在输注过程中,您有腹痛、腹胀或腹泻等不适,请及时通知护士,我们也会经常过来看您的。在输注营养制剂时,不要把床头放平,请保持30°以上角度。您也可以每2~3小时下地活动一次,活动时注意不要牵拉鼻空肠营养管
整理记录	• 再次核对病人及医嘱 • 整理用物 • 洗手、记录 • 巡视、观察和记录病人的不适反应	

▶ 任务评价

肠内营养的输注技术评价表

▶ 问题探究

1. 肠内营养输注的常见并发症有哪些?

答:① 胃肠道并发症:腹泻、腹胀与肠痉挛、恶心、呕吐。② 代谢并发症:糖代谢紊乱、水代谢异常、电解质和微量元素异常、酸碱平衡紊乱。③ 感染性并发症:误吸、吸入性肺炎。④ 机械性并发症:鼻咽及食管损伤,鼻空肠营养管堵塞、打折或脱出。

2. 肠内营养输注时预防腹泻有哪些注意事项?

答:① 选择合适的肠内营养制剂。② 避免污染肠内营养制剂,已开启的需低温保存,放置时间不能超过24小时。输注管路应24小时更换。③ 调整好营养制剂的浓度、速度、量和温度,浓度应由低到高,速度由慢到快,量由少到多,温度保持在37~40℃。

肠内营养的输注技术问题测试

▶ 职业精神

疫路有你——周小双

任务三 造口护理技术

▶ **学习目标**

知识目标: 1. 掌握造口护理技术的注意事项。

2. 了解造口常见的并发症。

技能目标: 熟练掌握造口护理技术。

素养目标: 1. 具有良好的礼仪规范,行为举止符合礼仪要求。

2. 具有良好的职业道德,谨言慎行,忠于职守。

3. 具有很好的护患沟通能力,与病人沟通融洽。

4. 具有较强的人文关怀理念,对病人关怀备至。

5. 热爱护理工作,践行社会主义核心价值观。

▶ **临床案例**

病人张 ×,男,55 岁。3 天前行"经腹会阴直肠切除术(Miles 手术)+保护性回肠造口术",今晨造口底盘处渗漏大便。病人无不适主诉。

▶ **任务分析**

拟更换造口底盘及造口袋,同时进行相应护理。

▶ **目的**

更换造口底盘及造口袋,观察有无造口相关并发症。

▶ **准备**

1. **护士准备** 衣帽整洁,按七步洗手法洗手,戴外科口罩。

2. **病人准备** 向病人解释、取得配合;安置病人于平卧位。

3. **用物准备** 治疗车、治疗盘、造口测量尺、剪刀、防漏贴环(必要时)、造口底盘、造口袋、换药包、垫巾或看护垫、手消毒液(图 6-0-12)。

4. **环境准备** 室内空气清新,光线明亮,温度适宜,注意保护病人隐私。

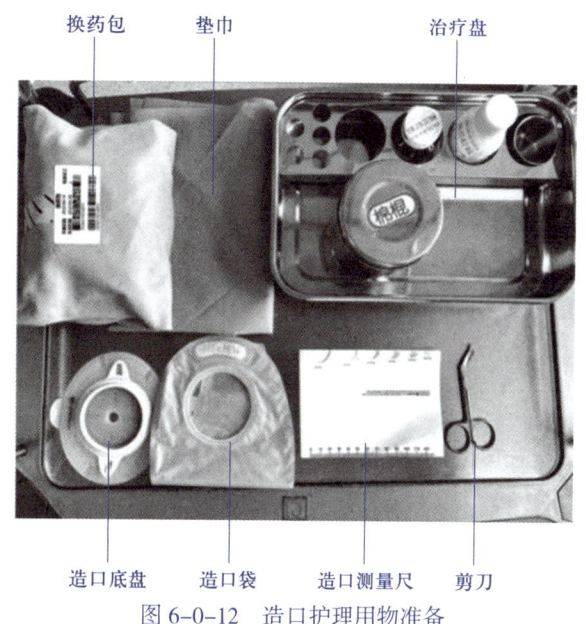

图 6-0-12 造口护理用物准备

▶ **实施**

造口护理技术操作视频

操作步骤见表6-0-3。

表6-0-3　造口护理技术操作步骤

操作流程	操作步骤	沟通与说明
核对解释	• 携医嘱至病人床旁,核对床号、姓名、腕带,向病人解释	您好,我是护士小×,请问您叫什么名字?(我叫×××)我看一下您的腕带,您现在感觉怎么样?因为您的造口底盘已经发生了渗漏,需要给您重新更换造口底盘及造口袋,我去准备用物,您稍等
再次核对安置体位	• 携用物至病人床旁,环境适宜操作 • 再次核对病人 • 病人取平卧位 • 保护病人隐私,注意遮挡	请问您叫什么名字?(我叫×××)我看一下您的腕带。现在可以给您更换造口袋了吗?您这样躺着舒服吗
暴露造口	• 充分暴露造口 • 腰下放垫巾或看护垫	
揭除底盘	• 用一手固定皮肤,另一手自上而下揭除造口底盘(图6-0-13) 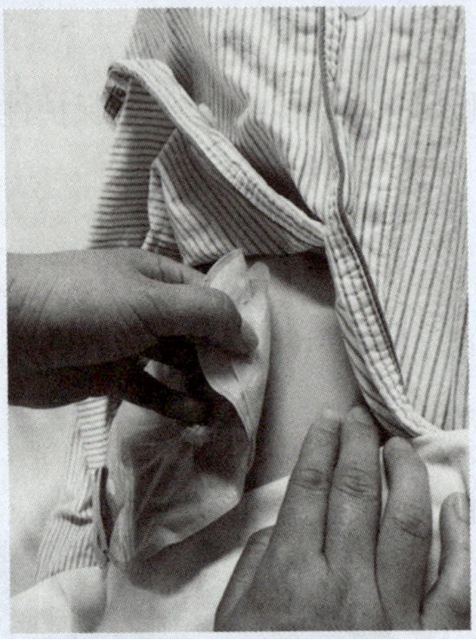 图6-0-13　揭除底盘 • 观察造口袋内内容物的性状并观察底盘内侧的密封性(图6-0-14) 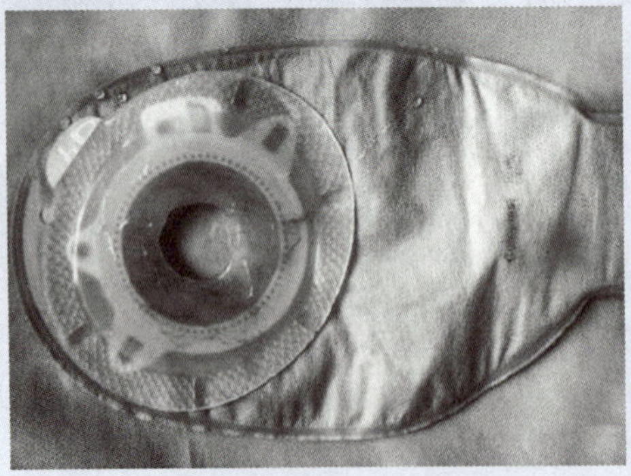 图6-0-14　观察造口袋内内容物及造口底盘	现在我给您把造口底盘去掉,如果有不舒服请告诉我,我会轻柔一点的

操作流程	操作步骤	沟通与说明
清洁观察	• 用温水清洁造口及造口周围皮肤,动作轻柔 • 观察造口黏膜及周围皮肤情况(图6-0-15) 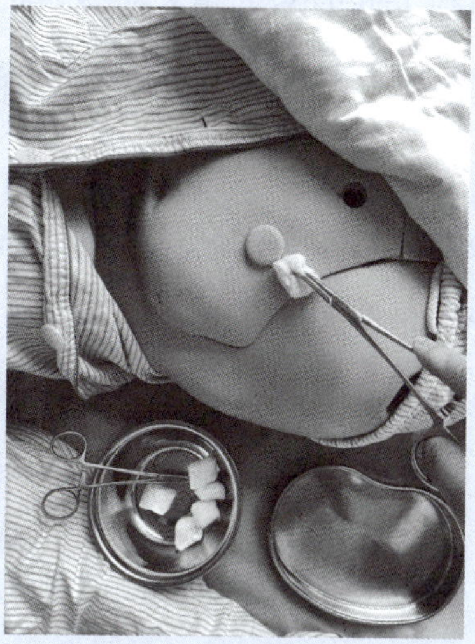 图 6-0-15　清洁、观察造口黏膜及周围皮肤	现在给您清洗造口黏膜及周围的皮肤。您的造口无水肿,血运好,皮肤完好无破损
测量	• 用造口测量尺测量造口的大小、形状(图6-0-16) 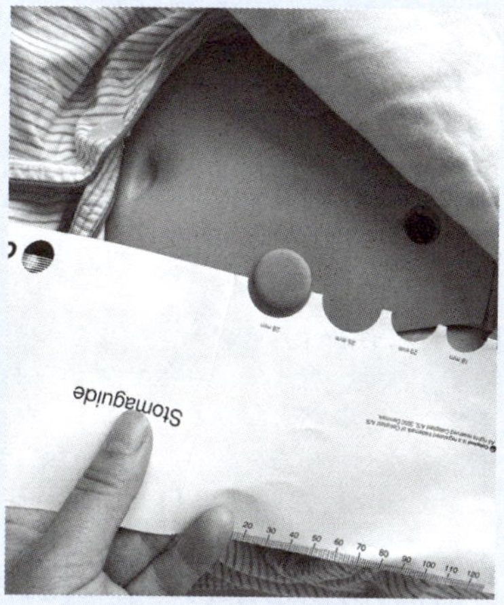 图 6-0-16　测量造口大小	
剪裁底盘	• 在新的造口底盘上绘线并做记号,沿绘线剪裁造口底盘 (图6-0-17) 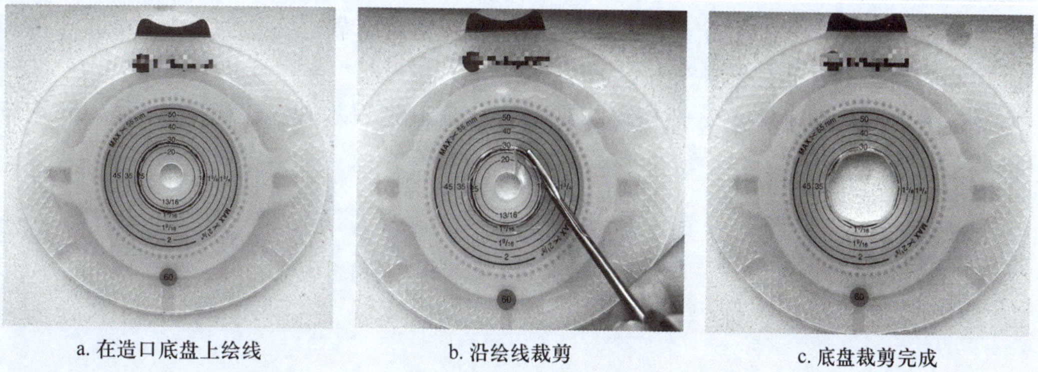	

a. 在造口底盘上绘线　　　　b. 沿绘线裁剪　　　　c. 底盘裁剪完成

图 6-0-17　裁剪底盘

操作流程	操作步骤	沟通与说明
粘贴造口底盘及造口袋	• 粘贴造口底盘,必要时使用防漏贴环(图6-0-18) • 向造口袋内充入少量空气,按造口位置由下而上粘贴并夹好下端出口,轻拉造口袋,检验粘贴是否牢固(图6-0-19)	现在造口袋已经更换好了,您在床上平卧30分钟后再起床,如果出现大便渗漏或造口底盘下皮肤不适,请及时通知护士

图 6-0-18　粘贴造口底盘　　　　图 6-0-19　粘贴造口袋

| 整理记录 | • 协助病人取舒适体位
• 整理用物
• 垃圾分类处理
• 洗手、记录 | |

▶ 任务评价

造口护理技术评价表

▶ 问题探究

1. 更换造口袋时的注意事项有哪些?

答:① 注意造口与伤口之间的距离,保持伤口清洁,防止污染伤口。② 去除造口袋时注意保护皮肤,防止皮肤损伤。③ 粘贴造口袋前应当保证造口周围皮肤干燥。④ 按造口位置由下而上粘贴造口袋。⑤ 造口底盘与造口黏膜之间保持适当空隙(1~2 mm)。空隙过大,粪便刺激皮肤易引起皮炎;空隙过小,底盘边缘与黏膜摩擦会导致不适甚至出血。⑥ 注意底盘粘贴要平整,不留皱褶。⑦ 教会病人观察造口周围皮肤的血运情况,并定期用手扩张造口,防止造口狭窄。

2. 造口常见并发症有哪些?

答:① 造口缺血坏死。② 造口皮肤黏膜分离。③ 造口水肿。④ 造口脱垂。⑤ 造口旁疝。⑥ 造口狭窄。

造口护理技术问题测试

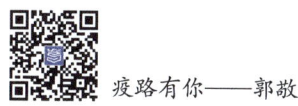

疫路有你——郭敬

（侯海燕）

任务四 腹腔穿刺术的护理配合

▶ 学习目标

知识目标：1. 熟记腹腔穿刺的目的。

2. 熟记腹腔穿刺后的注意事项。

技能目标：1. 熟练掌握腹腔穿刺技术的护理配合。

2. 掌握腹腔穿刺后标本的送检。

素养目标：1. 具有良好的礼仪规范，行为举止符合礼仪要求。

2. 具有很好的护患沟通能力，与病人沟通融洽。

3. 具有较强的人文关怀理念，对病人关怀备至。

4. 热爱护理工作，践行社会主义核心价值观。

▶ 临床案例

病人刘×，女性，30岁。因"反复腹痛、腹泻、便血半年，加重伴腹胀1周"入院。曾至当地医院就诊，行肠镜检查发现结肠菜花样肿物，表面粗糙，触之易出血。查体：BP 115/61 mmHg，R 90 次/分，下腹压痛，无反跳痛，移动性浊音阳性，肠鸣音为 5 次/分。超声提示下腹部可见液性暗区。

▶ 任务分析

病人行腹腔穿刺术，以明确腹腔积液的性质。

▶ 目的

1. 明确腹腔积液性质，协助病因诊断。

2. 排出积液，缓解腹腔积液所致胸闷、气短等压迫症状。

3. 向腹腔内注射药物。

▶ 准备

1. **护士准备** 衣帽整洁，按七步洗手法洗手，戴无菌口罩、帽子。

2. **病人准备** 向病人解释、取得配合，对于精神紧张者，可在操作前 30 分钟给予病人地西泮 10 mg 肌内注射；安置穿刺体位（根据病人病情可选择坐位、半坐位或侧卧位）；嘱病人排空膀胱，必要时导尿。操作前测量血压、脉搏及腹围。

3. **用物准备** 腹腔穿刺包、治疗盘一套、无菌手套、注射器（5 ml、20 ml、50 ml 各 1 支）、输液器、无菌培养瓶及试管、量杯、腹带、中单、皮尺、胶布、络合碘、2% 利多卡因注射液等（图 6-0-20）。必要时备腹腔内注射所用药品。

4. **环境准备** 室内空气清新，光线明亮，温度适宜，注意保护病人的隐私。

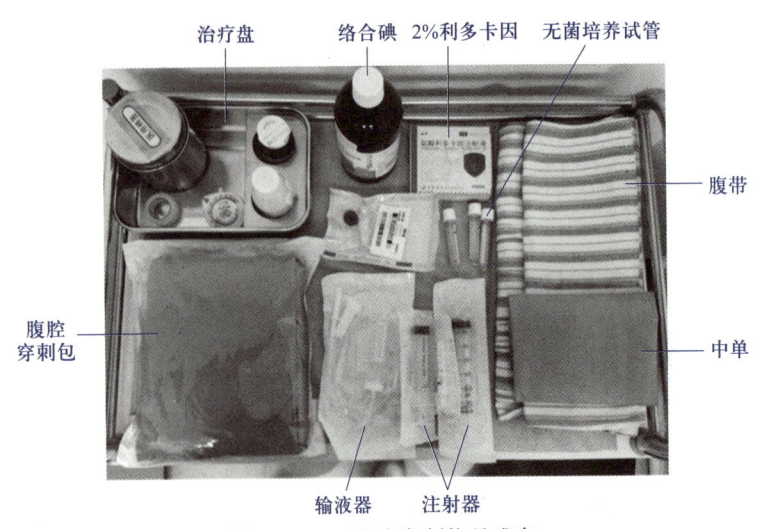

治疗盘　络合碘　2%利多卡因　无菌培养试管

腹带

腹腔穿刺包

中单

输液器　注射器

图 6-0-20　腹腔穿刺物品准备

▶ 实施

操作步骤见表 6-0-4。

表 6-0-4　腹腔穿刺术的护理配合操作步骤

操作流程	操作步骤	沟通与说明
核对解释	• 核对床号、姓名、腕带，向病人或家属解释，以取得配合	您好，我是护士小×，请问您叫什么名字？（我叫×××）让我核对您的腕带信息，医生一会儿要来给您做腹腔穿刺，放出腹腔积液，并且留取标本送检，您先去排尿。我去协助医生准备用物，请您稍等
再次核对安置病人体位	• 根据病人病情协助病人取穿刺体位为侧卧位，以便病人能耐受较长的操作时间。充分暴露腹部皮肤	您是×室×床×××吧，现在我将协助医生给您做腹腔穿刺，需要您取侧卧位，我协助您侧卧（好）
选择穿刺点并定位	• 选择穿刺点。左下腹：① 脐与髂前上棘连线中、外 1/3 交点。② 脐与耻骨联合连线中点上方 1.0 cm 偏左或偏右 1.5 cm 处。③ 侧卧位，脐水平线与腋前线或腋中线之延长线相交处（图 6-0-21） • 穿刺点用蘸甲紫的棉签在皮肤上做标记 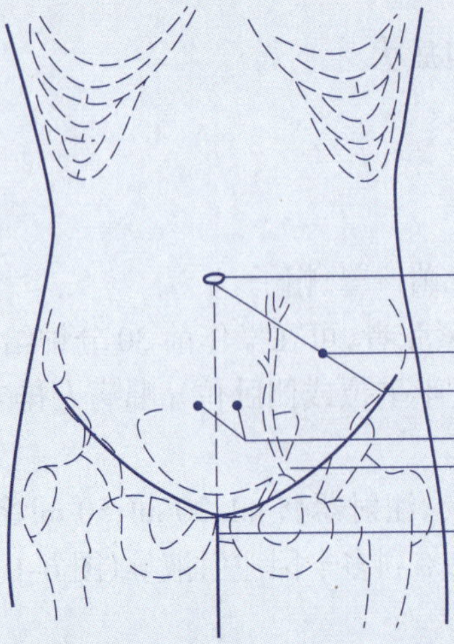	

脐

左下穿刺点
髂前上棘

正中旁穿刺点
腹壁下动脉

脐与耻骨联合连线

图 6-0-21　穿刺点选择

操作流程	操作步骤	沟通与说明
消毒、铺巾	• 用络合碘常规进行穿刺点的消毒，以穿刺点为中心，消毒范围直径≥15 cm（图6-0-22） • 戴无菌手套、铺无菌孔巾 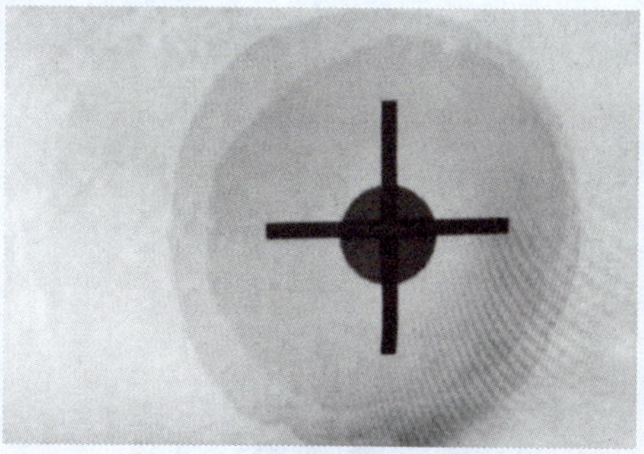	医生现在用络合碘给您消毒，铺无菌治疗巾，请您保持不动，有需要帮助的请及时告诉我

图 6-0-22　穿刺点消毒

局部麻醉	• 皮肤至壁层腹膜以2%利多卡因注射液行逐层局部麻醉（图6-0-23）	您好，您是×××吧，医生现在给您局部进行麻醉药注射，如果有什么不适请告诉我

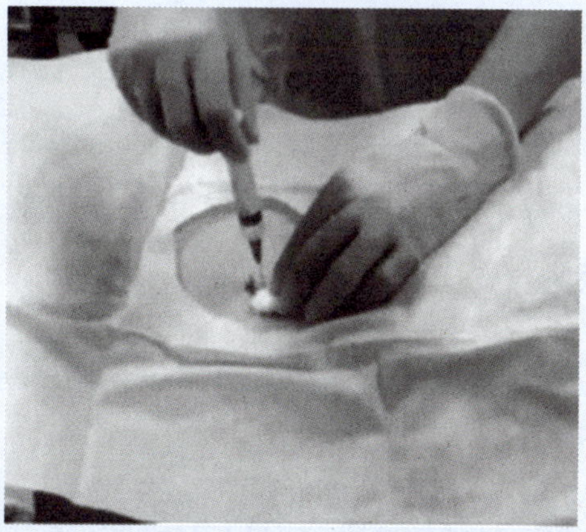

图 6-0-23　局部麻醉

• 注入局部麻醉药时先回抽，判断是否进入血管
• 回抽出腹腔积液，说明进入腹腔（图6-0-24）

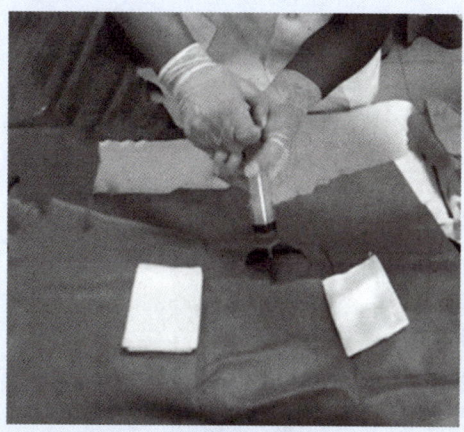

图 6-0-24　判断是否进入腹腔

• 拔出麻醉针头

操作流程	操作步骤	沟通与说明
穿刺抽液	• 操作者以左手固定穿刺部位皮肤，右手持腹腔穿刺针并连接橡皮导管，导管的另一头接 20 ml 或 50 ml 注射器，或以止血钳夹紧（图 6-0-25） 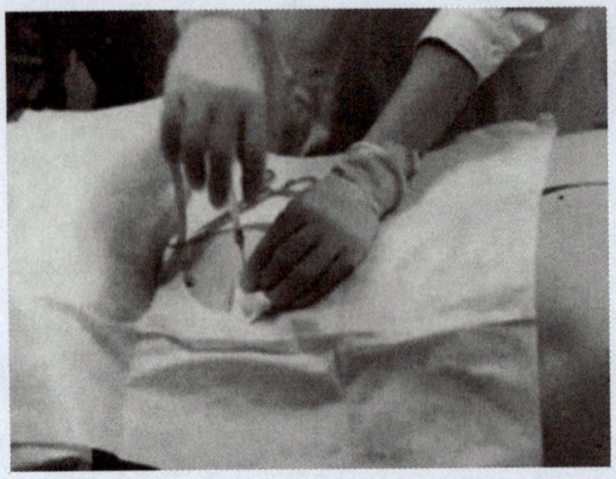 图 6-0-25　穿刺入腹腔抽液 • 穿刺针以 45° 经麻醉处斜刺入皮肤进入皮下后，稍向周围移动穿刺针头，再刺入腹腔（图 6-0-26） 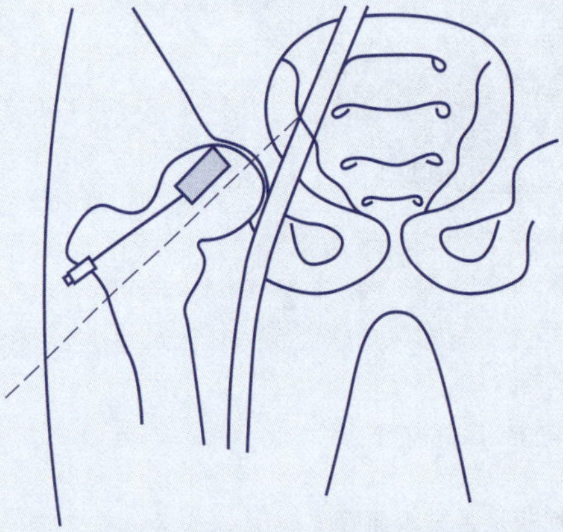 图 6-0-26　穿刺方向示意图 • 穿刺针与腹壁呈垂直角度刺入 • 有突破感后提示针尖已穿过壁层腹膜，回抽出现腹腔积液证实进入腹腔 • 助手以消毒止血钳固定针头，并夹持橡皮导管，操作者逐管抽取腹腔积液，并留样送检（图 6-0-27） 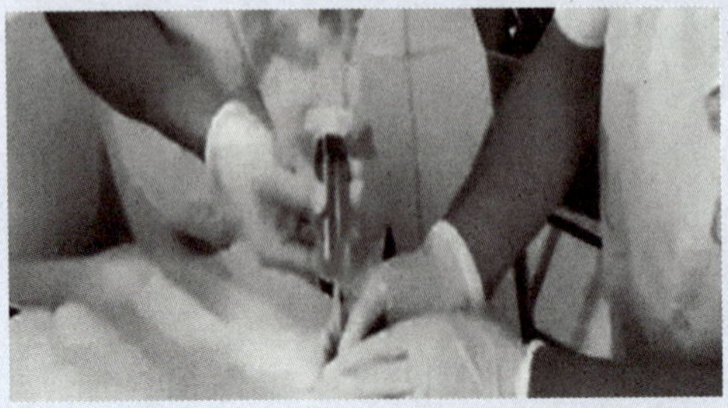 图 6-0-27　抽取腹腔积液送检	×××，接下来进行腹腔穿刺，请保持该姿势不动，如有不适，请及时告诉我们。

操作流程	操作步骤	沟通与说明
穿刺抽液	• 穿刺结束后拔出穿刺针,用络合碘消毒针孔部位,以消毒纱布覆盖,胶布加压固定(图 6-0-28) 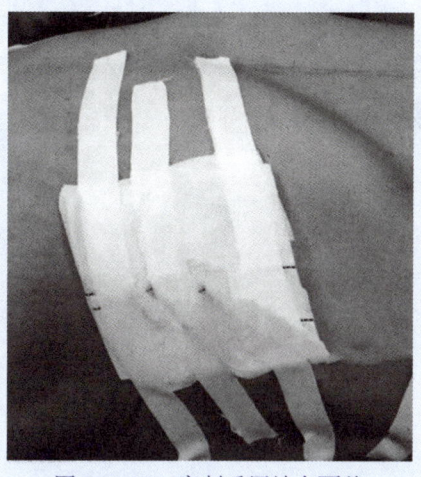 图 6-0-28　穿刺后用纱布覆盖	
操作后处理	• 术后嘱病人平卧位休息 1~2 小时,避免朝向穿刺侧卧位,以免腹腔积液继续漏出 • 观察病人病情及生命体征变化,并复测腹围 • 注意穿刺点有无渗血、渗液、感染等情况,对于放腹腔积液的病人可应用腹带束紧腹部 • 穿刺完毕后,清点整理器械,根据临床需要填写检验单,分送标本 • 做好穿刺及穿刺后的相关护理记录	×室×床×××,腹腔穿刺结束了,请您卧床休息,请不要取朝左(穿刺侧)卧位,如有任何不适,请及时告知医护人员,我们尽快给您处理

▶ 任务评价

 腹腔穿刺术的护理配合评价表

▶ 问题探究

1. 正常腹腔液的量是多少?

答:正常腹腔液小于 50 ml。

2. 大量腹腔积液穿刺时有哪些特别注意点?

答:大量腹腔积液病人,为防止穿刺时腹腔积液渗漏,在穿刺时注意勿使皮肤至腹腔壁层位于同一直线上,方法是当针尖通过皮肤到达皮下后,即在另外一只手的协助下稍向腹腔刺入。大量放液时,应将预先绑在腹部的多头绷带逐步收紧,以防腹压骤然降低,内脏血管扩张,发生血压下降甚至休克等现象,放液结束后用多头绷带将腹部包扎。一般每次放液最多 6 000 ml,肝硬化病人一次放腹腔积液不超过 3 000 ml。过多放液可诱发肝性脑病。

3. 腹腔穿刺的禁忌证是什么?

答:严重肠胀气或肠粘连;中晚期妊娠、卵巢肿瘤;既往有腹部手术、炎症包囊虫病、动脉瘤病史者;躁动不能合作者;肝硬化腹腔积液有肝性脑病先兆者。

腹腔穿刺术的护理配合问
题测试

▶ **职业精神**

疫路有你——郭敬

（曹　晶）

模块七

肝胆外科常用护理技术

—▸▸▸ 模块导航

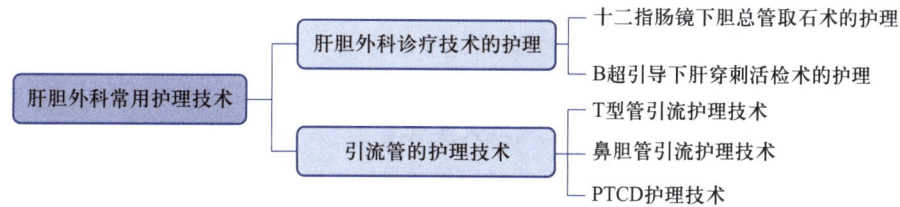

肝胆外科常用护理技术
- 肝胆外科诊疗技术的护理
  - 十二指肠镜下胆总管取石术的护理
  - B超引导下肝穿刺活检术的护理
- 引流管的护理技术
  - T型管引流护理技术
  - 鼻胆管引流护理技术
  - PTCD护理技术

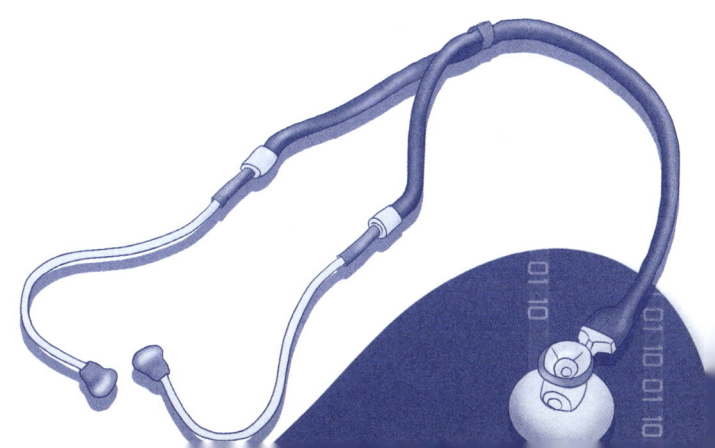

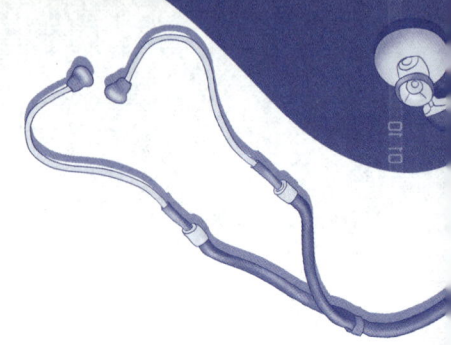

项目一
肝胆外科诊疗技术的护理

学习目标

知识目标: 1. 熟记十二指肠镜下胆总管取石术、B超引导下肝穿刺活检术的适应证及用途。

2. 熟记十二指肠镜下胆总管取石术、B超引导下肝穿刺活检术的护理目的和注意事项。

3. 熟记十二指肠镜下胆总管取石术、B超引导下肝穿刺活检术的护理措施。

技能目标: 1. 熟练掌握十二指肠镜下胆总管取石术的护理措施。

2. 熟练掌握B超引导下肝穿刺活检术的护理措施。

素养目标: 1. 具有良好的礼仪规范,行为举止符合礼仪要求。

2. 具有良好的职业道德,谨言慎行,忠于职守。

3. 具有很好的护患沟通能力,与病人沟通融洽。

4. 具有较强的人文关怀理念,对病人关怀备至。

5. 热爱护理工作,践行社会主义核心价值观。

临床案例

病人李×,男,50岁。因"右上腹疼痛半年,加重伴右上腹肿块1周"入院。半年前无明显诱因出现右上腹持续性钝痛,偶向右侧肩背部放射,无恶心、呕吐,自行服用镇痛药后症状能缓解。一周以来,右上腹疼痛明显加重,服用镇痛药效果欠佳,自觉右上腹可触及肿块,伴纳差、恶心。为进一步明确诊断入院。病人发病以来,无呕吐、腹泻,无呕血、黑便,无胸闷、憋气,大小便正常,体重下降约5 kg。既往有乙型肝炎病史多年。查体:巩膜轻度黄染,腹饱满,未见胃肠型及蠕动波,无腹壁静脉曲张,右上腹压痛,无反跳痛及肌紧张,肝肿大肋下6 cm,边缘钝,质地韧,有触痛。腹部叩诊呈鼓音,移动性浊音阴性,肝区叩痛明显。B超检查示:肝右叶实质性占位性病变,直径约10 cm,肝内胆管不扩张。入院后拟行B超引导下肝穿刺活检术明确诊断,以指导进一步治疗。

任务分析

1. 指导病人了解B超引导下肝穿刺活检术术前注意事项,完善术前护理。

2. 指导病人并配合手术医生进行术中护理。

3. 指导病人了解术后注意事项,配合完成术后护理。

任务一　十二指肠镜下胆总管取石术的护理

▶ 目的

1. 减轻病人痛苦,减轻和避免各种并发症。
2. 促进疾病康复。

▶ 准备

1. **护士准备**　衣帽整洁,按七步洗手法洗手,戴无菌口罩。
2. **病人准备**　向病人解释、取得配合;安置舒适体位。
3. **用物准备**　电子十二指肠镜、X线机(C臂机)、造影管、乳头切开刀、导丝、三腔取石气囊、导丝引导式扩张球囊、高频电治疗仪、取石网篮、鼻胆管及引流袋、吸氧装置、吸痰管及负压吸引器、监护仪、抢救药品及仪器、应急碎石器等(图7-1-1)。

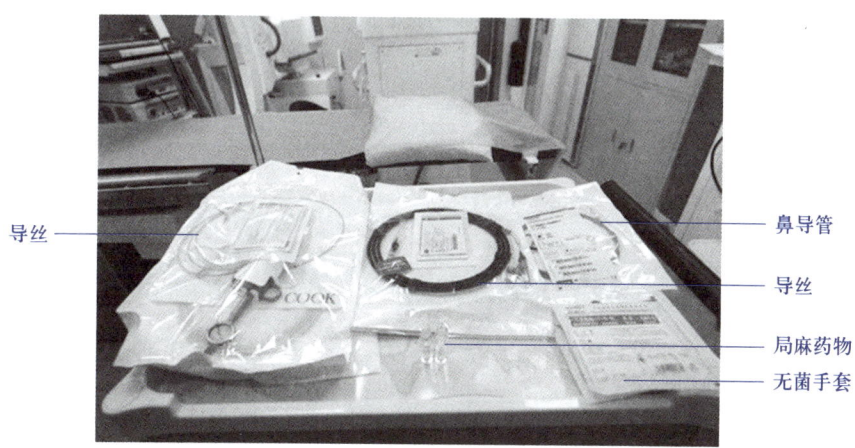

图7-1-1　用物准备

4. **环境准备**　室内空气清新,光线明亮,温度适宜,符合无菌要求,有消毒隔离措施。

▶ 实施

操作步骤见表7-1-1。

表7-1-1　十二指肠镜下胆总管取石术的护理操作步骤

操作流程	操作步骤	沟通与说明
术前护理		
心理评估	• 全面评估病人的心理状态,与病人进行交流,建立融洽的关系,并向病人讲解该治疗的目的、优势、基本方法及安全性、注意事项及术后并发症,消除病人顾虑,使病人能更好地配合治疗,增强治疗过程中的自我应对能力	您好,我是您的责任护士小×,请问您叫什么名字?(我叫×××)×室×床×××,您现在感觉怎么样?腹痛有加重吗?目前您腹痛的原因已经明确了,是胆总管结石,经过我们医疗团队研究讨论,准备给您施行十二指肠镜下胆总管取石术,这是一项微创手术,体表无切口,手术时间短,安全性高,手术效果好,术后并发症少,请您积极配合完成术前准备,您有任何问题随时可以问我,我将全面为您解答。

操作流程	操作步骤	沟通与说明
体位准备	• 指导病人练习左侧卧位和吞咽动作	手术一般都是在左侧卧位下进行,您需要提前练习并适应较长时间保持左侧卧位
胃肠道准备	• 术前1~2天开始进流质饮食,术前6~8小时禁饮禁食	
呼吸道准备	• 术前戒烟至少2周,进行深呼吸锻炼	
术前检查	• 评估心肺功能、凝血酶原时间、血小板计数和肝功能	请您配合完成术前检查,我们将根据您的全身检查情况,完善术前准备,以最大限度降低手术风险,确保手术顺利完成
术前用药	• 开始前指导病人口服咽部局部麻醉药,治疗前半小时遵医嘱给予病人解痉镇痛和镇静药物,减少胃肠蠕动,松弛乳头括约肌,联合使用镇痛药,保持病人的耐受性 • 建立静脉通路,在臀部或下肢贴好负极板 • 密切观察病人生命体征变化 • 准备造影剂备用(用药前询问过敏史、做碘过敏试验) • 准备好急救药物	请问您有药物、食物和其他过敏史吗
术中护理		
体位护理	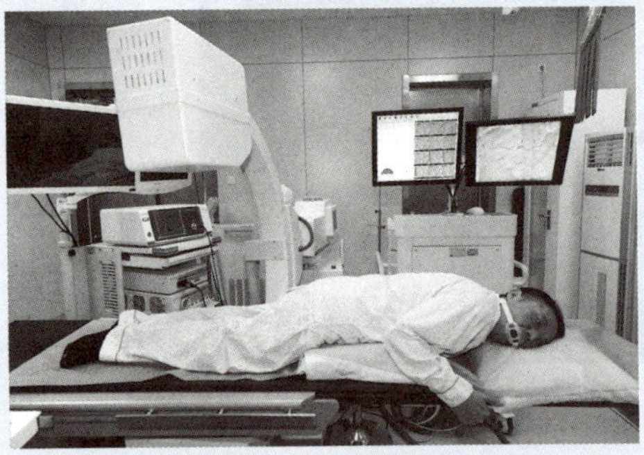 • 再次核对,协助病人安置左侧卧位(图7-1-2)	您是×室×床×××吧,现在我们准备手术了。这样躺着舒服吗?(可以)

图7-1-2　安置体位

操作流程	操作步骤	沟通与说明
病情监测	• 监测心电图、血压、血氧饱和度和全身情况	
吸氧	• 给予持续鼻导管吸氧(2~4 L/min),以避免病人手术时发生低氧血症,减少呼吸和循环意外的发生	
操作配合	• 术中配合医生准确有效快速地取出结石(图7-1-3)	

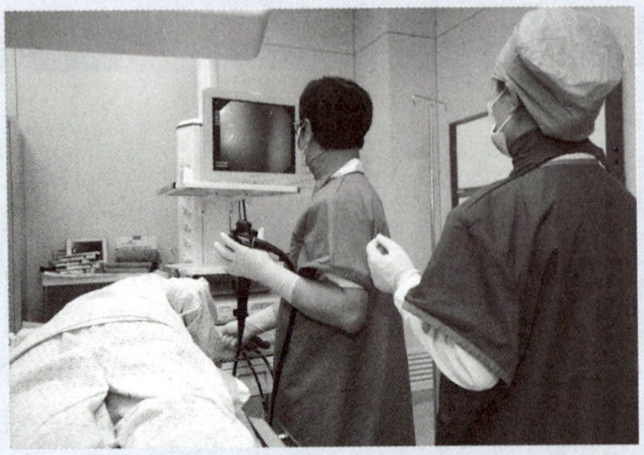

图7-1-3　手术取石

操作流程	操作步骤	沟通与说明
操作配合	• 留置鼻胆管（图7-1-4） 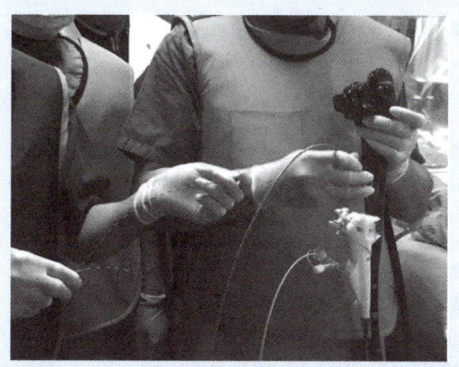 a.内镜辅助留置鼻胆管 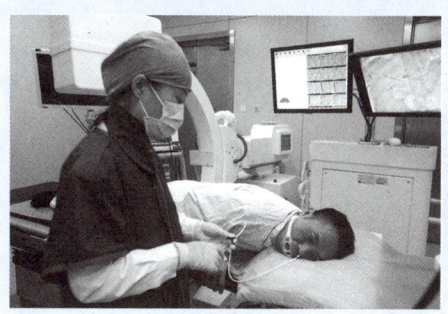 b.固定鼻胆管 图7-1-4　留置鼻胆管	
术毕整理	• 及时整理病人衣物,注意保暖 • 整理床单位,转运病人 • 整理用物（图7-1-5） 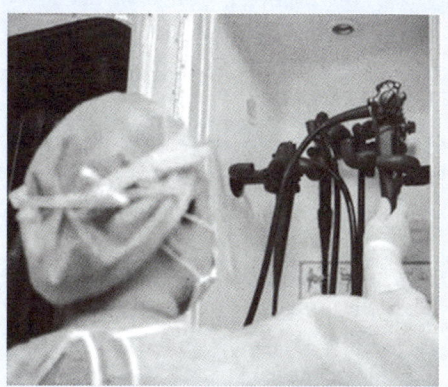 图7-1-5　整理用物	垃圾分类处理:已使用的一次性医疗垃圾放入黄色医用垃圾袋;手术器械放带盖的容器内一并送供应室进行消毒灭菌处理;电子十二指肠镜按要求清理并消毒;手术室环境、仪器设备进行消毒处理

术后护理

术后观察及护理	• 观察病人生命体征、腹部体征,有无黄疸、发热,有无恶心、呕吐、呕血、黑便等消化道出血的症状,如出现不适应,密切观察,并做相应的处理	您好,您的手术做完了,手术非常成功,请问您现在有哪里不舒服吗? 如果您有不舒服,请您及时按床头的呼叫器,呼叫器我给您放在您可以拿到的地方了。术中留置了引流管,会有不适感,您要注意不要拉扯引流管,避免引流管脱出。如果感觉不舒服或病情变化,请及时告知医护人员

操作流程	操作步骤	沟通与说明
吸氧	• 手术后吸氧 2~3 小时	
活动与休息	• 手术后需卧床休息 2~3 天,注意保暖,避免着凉	
饮食护理	• 手术后需禁食,排气后可进少量流质饮食,胃肠道功能恢复后逐渐恢复流食,6~8 天后恢复普通饮食。禁食和少量饮食期间应从静脉供给水、电解质和营养物质	应限制蛋白质,尤其是动物蛋白质及脂肪摄入,尽量给予低脂、低糖饮食,禁饮酒,避免劳累
鼻胆管护理	• 观察引流液的颜色、性状及量(图 7-1-6)。术后病人放置鼻胆管后应于体外妥善固定导管,以防意外脱出,固定在鼻翼侧、颊部和床旁,避免发生逆行感染。保持管道有效的引流,动态观察引流量,若引流量减少或无胆汁引出,应疑为导管堵塞、脱出或扭曲打折,经 X 线透视证实,予以冲洗确保通畅或重新置管。置管期间注意维持水电解质和酸碱的平衡,做好口腔护理(具体见本模块任务二) 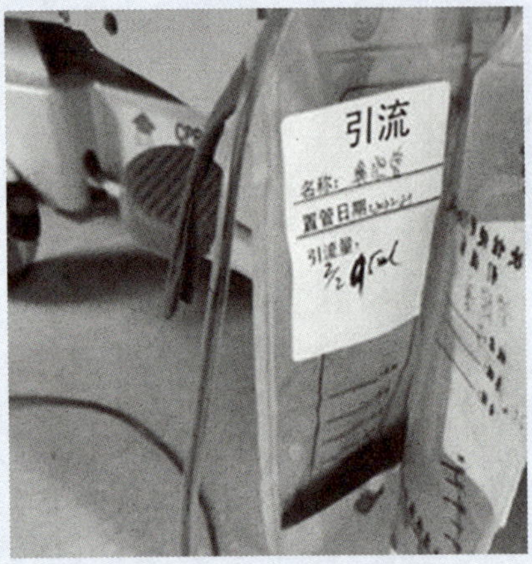 图 7-1-6　观察引流情况	注意保护鼻胆管,使鼻胆管引流通畅,不能将鼻胆管拔出胆管外
其他	• 根据病情应用抗生素及止血药	

▶ 任务评价

 十二指肠镜下胆总管取石术的护理评价表

▶ 问题探究

1. 如何警惕手术后胰腺炎发作?

答:手术后 24 小时内要进行血、尿淀粉酶及脂肪酶检查,警惕手术后胰腺炎发作,给予禁食、胃肠减压,抑制胰液分泌。

2. 手术后何时拔除鼻胆管?

答:取石术后留置鼻胆引流管,待病人临床症状改善,各种指标恢复正常 3 天后,给病人进行鼻胆管造影,若未见明显结石影即可拔除引流管,若有残余结石,可以通过十二指肠镜再次取出胆总管结石。

3. 如何做好术中护理?

答：护士要熟悉手术的每一个步骤和手术者的操作习惯，密切配合，尽量缩短操作时间，减轻病人痛苦；术中应及时吸净病人口腔分泌物，避免引起窒息、吸入性肺炎等。若术中出现呼吸抑制、血压下降、呛咳、呕吐、躁动等特殊情况，要及时终止操作并做相应处理。

 十二指肠镜下胆总管取石术的护理问题测试

▶ 职业精神

 疫路有你——奚慧琴

任务二 B 超引导下肝穿刺活检术的护理

▶ 目的

1. 观察病情变化及伤口愈合情况。
2. 减轻病人痛苦，减轻和避免各种并发症。
3. 促进伤口愈合。

▶ 准备

1. **护士准备** 衣帽整洁，按七步洗手法洗手，戴无菌口罩。
2. **病人准备** 向病人解释、取得配合；安置舒适体位；必要时遵医嘱用镇静药或镇痛药。
3. **用物准备** 组织活检穿刺针（针芯内有一"活塞"，可防止组织被吸入注射器内发生破碎），针上另有一套可以控制穿刺深度的套管、10% 甲醛液（5 ml）、无菌洞巾、75% 乙醇或碘伏棉球、无菌敷料、胶布、手消毒液、按医嘱准备局部麻醉、镇静、镇痛、解痉药物（图 7-1-7）。
4. **环境准备** 室内空气清新，光线明亮，温度适宜，符合无菌要求，有消毒隔离措施。

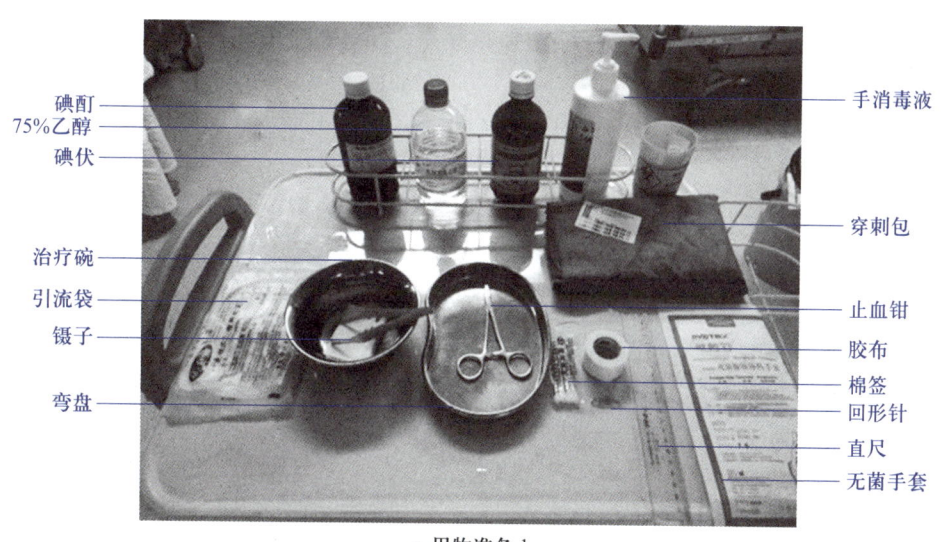

a. 用物准备 1

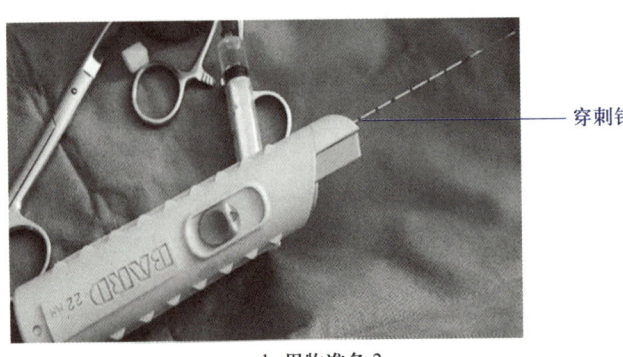

穿刺针

b. 用物准备 2

图 7-1-7　用物准备

▶ 实施

操作步骤见表 7-1-2。

表 7-1-2　B 超引导下肝穿刺活检术的护理操作步骤

操作流程	操作步骤	沟通与说明
术前护理		
心理评估	• 全面评估病人的心理状态,与病人进行交流,建立融洽的关系,并向病人讲解该治疗的目的、优势、基本方法及安全性、注意事项及术后并发症,消除病人顾虑,使病人能更好地配合治疗,增强治疗过程中的自我应对能力	您好,我是您的责任护士小×,请问您叫什么名字?(我叫×××)×室×床×××,您现在感觉怎么样?根据您目前的各项检查结果,经过我们医疗团队研究讨论,准备给您施行 B 超引导下肝穿刺活检术进一步明确病情,这是一项微创手术,是在 B 超引导下完成的,定位精准,手术时间短,安全性高,术后并发症少,请您积极配合完成术前准备,您有任何问题随时可以问我,我将全面为您解答
术前训练	• 术前指导病人进行屏气动作训练,以配合操作 • 术前指导病人练习床上使用便盆和尿壶,保证术后能绝对卧床休息	手术中您需要配合医生做呼吸-屏气动作,您需要提前练习屏气动作。手术后一般需要至少卧床 24 小时,您需要提前在床上练习使用便盆和尿壶进行大小便
饮食护理	• 术前一天进食低脂食物,术前 4~6 小时禁食	
术前检查	• 评估心肺功能、凝血酶原时间、血小板计数和肝功能。有出血倾向者遵医嘱给予维生素 K_1 注射 3 天,待出血倾向纠正后再行手术	
术前备血	• 遵医嘱术前备血	
术中护理		
体位护理	• 再次核对,协助病人安置相应的体位,一般取仰卧位或稍向左侧卧位,双手或右手置于枕后或头顶。暴露穿刺部位。此时应特别注意保护病人隐私部位	您是×室×床×××吧,现在我们准备手术了。这样躺着舒服吗?(可以)

操作流程	操作步骤	沟通与说明
心理护理	• 守候在病人身旁,随时了解病人有无不适,注意分散病人的注意力,同时要给予心理安慰和支持	可通过轻抚病人的肩膀、紧握病人的手臂等无声的动作,给病人带来信心和力量,保证手术的顺利实施。
操作配合	• 指导病人保持平稳呼吸,避免深呼吸,遵医嘱屏气 • 配合医生通过 B 超检查,确定穿刺点、穿刺方向和深度。一般选在腋前线或腋中线第 8~9 肋间隙(图 7-1-8) 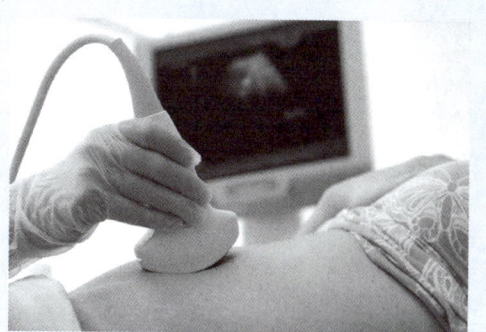 图 7-1-8　安置体位并确定穿刺点 • 配合医生进行穿刺点常规消毒、铺巾(图 7-1-9) 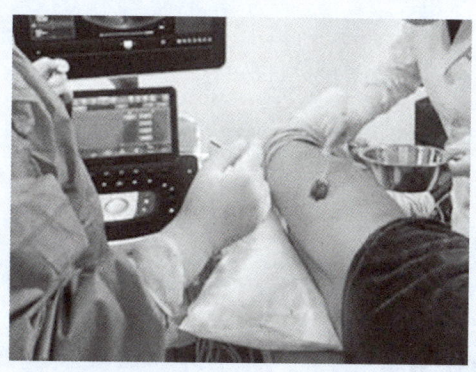 图 7-1-9　穿刺点常规消毒 • 配合医生行穿刺点局部浸润麻醉(图 7-1-10) 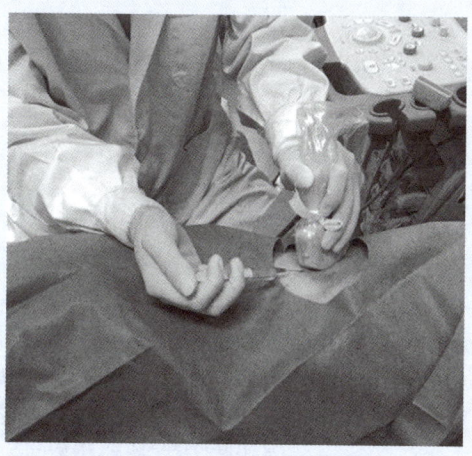 图 7-1-10　穿刺点局部麻醉	手术中指导病人保持平稳呼吸,避免深呼吸。严密观察病人神志、面色、心率、血压及血氧饱和度的变化,观察腹部体征,出现异常应立即告知医生停止操作并做相应处理 医生准备给您穿刺了,请您注意听医生的呼吸指令。(吸气后屏气) 已完成一次穿刺,您可以缓慢恢复呼吸,保持呼吸平稳,有不舒服请您告诉我。(好的,目前没有不舒服) 好的,请您继续注意听医生的呼吸指令。(好的)

操作流程	操作步骤	沟通与说明
操作配合	• 配合医生将穿刺点皮肤切开,然后将穿刺针推进,将注射器抽成负压,嘱病人吸气后屏气,迅速将针刺入肝内并迅速拔出,进针深度一般为 2~2.5 cm(图 7-1-11) 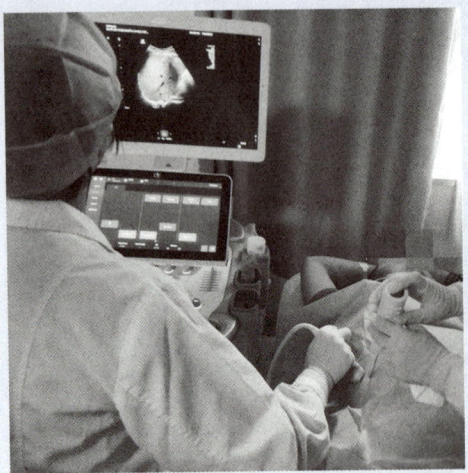 图 7-1-11　穿刺活检 • 将标本放入固定液后送检(图 7-1-12) 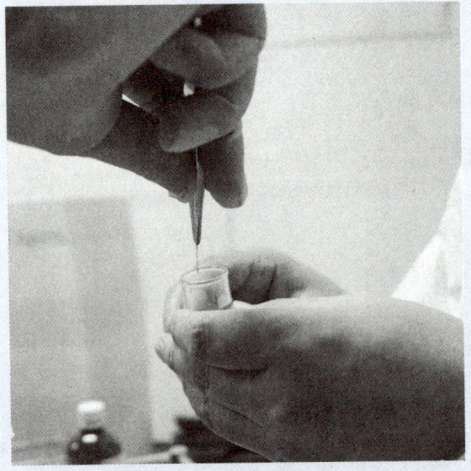 图 7-1-12　标本固定 • 在穿刺部位覆盖无菌敷料,予腹带加压包扎至少 6 小时	
术毕整理	• 及时整理病人衣物,注意保暖 • 整理床单位,转运病人 • 整理用物	
术后护理		
术后观察	• 平卧 4~6 小时,卧床休息 24 小时,避免增加腹压。严密观察生命体征和腹部体征,及早发现和处理出血、胆汁性腹膜炎等并发症	您好,您的手术做完了,手术非常成功,请问您现在有哪里不舒服吗?(没有)因为 B 超引导下肝穿刺活检术在肝上面有穿刺点,术后会有少量渗血,可以自行愈合,但其自行愈合需要时间,请您24 小时内绝对卧床,避免出血加重,影响您病情恢复,如果您有不舒服,请您及时按床头的呼叫器

操作流程	操作步骤	沟通与说明
饮食护理	• 术后禁食、禁饮 2 小时。指导病人进食低脂食物,宜少量多餐,食物应富含维生素及优质蛋白,避免高脂饮食	
穿刺部位护理	• 保持穿刺点敷料清洁干燥,观察穿刺点有无红肿、渗出,皮肤有无瘙痒。如有渗出,要及时更换,严格无菌技术操作,防止感染	
其他	• 根据病情应用抗生素及止血药	

▶ 任务评价

B 超引导下肝穿刺活检术
的护理评价表

▶ 问题探究

1. B 超引导下肝穿刺活检术的安全性如何?

答:B 超引导下肝穿刺活检术是根据负压吸引的原理,快速穿刺可在 0.3 秒内,让病人在不知不觉中完成手术,具有操作简单、定位准确、安全、无痛、创伤小、几乎无并发症和后遗症的优点。

2. 如何早发现和处理出血、胆汁腹膜炎等并发症?

答:严密观察病人的生命体征和腹部体征,如果出现面色苍白、出冷汗、血压下降、腹痛、腹胀等,要及时通知医生,一定做 B 超或 CT 检查,明确肝穿刺后有无肝出血症状。如果有出血症状,且不能控制时,一定要给予积极手术治疗。

3. 如何进行 B 超引导下肝穿刺活检术的术后健康指导?

答:① 术后 2 周内避免从事重体力劳动,避免剧烈活动,避免提重物。② 穿刺部位伤口愈合过程中结痂后勿抓挠,使其自然脱落,避免影响伤口愈合。③ 伤口完全愈合后方可淋浴。

B 超引导下肝穿刺活检术
的护理问题测试

▶ 职业精神

疫路有你——李珂巍

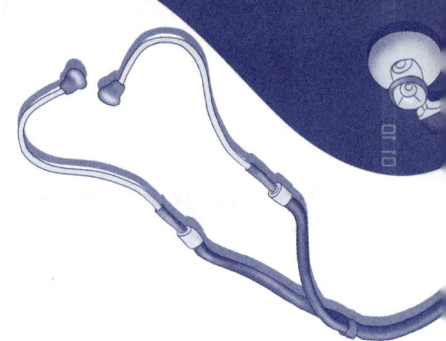

项目二
引流管的护理技术

学习目标

知识目标：1. 熟记 T 型管、鼻胆管、PTCD 管引流的用途。

2. 熟记更换各种引流袋的注意事项。

3. 熟记各种引流管的护理措施。

技能目标：1. 掌握 T 型管、鼻胆管、PTCD 管引流的护理措施。

2. 熟练掌握 T 型管、鼻胆管、PTCD 管引流更换引流袋的技术。

素养目标：1. 具有良好的礼仪规范，行为举止符合礼仪要求。

2. 具有良好的职业道德，谨言慎行，忠于职守。

3. 具有很好的护患沟通能力，与病人沟通融洽。

4. 具有较强的人文关怀理念，对病人关怀备至。

5. 热爱护理工作，践行社会主义核心价值观。

临床案例

病人张 ×，男，60 岁。因"上腹部胀痛不适 8 天"入院。8 天前无明显诱因出现上腹疼痛，并向腰背部放射，恶心、呕吐一次，呕吐物为胃内容物，伴黄疸、寒战、发热，体温最高达 40℃。无腹泻、无陶土样大便，无呕血、黑便，无胸闷、憋气，无心慌、气短。查体：腹饱满，未见胃肠型及蠕动波，无腹壁静脉曲张，上腹压痛明显，无反跳痛及肌紧张，肝肋下未触及，墨菲（Murphy）征阳性。腹部未触及明显包块，叩诊呈鼓音，移动性浊音阴性，肝区叩痛明显，双肾区无叩击痛，肠鸣音减弱，未闻及血管杂音。B 超检查示：胆总管结石，胆系扩张，接受抗炎、抑酸对症治疗后，疼痛减轻，体温正常。为进一步治疗入院。昨日在静脉全身麻醉下行腹腔镜探查＋开腹胆囊切除术＋胆总管切开胆道镜探查取石术＋T 型管引流术，留置腹腔引流管。手术顺利，术后安全返回病房。

任务分析

1. 病人行 T 型管引流，术后病人回病房，护士要观察 T 型管引流的情况，进行相应护理。

2. 病人腹部安置了腹腔引流管，护士要进行腹腔引流的护理。

3. 术后 3 天，病人伤口渗出液较多，敷料被浸湿，护士遵医嘱要给病人更换敷料。

任务一　T 型管引流护理技术

▶ 目的

1. 引流残余结石,使胆道内残余结石尤其是泥沙样结石通过 T 型管排出体外。

2. 引流胆汁和减压,防止胆汁排出受阻导致胆总管内压力升高,以及胆汁外漏引起胆汁性腹膜炎。

3. 支撑胆道,防止胆总管切口瘢痕狭窄、管腔变小、粘连狭窄等。

4. 经 T 型管窦道胆道造影或胆道镜取石等。

▶ 准备

1. **护士准备**　衣帽整洁,按七步洗手法洗手,戴无菌口罩。

2. **病人准备**　向病人解释、取得配合;安置舒适体位;必要时遵医嘱用镇静药或镇痛药。

3. **用物准备**　检查手套,无齿止血钳、别针、抗反流引流袋、消毒弯盘(或一次性换药包 1 套)、碘伏、棉签、导管标识(图 7-2-1)。

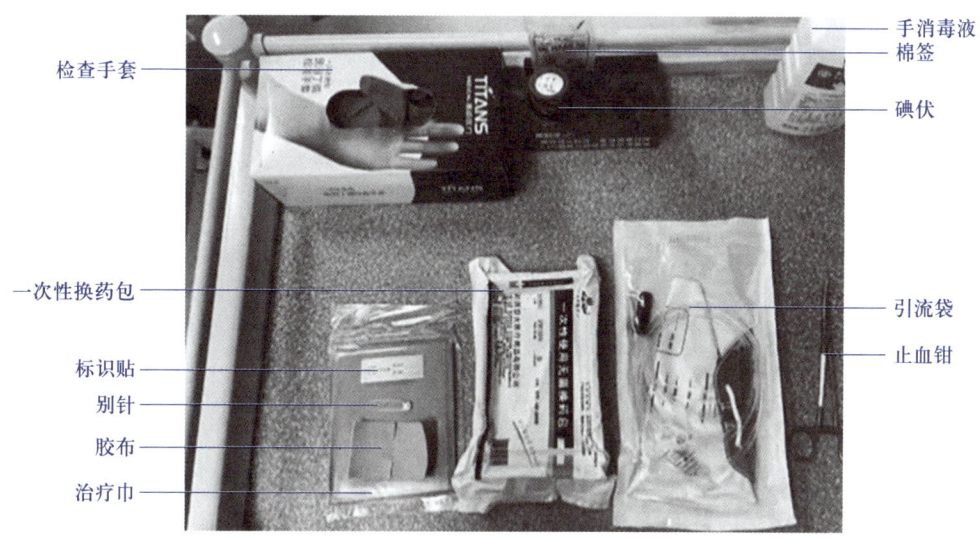

图 7-2-1　用物准备

4. **环境准备**　室内空气清新,光线明亮,温度适宜。

▶ 实施

　T 型管引流护理技术操作视频

操作步骤见表 7-2-1。

表 7-2-1 T 型管引流护理技术操作步骤

操作流程	操作步骤	沟通与说明
核对解释	• 核对医嘱,核对床号、姓名,向病人或家属解释 T 型管引流护理的目的及过程,并取得配合 • 观察引流管是否通畅。T 型管内是否有血块、异物或结石等;引流液的颜色、量和性状 • 观察引流管的状态。T 型管有无破损、脱出;与引流袋接管连接是否完好,有无胆汁渗漏	您好,我是您的责任护士小×,请问您叫什么名字?(我叫×××)×室×床×××,您现在感觉怎么样?伤口还疼吗?您现在是术后第×天,为了保持您的 T 型管引流通畅,预防感染,今天需要给您进行 T 型管护理,我先看一下您 T 型管的引流情况,引流管无移位,引流通畅,我去准备用物,您稍等
再次核对 安置体位	• 协助病人安置平卧位或舒适体位,充分暴露腹外 T 型管(图 7-2-2) 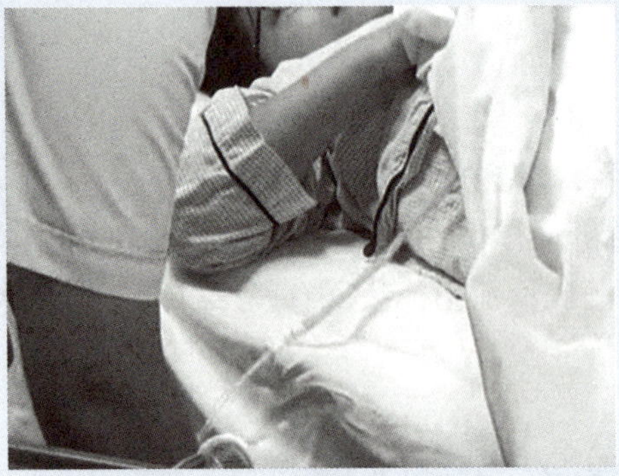 图 7-2-2 暴露 T 型引流管	您是×室×床×××吧,现在我给您进行 T 型管护理。这样躺着舒服吗?(可以)在护理过程中,有任何不舒服,请您告诉我。
铺巾夹管	• 在 T 型管与引流袋接管连接处下方铺治疗巾,用无齿止血钳钳闭 T 型管远端(图 7-2-3) 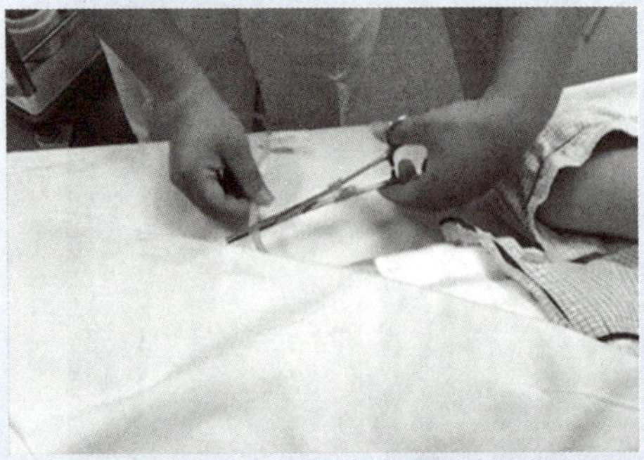 图 7-2-3 钳闭 T 型管远端	我现在给您钳闭 T 型管,如果有什么不适请告诉我。(好的)
更换引流袋 与连接管	• 断开连接,用纱布包裹分离 T 型管与引流袋接管连接处,消毒 T 型管远端,放入消毒碗中(或消毒纱布上);移除原引流袋与连接管(图 7-2-4) 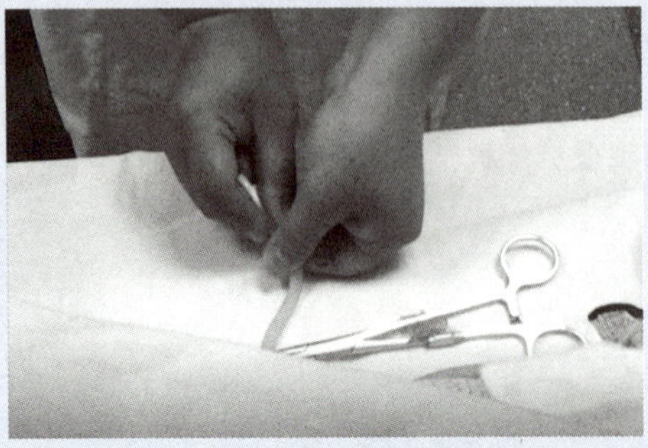 图 7-2-4 断开 T 型管引流连接处	

操作流程	操作步骤	沟通与说明
更换引流袋 与连接管	• 重建引流。打开引流袋包装,检查引流袋及其引流连接管是否完好;再消毒T型管远端,顺序:内侧—横断面—外侧(螺旋消毒);换接新引流袋,将抗反流引流袋底端关闭,检查袋、管连接情况(图7-2-5) 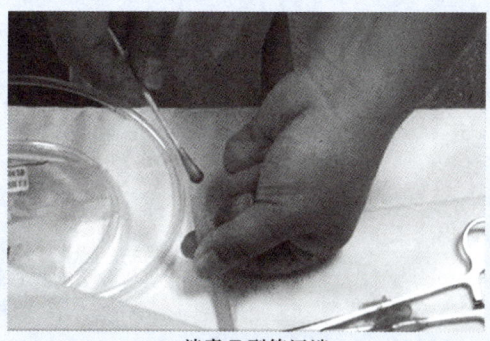 a. 消毒T型管远端 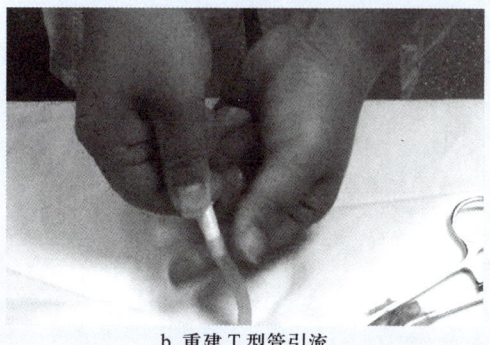 b. 重建T型管引流 图7-2-5　重建T型管引流	
检查引流	• 松开止血钳,检查引流是否通畅(图7-2-6) 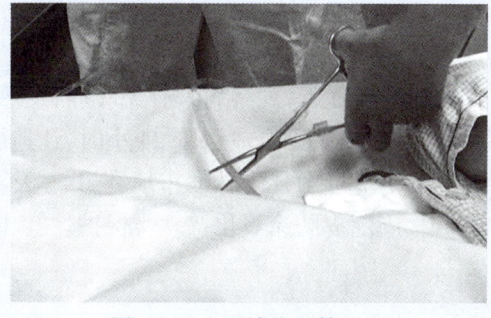 图7-2-6　开放T型管引流	
固定引流管	• 用安全别针和固定带分别将引流管及引流袋固定,使引流管水平高度不超过腹部切口水平。避免引流管打折、弯曲,活动时长度适宜,避免脱出 • 贴好导管标识贴。标注更换引流袋的日期(图7-2-7)	×室×床×××,T型管护理给您做好了,有哪里不舒服吗?(没有)请您注意引流管水平高度不超过腹部切口水平,避免引流管打折、弯曲,活动时长度适宜,避免脱出。(好的)如果您发现引流出来的液体颜色有变化、量过多或过少,也请及时通知我。(好的)还有什么需要帮助的吗?(没有了,谢谢)谢谢您的配合,您好好休息,有事请按呼叫器

操作流程	操作步骤	沟通与说明
固定引流管	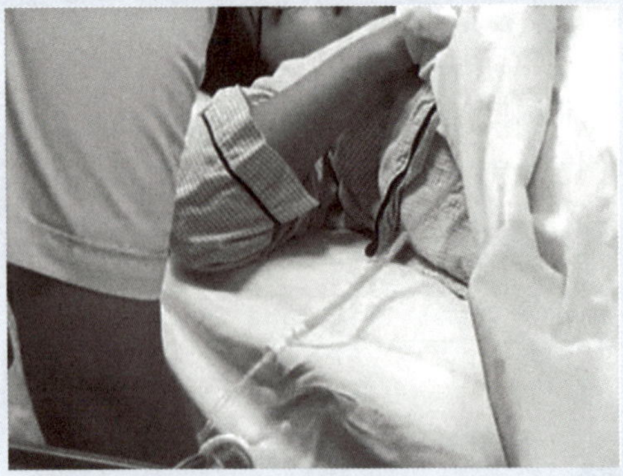 图 7-2-7　T 型管导管标识	
整理记录	• 协助病人取舒适卧位,整理床单位 • 清理用物,洗手 • 记录引流液的量与性状,引流是否通畅,签名	整理用物,垃圾分类处理:换下的引流袋放入黄色医用垃圾袋;治疗碗、弯盘放带盖的容器内一并送供应室进行消毒灭菌处理;碘伏放回原处

▶ 任务评价

T 型管引流护理技术评价表

▶ 问题探究

1. 如何保持 T 型管有效引流?

答:① 引流袋高度:平卧位低于腋中线,立位低于腹部切口。② 保持 T 型管通畅:不可受压、扭曲、折叠,经常由近及远捏挤引流管。引流管内有结石、血块或蛔虫等堵塞时,应设法取出或反复挤压引流管近端以促进其排出,T 型管一般不作冲洗,确有必要时可用少量等渗盐水低压、缓慢冲洗。

2. 如何拔除 T 型管?

答:① 准备:若 T 型管引流出的胆汁色泽正常,且病人体温正常、黄疸消退,引流量每天为 300~400 ml,甚至更少时,术后 10 天左右可试着夹闭 T 型管 1~2 天,观察病人有无腹痛、发热和黄疸。如无上述表现,则经 T 型管造影,若造影示胆道无梗阻、无残留结石,则开放引流 24 小时,让造影剂排出,然后遵医嘱拔除 T 型管。② 窦道护理:T 型管拔除后,残留窦道可用凡士林纱布填塞,1~2 天可自行闭合,如局部有胆汁流出,应及时更换敷料,重新填塞引流窦道,周围皮肤涂氧化锌软膏保护。③ 拔管后观察:注意病人有无腹痛、发热或黄疸。

3. 如何对带 T 型管出院的病人进行引流指导?

答:带 T 型管出院的病人,衣着应宽松,禁止盆浴,淋浴时可用塑料薄膜或切口保护膜保护局部。指导病人学会观察引流胆汁,有异常时及时就诊。引流口敷料被浸湿或引流液有渗出时,及时更换。定期更换引流袋,注意无菌操作。

T 型管引流护理技术问题测试

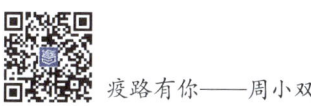

疫路有你——周小双

任务二 鼻胆管引流护理技术

▶ **目的**

1. 解除胆道梗阻。
2. 降低胆道压力。
3. 引流胆汁,降低胆红素浓度,改善肝功能。

▶ **准备**

1. **护士准备** 衣帽整洁,按七步洗手法洗手,戴无菌口罩。
2. **病人准备** 向病人解释、取得配合;安置舒适体位。
3. **用物准备** 无齿止血钳、别针、抗反流引流袋、换药包或消毒弯盘、碘伏、棉签、检查手套、治疗巾、胶布、标识等(图 7-2-8)。

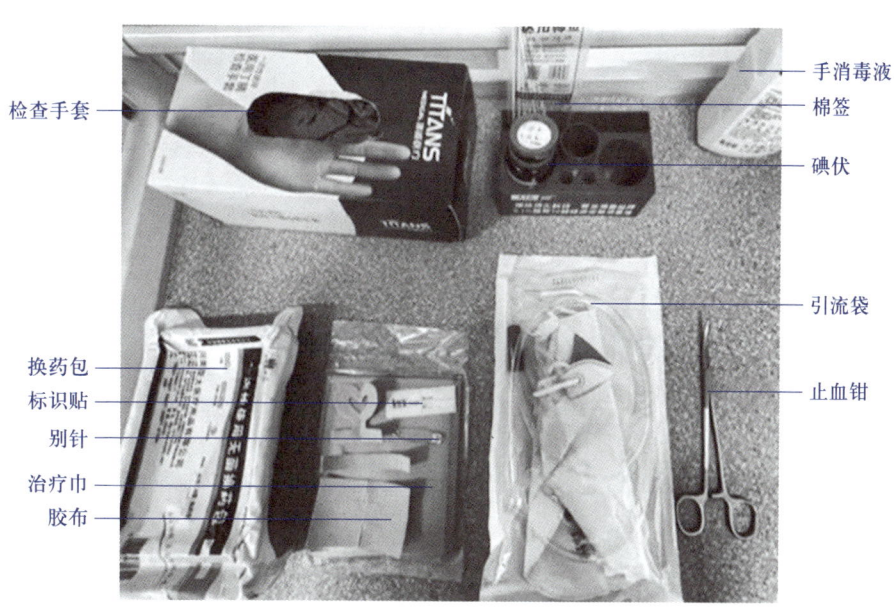

图 7-2-8 用物准备

4. **环境准备** 室内空气清新,光线明亮,温度适宜,符合无菌要求,有消毒隔离措施。

▶ **实施**

操作步骤见表 7-2-2。

表 7-2-2　鼻胆管引流护理技术操作步骤

操作流程	操作步骤	沟通与说明
核对解释	• 核对床号、姓名，向病人或家属解释 • 观察引流管是否通畅，鼻胆管内是否有血块、异物或结石等；引流液的颜色、量和性状 • 观察引流管的状态，鼻胆管有无破损、脱出；与引流袋接管连接是否完好，有无胆汁渗漏。	您好，我是您的责任护士小×，请问您叫什么名字？（我叫×××）×室×床×××，您现在感觉怎么样？为了保持您的鼻胆管固定牢固，引流通畅，预防感染，今天需要给您进行鼻胆管护理，我先看一下您鼻胆管的引流情况，引流管无移位，引流通畅，我去准备用物，您稍等
再次核对安置体位	• 协助病人安置舒适的坐位或卧位，充分暴露鼻胆管	您是×室×床×××吧，现在我给您进行鼻胆管护理。这样的体位舒服吗？（可以）在护理过程中，有任何不舒服，请您告诉我
固定引流管	• 一般采用双固定法，一根胶布固定于鼻翼两侧，另一根胶布绕同侧耳郭后在面颊用胶布固定（图 7-2-9）。 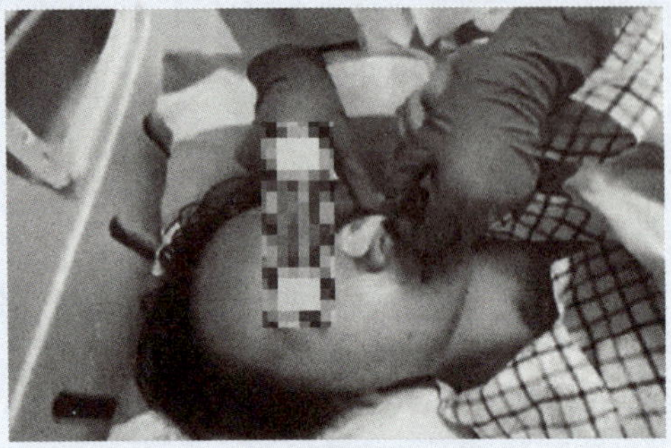 a. 鼻部固定 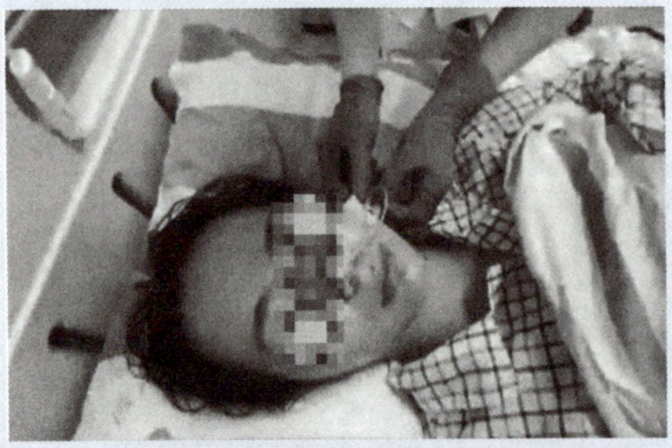 b. 面颊部固定 图 7-2-9　鼻胆管固定	若病人出现剧烈呕吐，则应对症处理，防止鼻胆管脱出或移位。
更换引流袋	• 将引流管理好放置在床上，并将三通管旋转关闭（图 7-2-10） 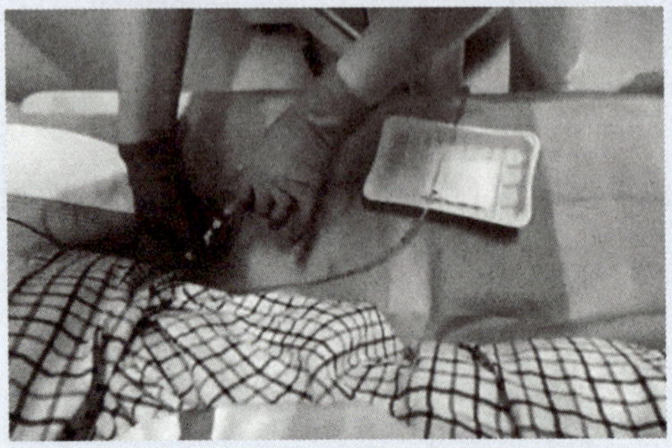 图 7-2-10　关闭鼻胆管引流	我现在给您关闭鼻胆管，如果有什么不适请告诉我。（好的）

操作流程	操作步骤	沟通与说明
更换引流袋	• 暴露并理顺引流管,管下放治疗巾,在导管连接处放置换药盘或消毒弯盘(图7-2-11)	

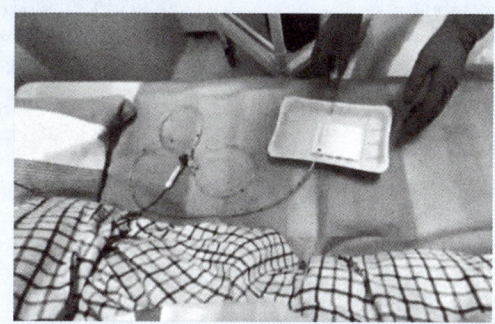

图7-2-11　暴露整理鼻胆管

• 用无齿止血钳夹闭引流管远端(如果没有无齿止血钳,则使用有齿止血钳的尾端来夹闭管腔)(图7-2-12)

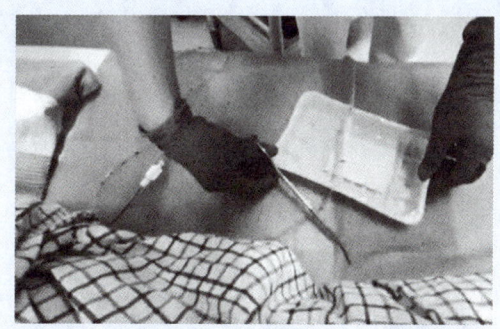

图7-2-12　钳闭鼻胆管远端

• 用纱布包裹引流管连接处,分离引流管和引流袋(图7-2-13)

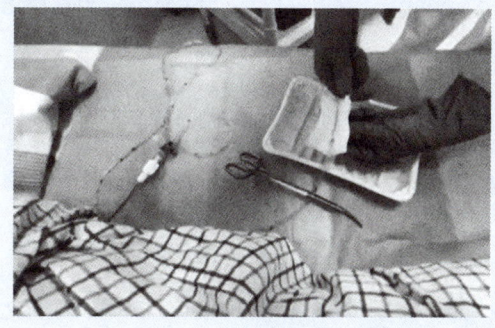

图7-2-13　断开鼻胆管引流

• 消毒:用碘伏棉签消毒管口。顺序:内侧—横断面—外侧(螺旋消毒)(图7-2-14)。
• 连接引流管后,撤掉治疗巾和换药盘(图7-2-15)
• 开放三通开关,松开止血钳(图7-2-16)
• 安置引流袋,将引流袋上的夹子拉到靠近引流袋处
• 将多余的导管卷起,用胶布包裹放好(图7-2-17)
• 将导管标识贴于三通开关上方5 cm处。标注更换引流袋的日期(图7-2-18)

您好,我已经为您更换好了引流袋,您有哪里不舒服吗?（没有）

由于导管比较长,我已经将多余的导管卷起,并用胶布包裹放好,您活动的时候要注意保护好导管,避免牵拉脱出。（好的）您需要注意避免引流管打折、弯曲,保持引流通畅。（好的）如果您发现引流出来的液体颜色有变化、量过多或过少,也请及时通知我。（好的）还有什么需要帮助的吗？（没有了,谢谢)谢谢您的配合,您好好休息,有事请按呼叫器。

操作流程	操作步骤	沟通与说明
更换引流袋		

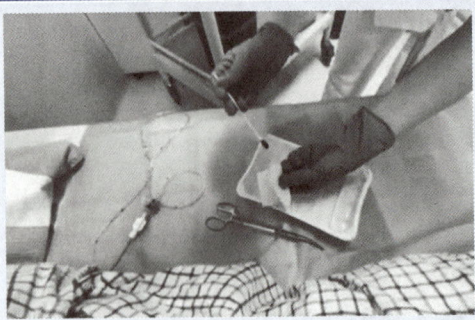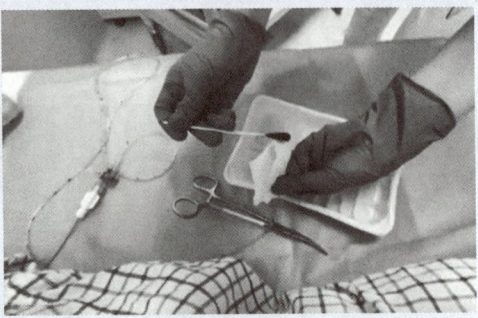

图 7-2-14　鼻胆管远端横断面消毒

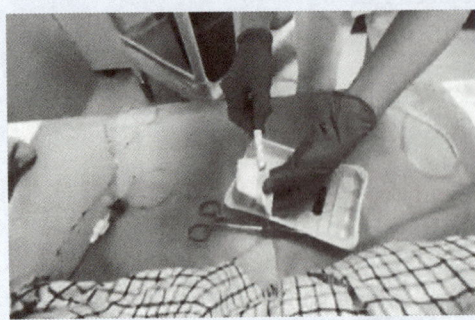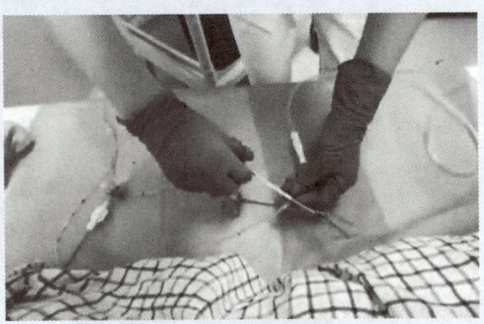

a. 连接引流管　　　　　　　　　　　　　　b. 重建鼻胆管引流

图 7-2-15　重建鼻胆管引流

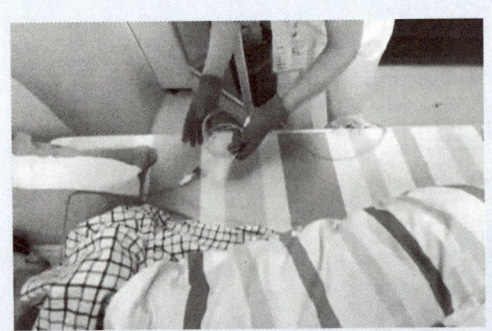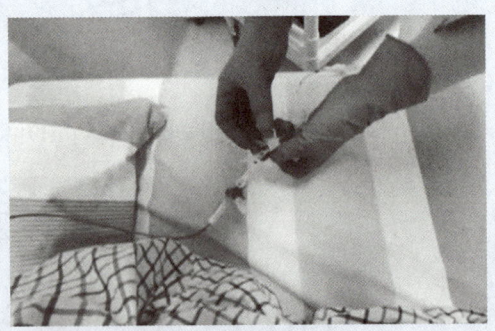

图 7-2-16　开放鼻胆管引流　　　　　　　　图 7-2-17　整理鼻胆管

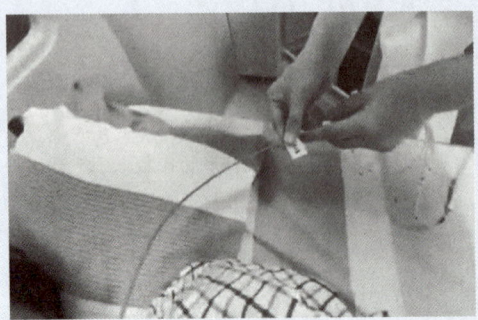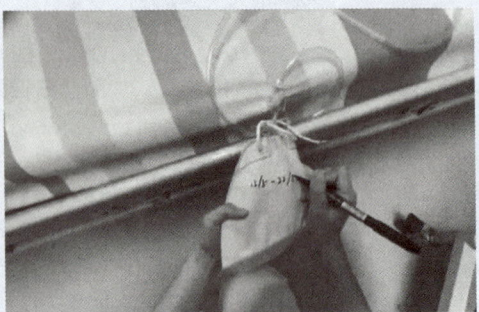

a. 粘贴引流标识　　　　　　　　　　　　　b. 鼻胆管引流标识

图 7-2-18　鼻胆管引流标识

操作流程	操作步骤	沟通与说明
整理记录	• 协助病人取合适体位 • 清理用物,洗手 • 记录:引流管在体外的刻度,评估引流管放置位置有无变化;每天定时倾倒引流液并记录(图7-2-19)	

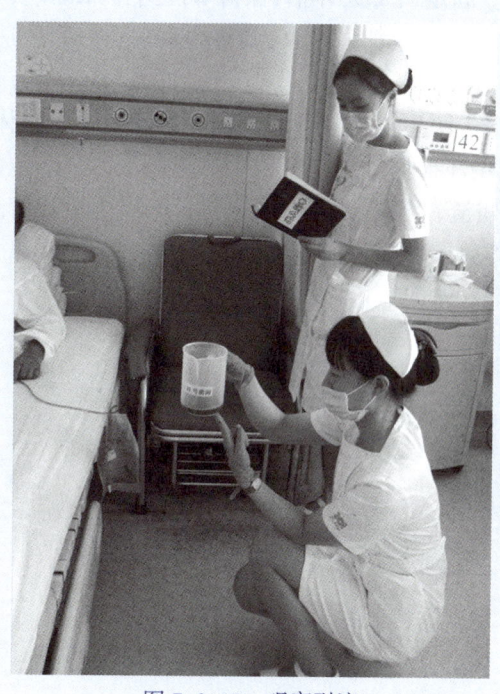

图 7-2-19　观察引流

▶ **任务评价**

 鼻胆管引流护理技术评价表

▶ **问题探究**

1. 如何进行拔管护理?

答:① 鼻胆管引流时间依病情而定,一般在体温、血常规、血淀粉酶恢复正常,腹痛、腹胀、黄疸缓解3天后可拔管。② 胆道取石病人需要行鼻胆管造影后确认无残余结石方可协助医生拔管。

2. 鼻胆管引流观察有哪些注意事项?

答:① 定期观察引流液的颜色、黏稠度、性状和量的变化,判断引流效果。观察引流口敷料有无松动,鼻翼皮肤有无红、肿、破溃等情况。观察生命体征及全身情况,积极预防,及时发现与引流管相关的并发症,发现异常及时报告并解决。② 正常成人每天胆汁分泌量为 800 ml,呈金黄色或黄绿色,清亮无沉渣。若胆汁量过多或突然减少、引流液体异常(如大量血性液、脓液、食物残渣)、颜色变深或变浅、有肝吸虫或蛔虫等应通知医生处理。

3. 意外拔管的防范及处理措施有哪些?

答:(1) 加强健康教育,做好心理护理。置管后应向病人及家属详细说明留置鼻胆管的目的、意义,置管后可能产生的不适、应对方法,以及何时可以拔除鼻胆管等。置管后要加强巡视,多与病人沟通,询问病人感受,对于失语病人要给予语言安慰,并反复强调脱管的危险性,让其提高导管自护的能力,在病人意识较清的第一时间告知鼻胆管的重要性和注意事项。

(2) 严格遵守操作规程,妥善固定鼻胆管。固定后每天评估,保持鼻胆管牢靠固定,如有松脱及时更换。如果病人出现神志模糊、烦躁不安、情绪波动时,应加强约束,调整约束带至松紧合适,限制手的灵活性。此外,应合理使用镇静药。

(3) 若发生导管脱落或意外拔管,应立即报告医生进行处理。严密观察病人的生命体征,注意观察引流管的固定情况、引流量及引流液的颜色。若用注射器抽出空气或十二指肠液,意味着鼻胆管脱出,应考虑拔管或重新置管;若引流量较多,混有食物残渣,经鼻胆管造影证实脱管,需尽早拔管或根据病情和治疗要求选择是否重新置管。发生非计划性拔管后按程序上报不良事件。

鼻胆管引流护理技术问题
测试

▶ **职业精神**

疫路有你——郭敬

任务三 PTCD 护理技术

▶ **目的**

1. PTCD 指经皮肝穿刺胆道引流术能降低胆道压力、减轻黄疸、缓解症状、改善肝功能等,增加择期手术的安全性,减少并发症,降低死亡率。对老年病人,以及身体衰弱、全身情况差、重要脏器功能不全和重度休克者尤为适宜。

2. 经引流管冲洗,缓慢滴注抗生素,进行胆道造影。

3. 通过留置导管,进行化疗、放疗、细胞学检查,经窦道纤维胆道镜取石。

▶ **准备**

1. **护士准备** 衣帽整洁,按七步洗手法洗手,戴无菌口罩。

2. **病人准备** 向病人解释、取得配合;安置舒适体位。

3. **用物准备** 检查手套,无齿止血钳、别针、抗反流引流袋、消毒弯盘(或换药包1套)、碘伏、棉签、治疗巾、胶布、导管标识(图7-2-20)。

4. **环境准备** 室内空气清新,光线明亮,温度适宜,符合无菌要求,有消毒隔离措施。

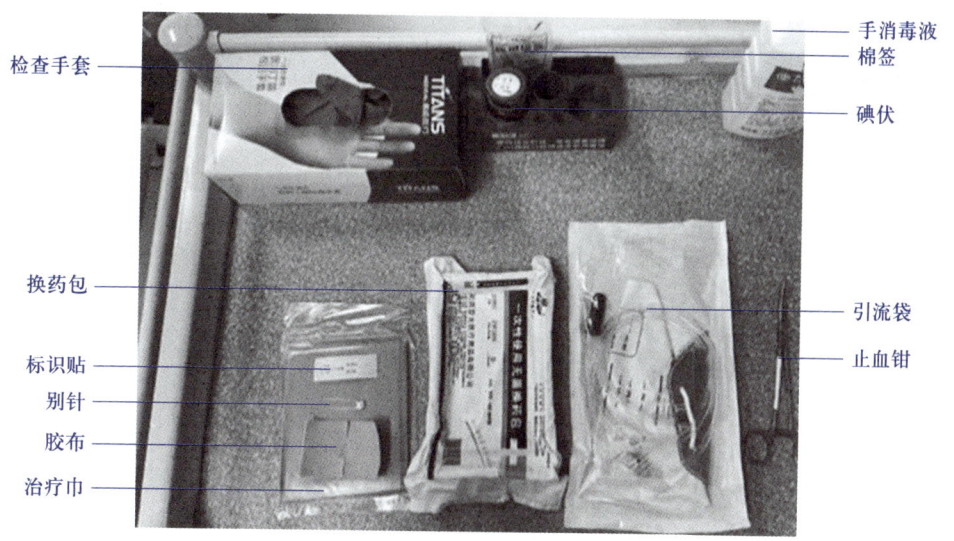

图 7-2-20　用物准备

左侧标注（从上到下）：检查手套、换药包、标识贴、别针、胶布、治疗巾

右侧标注（从上到下）：手消毒液、棉签、碘伏、引流袋、止血钳

▶ 实施

操作步骤见表 7-2-3。

表 7-2-3　PTCD 护理技术操作步骤

操作流程	操作步骤	沟通与说明
核对解释	• 核对床号、姓名，向病人或家属解释 • 观察引流管是否通畅。PTCD 管内是否有血块、异物或结石等；引流液的颜色、量和性状 • 观察引流管的状态。PTCD 管有无破损、脱出；与引流袋接管连接处是否完好，有无胆汁渗漏	您好，我是您的责任护士小×，请问您叫什么名字？（我叫×××）×室×床×××，您现在感觉怎么样？为了保持您的 PTCD 管引流通畅，预防感染，今天需要给您进行 PTCD 管护理，我先看一下您 PTCD 管的引流情况，引流管无移位，引流通畅，我去准备用物，您稍等
再次核对安置体位	• 协助病人安置舒适的坐位或卧位，充分暴露 PTCD 管	您是×室×床×××吧，现在我给您进行 PTCD 管护理。这样的体位舒服吗？（可以）在护理过程中，有任何不舒服，请您告诉我
固定引流管	• 用胶布将 PTCD 管粘贴在皮肤上（图 7-2-21） 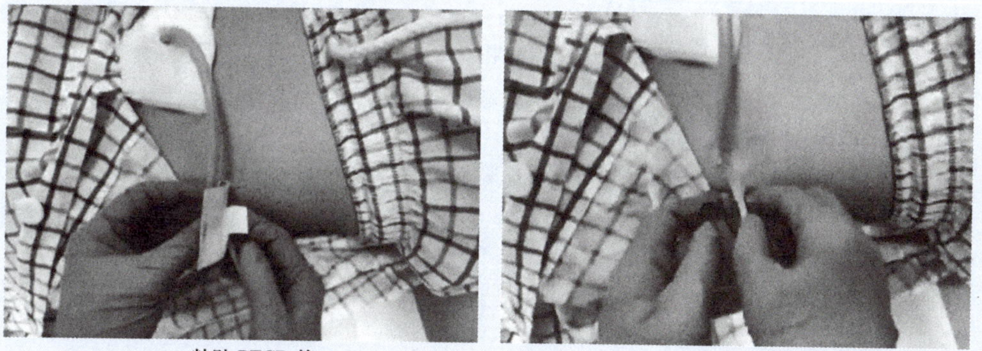	

a. 粘贴 PTCD 管　　　　　　　　　b. PTCD 管固定

图 7-2-21　PTCD 管的粘贴与固定

操作流程	操作步骤	沟通与说明
更换引流袋	• 暴露并理顺引流管 • 管下放治疗巾、换药盘（图7-2-22） 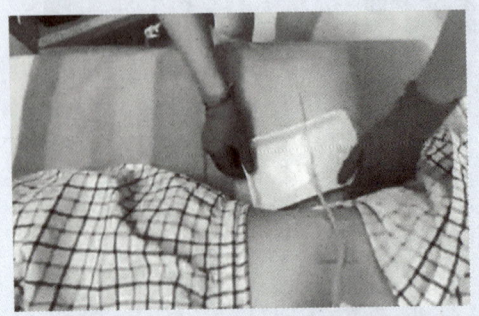 图7-2-22　暴露整理PTCD管 • 用无齿止血钳夹闭引流管（如果没有无齿止血钳，则使用有齿止血钳的尾端来夹闭管腔）（见图7-2-23） 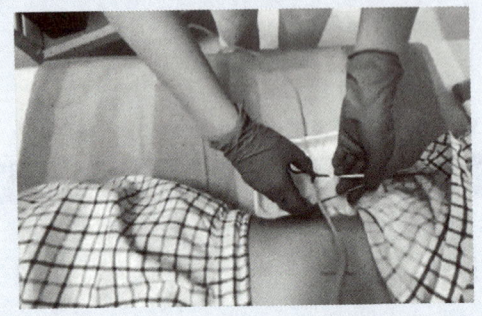 图7-2-23　钳闭PTCD管引流 • 用纱布包裹引流管连接处，分离引流管和引流袋（图7-2-24） 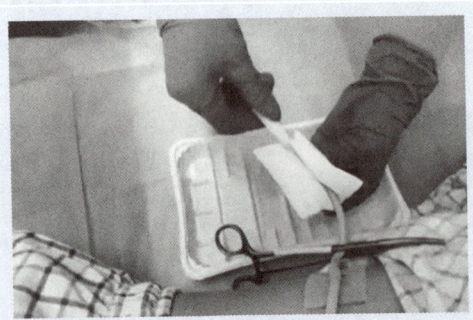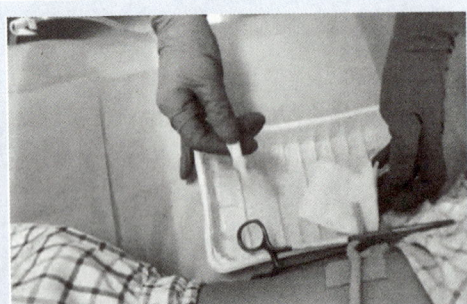 a. 包裹引流管连接处　　　　　b. 分离引流管和引流袋 图7-2-24　断开PTCD管引流 • 消毒：用碘伏棉签消毒管口；消毒顺序：内侧—横断面—外侧（螺旋消毒）（图7-2-25） • 将引流袋上的夹子拉到靠近引流袋处，并连接新的引流袋（图7-2-26）	我现在给您钳闭PTCD管，如果有什么不适请告诉我。（好的）

操作流程	操作步骤	沟通与说明

更换引流袋

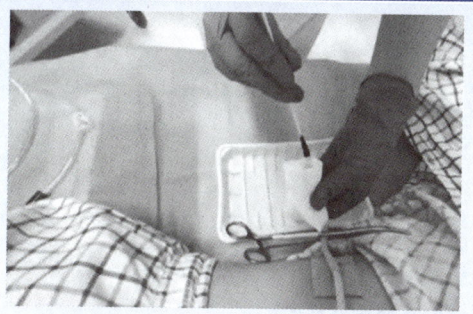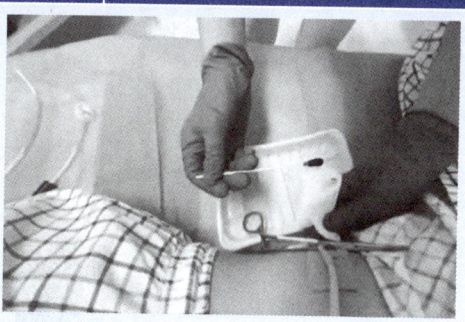

图 7-2-25　PTCD 管远端横断面消毒

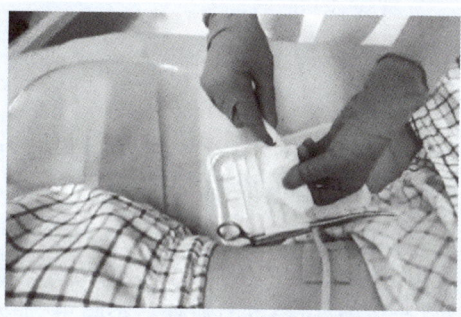

图 7-2-26　重建 PTCD 管引流

• 松开无齿止血钳,安置引流袋,检查导管是否通畅(图 7-2-27)

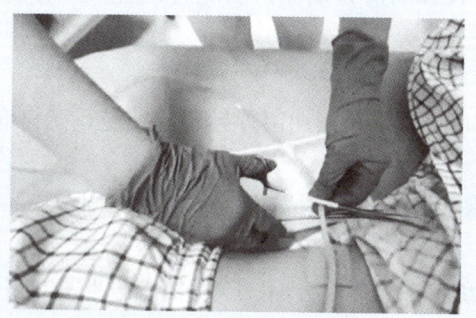

图 7-2-27　开放 PTCD 管引流

• 将导管标识贴于引流管距远心端管口 5 cm 处,注明时间、刻度
• 标注更换引流袋的日期(图 7-2-28)

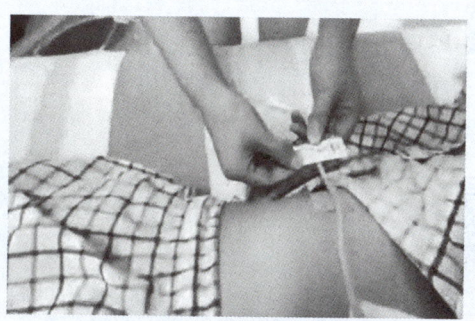

图 7-2-28　PTCD 管导管标识

您好,我已经为您更换好了引流袋,您有哪里不舒服吗?（没有）

请您注意引流管水平高度不超过引流管皮肤出口水平。(好的)您活动的时候要注意保护好导管,避免牵拉脱出。(好的)您需要注意避免引流管打折、弯曲,保持引流通畅。(好的)如果您发现引流出来的液体颜色有变化、量过多或过少,也请及时通知我。(好的)还有什么需要帮助的吗?（没有了,谢谢)谢谢您的配合,您好好休息,有事请按呼叫器

操作流程	操作步骤	沟通与说明
整理记录	• 协助病人取合适体位 • 清理用物,洗手 • 记录	

▶ 任务评价

PTCD 护理技术评价表

▶ 问题探究

1. 如何进行体位和活动指导?

答:① 在病人步行、坐下、站立时,协助其固定导管和引流袋。病情许可时,钳夹管路便于活动。② 在病人离床活动时,引流袋应固定于低于引流管插入部位 20~30 cm。

2. PTCD 管护理的注意事项有哪些?

答:① PTCD 后注意观察有无血性胆汁流出,病人有无内出血表现,术后 1~2 天胆汁呈混浊墨绿色,以后逐渐呈青黄色或黄绿色。若胆汁引流量突然减少,应检查引流管是否脱出,如发现脱出应通知医生及时处理。② 重度梗阻性黄疸的病人不能行开腹手术或需择期手术时可行 PTCD,将胆汁引出体外,以减轻黄疸,改善肝功能。胆管恶性肿瘤行 PTCD 后需长期保留引流管,应指导病人及家属进行 PTCD 引流的自我管理,完善导管延续护理服务。

3. 如何预防胆道感染?

答:胆道感染一般与消毒不严格、操作时间过长及长期留置导管导致逆行感染有关。预防及处理措施如下:

(1) 定期更换引流袋,减少引流接口分离的频率,使用抗反流引流袋,每周更换一次,更换时注意两头接口的消毒。

(2) 引流袋的位置要尽量在管口平面以下。移动病人时,需要将引流管先夹闭,若引流液超过中线时,需要及时倾倒,避免发生逆流。

(3) 观察病人是否出现腹痛、畏寒、发热、黄疸等症状。PTCD 管引流液的色、质、量是否发生变化。若病人的引流液呈黄色絮状物且合并发热,血常规示白细胞计数持续增多,则可能为胆道感染。此时应保证导管的引流通畅,准确选用抗生素静脉滴注或冲洗,同时采用物理或药物方式降温。

PTCD 护理技术问题测试

▶ 职业精神

疫路有你——郭敬

(项　彬)

模块八

泌尿外科常用护理技术

━ ▶▶▶ **模块导航**

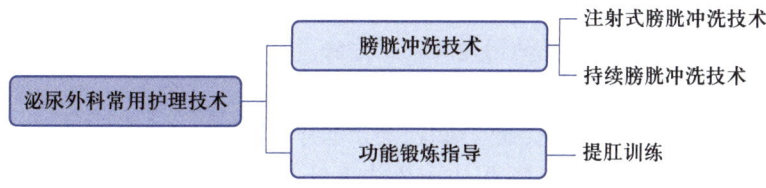

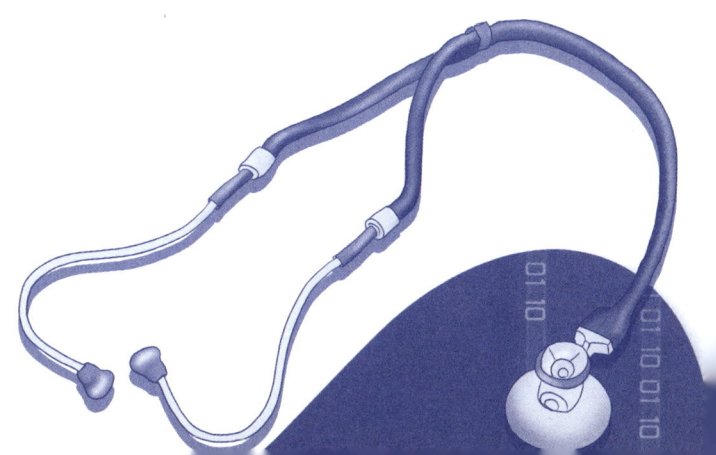

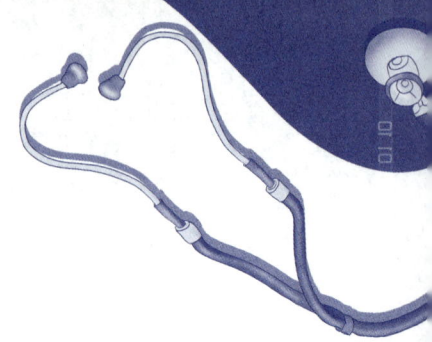

❯ 项目一
膀胱冲洗技术

学习目标

知识目标：1. 熟记膀胱冲洗的适应证及冲洗液的种类。

2. 熟记膀胱冲洗的目的、注意事项。

3. 熟记膀胱冲洗的护理要点。

技能目标：1. 熟练掌握膀胱冲洗的操作要点。

2. 熟练掌握并根据适应证选择相应的冲洗液。

3. 熟练掌握预防导尿管堵塞的措施。

4. 掌握冲洗过程中常见的问题及处理方法。

素养目标：1. 具有良好的礼仪规范，行为举止符合礼仪要求。

2. 具有良好的职业道德，谨言慎行，忠于职守。

3. 具有很好的护患沟通能力，与病人沟通融洽。

4. 具有较强的人文关怀理念，对病人关怀备至。

5. 热爱护理工作，践行社会主义核心价值观。

临床案例

病人王×，男，61岁。因"体检发现前列腺增生症3年，反复尿频、尿急，伴腰部酸痛1月余"非急诊步行入院。查体：T 36.5℃，P 84次/分，BP 132/80 mmHg。B超提示：前列腺多发实质性占位病变——部分团块血供丰富；前列腺增生并钙化。前列腺 MRI 提示：前列腺增生症，不除外增生腺体内癌灶可能。行经直肠前列腺穿刺活检，病理检查结果示：前列腺增生症。入院后完善相关检查，无手术禁忌证，在全身麻醉下行经尿道前列腺电切术。术后于10:17从ICU返回病房，神志清醒，生命体征平稳，尿道通畅。

任务分析

1. 病人留有三腔气囊导尿管，术后回病房，护士要观察引流的情况，进行相应护理。

2. 护士应密切监测病人病情、生命体征、出血情况，记录24小时出入量。

3. 术后用生理盐水经三腔气囊导尿管进行膀胱冲洗，需保持管道通畅，防止管道受压、扭曲。

任务一 注射式膀胱冲洗技术

▶ 目的

1. 解除尿道梗阻，保持尿道通畅。
2. 清洁膀胱，缓解局部疼痛和刺激症状。
3. 预防及治疗感染、出血。
4. 预防尿潴留。
5. 辅助膀胱肿瘤治疗。

▶ 准备

1. **护士准备** 衣帽整洁，按七步洗手法洗手，戴无菌口罩。
2. **病人准备** 向病人解释、取得配合；安置舒适体位；必要时遵医嘱用镇静药或镇痛药。
3. **用物准备** 膀胱冲洗盘 1 套（内置治疗巾 1 块、50 ml 膀胱注洗器 1 支、治疗碗 2 个、纱布 2 块、持物钳 1 把、药杯 1 个、无菌棉球 4 个）、遵医嘱配制冲洗液（或生理盐水 500 ml）、启瓶器、复合碘医用消毒棉签、大持物钳及容器、小持物钳及容器、75% 乙醇溶液、清洁手套、污物罐、手消毒液。
4. **环境准备** 室内空气清新，光线明亮，温度适宜，符合无菌要求，有消毒隔离措施。

▶ 实施

注射式膀胱冲洗技术操作
视频

操作步骤见表 8-1-1。

表 8-1-1 注射式膀胱冲洗技术操作步骤

操作流程	操作步骤	沟通与说明
核对解释	• 核对床号、姓名，向病人或家属解释	您好，我是您的责任护士小×，请问您叫什么名字？（我叫×××）×室×床×××，您现在感觉怎么样？现在是术后第 1 天，为了预防血块堵塞您的导尿管、促进伤口愈合，今天需要给您做注射式膀胱冲洗，我先看一下导尿管的情况好吗？（可以）三腔气囊导尿管引流通畅、引流液有血无血块；尿道口无肿胀、无渗血、无渗液。我去准备用物，您稍等
准备冲洗	• 按铺无菌治疗盘法准备膀胱冲洗盘 • 向治疗碗内倒入 38~40℃膀胱冲洗液（图 8-1-1）	准备冲洗液

冲洗液

治疗碗

膀胱注洗器
小药杯
止血钳
治疗碗
无菌治疗巾

图 8-1-1　倒入膀胱冲洗液

操作流程	操作步骤	沟通与说明
准备冲洗	• 向药杯内倒入 75% 乙醇溶液（图 8-1-2）	

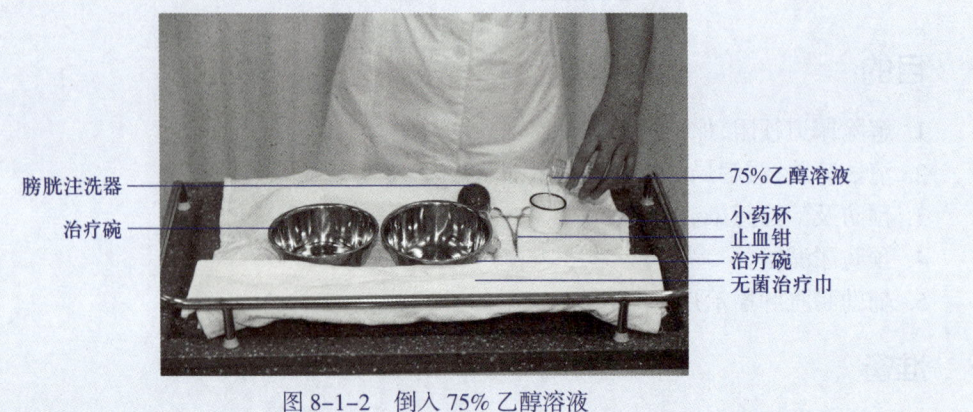

图 8-1-2　倒入 75% 乙醇溶液

铺治疗巾	• 戴手套，取无菌治疗巾铺于导尿管下（图 8-1-3） • 用无菌持物钳取出一个治疗碗和一块纱布置于导尿管旁（图 8-1-4）	您是 × 室 × 床 ××× 吧，现在我将为您进行注射式膀胱冲洗技术操作。您这样躺着舒服吗？（可以）

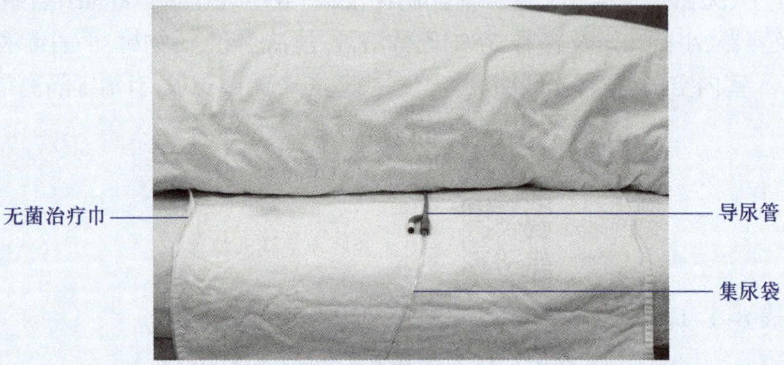

图 8-1-3　铺无菌治疗巾于导尿管下

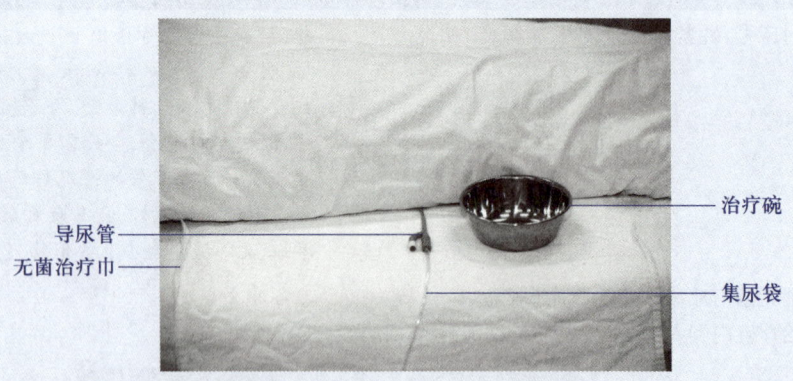

图 8-1-4　治疗碗及纱布置于导尿管旁

安置体位	• 核对并协助病人安置合适体位	
消毒导管	• 分开导尿管与集尿袋引流管接头连接处 • 用无菌纱布包裹集尿袋引流管口 • 取 75% 乙醇常规消毒导尿管口和引流管接头（内壁→外壁→内壁） • 用无菌纱布包裹（图 8-1-5）	现在需要给导尿管进行消毒，我会尽量轻柔的，如果有什么不适请您及时告诉我

操作流程	操作步骤	沟通与说明

消毒导管

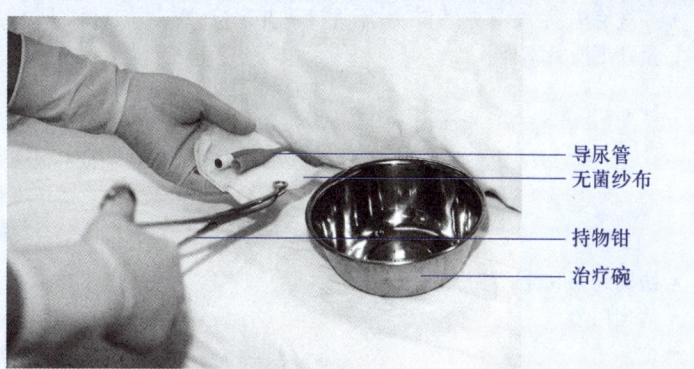

导尿管
无菌纱布
持物钳
治疗碗

图 8-1-5　无菌纱布包裹导尿管

接冲洗口　• 用膀胱注洗器吸取 50 ml 冲洗液、连接导尿管　连接冲洗口
（图 8-1-6）　取下注洗器

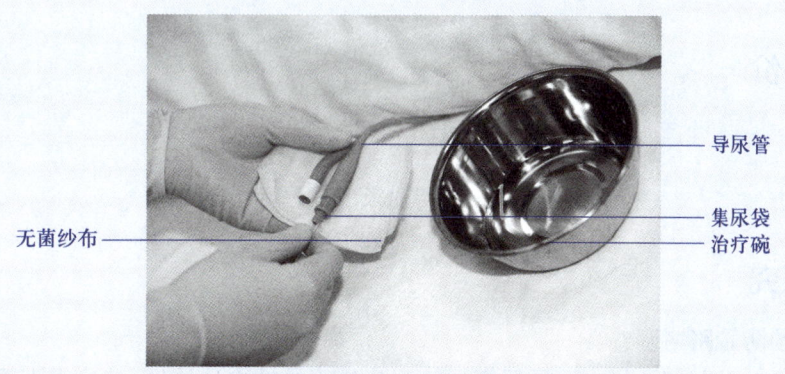

无菌纱布

导尿管
集尿袋
治疗碗

图 8-1-6　连接导尿管与引流管

注冲洗液　• 缓慢注入总量为 200~300 ml 的冲洗液后,取下膀
胱注洗器
• 让冲洗液自行流出或轻加抽吸
• 反复冲洗,直至流出液澄清为止(图 8-1-7)

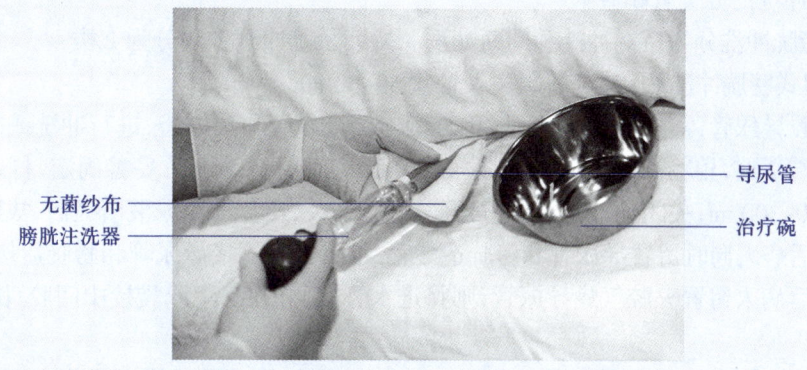

无菌纱布
膀胱注洗器

导尿管
治疗碗

图 8-1-7　反复冲洗

冲洗观察　• 观察冲洗液的颜色、是否通畅、询问和观察病人
反应　您别担心,冲洗是通畅的,引流液的颜色也是正常的。
请问您有哪里不舒服吗?（没有）

操作流程	操作步骤	沟通与说明
停止冲洗	• 冲洗完毕,消毒导尿管口、引流管接头并连接,或重新更换引流袋	×室×床×××,已经给您冲洗完膀胱了,您现在感觉怎么样?(挺好的)您要多喝水,每天保证尿量大于2 000 ml,以达到自身冲洗的目的。保持引流管通畅,防止引流管及冲洗管折叠、弯曲、受压和脱出;同时保持引流袋高度低于耻骨联合水平,防止发生逆行感染。您还有什么需要帮助的吗?(没有了,谢谢)谢谢您的配合,您好好休息,有事请按呼叫器
整理记录	• 协助病人取合适体位 • 清理用物 • 记录	清理用物:① 一般病人用物按医用垃圾分类处理:消毒的碘伏棉球放入弯盘,倒入黄色医用垃圾袋;镊子、止血钳、弯盘放带盖的容器内一并送供应室进行消毒灭菌处理。② 特殊感染病人用物处理:消毒的碘伏棉球焚烧处理,所有医用垃圾分类放置后再装入双层黄色垃圾袋内,外用1 500~2 000 mg/L 含氯消毒剂喷雾消毒后放到医用垃圾暂存间

▶ **任务评价**

注射式膀胱冲洗技术评价表

▶ **问题探究**

1. 如何预防管路堵塞?

答:术后12天内,血尿严重,导尿管或膀胱造瘘管易被血块堵塞,故应多巡视病人,密切观察冲洗滴管内的滴速与集尿袋内液体量的增长情况。发现集尿袋内无液体流出或量少,或膀胱造瘘切口处有较多渗液、渗血,或尿道口有大量液体流出,或膀胱区膨隆,主诉尿憋时,提示管路堵塞,可挤捏导尿管或造瘘管,必要时用膀胱冲洗器连接导尿管或膀胱造瘘管,进行手动膀胱冲洗,使冲洗通畅。若采取措施后,仍不能使冲洗液顺畅流出,应立即报告医生,协助更换导尿管。

2. 膀胱冲洗的分类有哪些?

答案:膀胱冲洗分为持续冲洗和间断冲洗。持续膀胱冲洗方法分为2类:

(1)封闭式膀胱冲洗法:冲洗液距病人骨盆50~60 cm。

如为双腔导尿管,需先连接Y型管,再分别连接进水管和集尿袋,进行冲洗或先关闭集尿袋,常规消毒导尿管末端2遍,用输液器针头刺入导尿管内(切勿刺入水囊腔),妥善固定,打开输液器开关,灌入膀胱冲洗液250~300 ml,关闭输液器开关,打开集尿袋开关,反复洗至尿液清亮后,拔除针头,冲洗完毕。

如手术后病人同时留置导尿管和膀胱造瘘管,可将进水管接导尿管和膀胱造瘘管集尿袋,进行冲洗。

如手术后病人留置三腔气囊导尿管,则将进水管接侧边腔,集尿袋接中间腔(因其管径宽,利于引流)进行冲洗。

(2)开放式膀胱冲洗:用膀胱冲洗器或者膀胱注洗器,通过导尿管或膀胱造瘘管进行手动膀胱冲洗。冲洗时将导尿管或膀胱造瘘管与集尿袋分离,妥善保护集尿袋接头,放置一边。常规消毒导尿管或膀胱造瘘管末端,操作者一手衬无菌纱布,握住导尿管末端,一手持抽好膀胱冲洗液的冲洗器与导尿管连接,缓缓注入冲洗液进行冲洗,每次冲洗量应少于50 ml,让液体自行流出或缓慢抽吸,反复冲4~6次,抽出的液体不可回注入膀胱内。冲洗完毕将集尿袋接口消毒后,与导尿管连接继续引流。

注射式膀胱冲洗技术问题测试

▶ 职业精神

疫路有你——曾东玉

任务二 持续膀胱冲洗技术

▶ 目的

1. 解除尿道梗阻,保持尿道通畅。
2. 清洁膀胱,缓解局部疼痛和刺激症状。
3. 预防及治疗感染、出血。
4. 预防尿潴留。
5. 辅助膀胱肿瘤治疗。

▶ 准备

1. **护士准备** 衣帽整洁,按七步洗手法洗手,戴无菌口罩。
2. **病人准备** 向病人解释、取得配合;安置舒适体位;必要时遵医嘱用镇静药或镇痛药。
3. **用物准备** 无菌换药盘2套,内有镊子2把、0.25% 碘伏棉球6个,止血钳2把。遵医嘱配制冲洗液(或生理盐水3 000 ml),膀胱冲洗器2支,手消毒液,无菌镊子罐,消毒治疗盘,无菌引流袋2个、别针。医用垃圾桶,生活垃圾桶,储液瓶,量杯等。
4. **环境准备** 室内空气清新,光线明亮,温度适宜,符合无菌要求,有消毒隔离措施。

▶ 实施

持续膀胱冲洗技术操作视频

操作步骤见表8-1-2。

表8-1-2 持续膀胱冲洗技术操作步骤

操作流程	操作步骤	沟通与说明
核对解释	• 核对床号、姓名,向病人或家属解释	您好,我是您的责任护士小×,请问您叫什么名字? (我叫×××)×室×床×××,您现在感觉怎么样? 现在是术后第1天,为了预防血块堵塞您的导尿管、促进伤口愈合,今天需要给您做持续膀胱冲洗,我先看一下您导尿管的情况好吗? (可以)三腔气囊导尿管引流通畅、引流液有血无血块;尿道口无肿胀、无渗血、无渗液。我去准备用物,您稍等

操作流程	操作步骤	沟通与说明
安置体位	• 协助病人安置合适体位	您是×室×床×××吧,现在我将为您进行持续膀胱冲洗技术操作。您这样躺着舒服吗?（可以）
接冲洗袋	• 核对检查冲洗液,将膀胱冲洗液挂于输液架上(图 8-1-8) 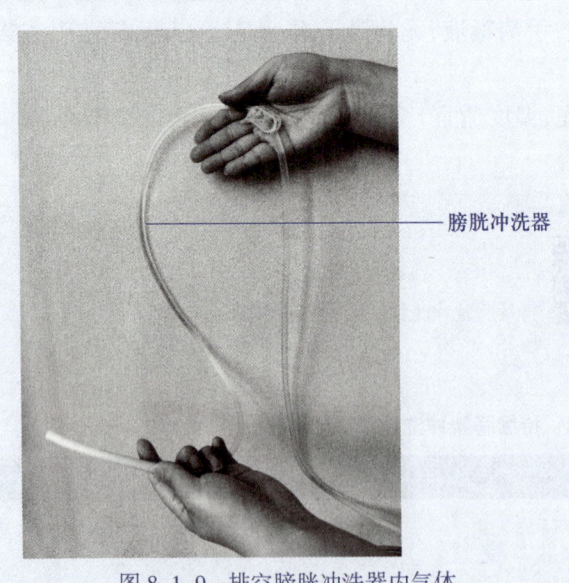 图 8-1-8　挂冲洗液于输液架上 • 常规消毒冲洗袋,连接冲洗器	我现在给您连接一下冲洗袋
排尽气体	• 将膀胱冲洗器管内气体排出并用止血钳夹闭(图 8-1-9) 膀胱冲洗器 图 8-1-9　排空膀胱冲洗器内气体	排空冲洗器管内气体

操作流程	操作步骤	沟通与说明
暴露导管	• 打开清洁治疗盘内的治疗巾 • 暴露三腔气囊导尿管的衔接部分(图 8-1-10)	我现在需要看一下您的导尿管,可以吗?(可以)

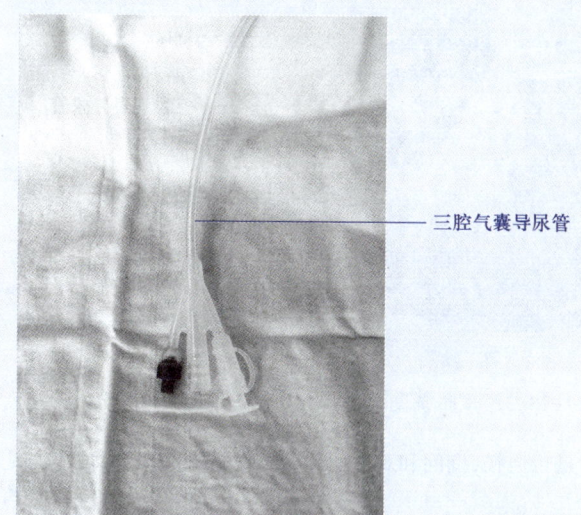

———三腔气囊导尿管

图 8-1-10 暴露三腔气囊导尿管的衔接部分

• 将弯盘放于病人身旁(图 8-1-11)

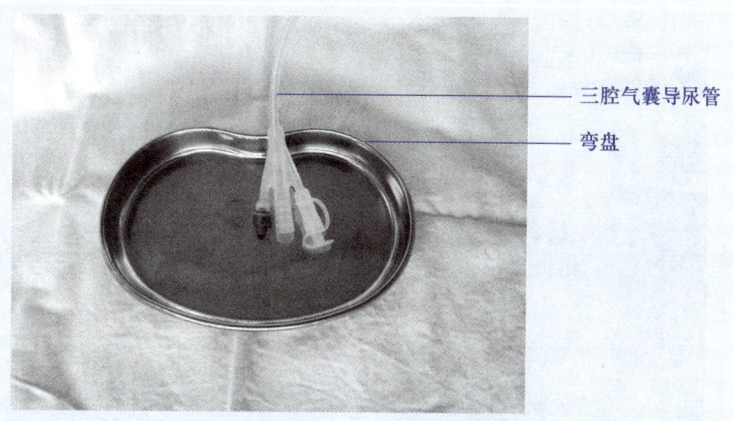

———三腔气囊导尿管
———弯盘

图 8-1-11 放置弯盘

| 消毒导尿管 | • 用镊子(止血钳)夹取碘伏棉(纱)球依次消毒导尿管冲洗口接口(内壁→外壁→内壁)(图 8-1-12) | 现在需要给导尿管进行消毒,我会尽量轻柔的,如果有什么不适请您及时告诉我 |

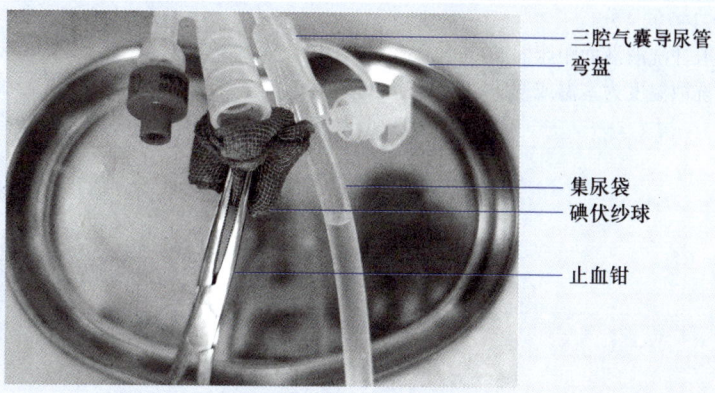

———三腔气囊导尿管
———弯盘

———集尿袋
———碘伏纱球

———止血钳

图 8-1-12 消毒导尿管

操作流程	操作步骤	沟通与说明
接冲洗口	• 将膀胱冲洗器与导尿管冲洗口连接(图8-1-13) 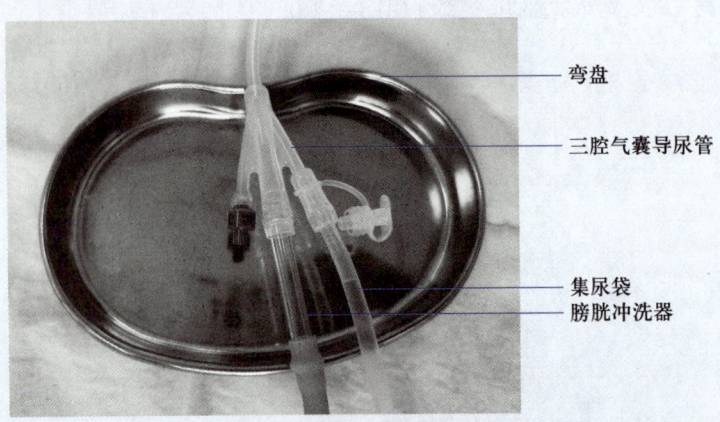 图 8-1-13　连接膀胱冲洗器与导尿管冲洗口	连接冲洗口
松止血钳	• 松开止血钳,观察引流液的颜色、是否通畅,询问和观察病人反应(图8-1-14) 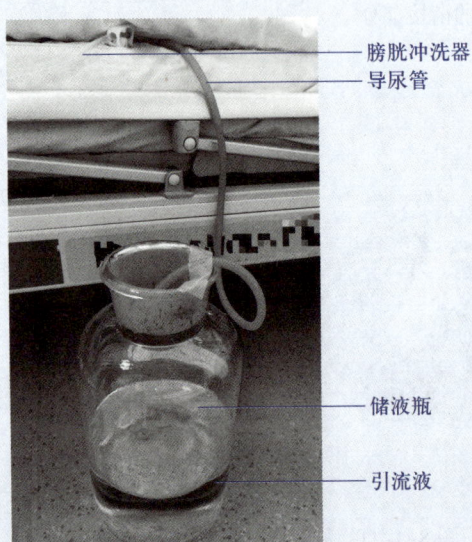 图 8-1-14　观察引流液	松开止血钳。您别担心,冲洗是通畅的,引流液颜色也是正常的。请问您有哪里不舒服吗?(没有)
调节速度	• 根据引流液的颜色、量调节冲洗速度,一般冲洗速度为60~140 滴/分 • 一般冲洗液液面距床面 60 cm • 冲洗液温度为室温或遵医嘱	根据医嘱及引流液颜色调节冲洗液速度为60~140 滴/分,密切观察引流液的量及颜色。×室×床×××,已经在给您冲洗膀胱了,您这样躺着舒服吗?(可以)请您在持续膀胱冲洗期间保持合适卧位,保持引流管通畅,防止引流管及冲洗管折叠、弯曲、受压和脱出;同时保持引流袋高度低于耻骨联合水平,防止发生逆行感染;不要随便调节冲洗速度。您还有什么需要帮助的吗?(没有了,谢谢)谢谢您的配合,您好好休息,有事请按呼叫器

图 8-1-13 标注:弯盘、三腔气囊导尿管、集尿袋、膀胱冲洗器

图 8-1-14 标注:膀胱冲洗器、导尿管、储液瓶、引流液

操作流程	操作步骤	沟通与说明
停止冲洗	• 核对床号、姓名,向病人或家属解释 • 暴露操作部位,注意保暖 • 打开清洁盘内治疗巾,将换药盘放于病人身旁 • 关闭膀胱冲洗器,分离导尿管冲洗口及冲洗器接头,用镊子(止血钳)夹取碘伏棉(纱)球依次消毒导尿管冲洗口(内壁→外壁→内壁) • 盖上导尿管冲洗口盖子 • 用快速手消毒液消毒双手 • 协助病人取合适体位	您好,请问您叫什么名字?(我叫×××)×室×床×××,您现在感觉怎么样?(挺好的)我现在将为您停止膀胱冲洗。我会尽量轻柔的,如果有什么不适,请您及时告诉我 膀胱冲洗已经为您停了,您要多喝水,保证每天的尿量大于2 000 ml,以达到自身冲洗的目的。保持引流管通畅,防止引流管及冲洗管折叠、弯曲、受压和脱出;同时保持引流袋高度低于耻骨联合水平,防止发生逆行感染 您还有什么需要帮助的吗?(没有了,谢谢)谢谢您的配合,您好好休息,有事请按呼叫器
整理记录	• 清理用物 • 记录	清理用物:① 一般病人用物按医用垃圾分类处理:消毒用过的碘伏棉(纱)球放入弯盘,倒入黄色医用垃圾袋;镊子、止血钳、弯盘放带盖的容器内一并送供应室进行消毒灭菌处理。② 特殊感染病人用物处理:消毒的碘伏棉(纱)球焚烧处理,所有医用垃圾分类放置后再装入双层黄色垃圾袋内,外用1 500~2 000 mg/L 含氯消毒剂喷雾消毒后放到医用垃圾暂存间

▶ 任务评价

持续膀胱冲洗技术评价表

▶ 问题探究

1. 膀胱冲洗的适应证、禁忌证和并发症有哪些?

答:适应证:① 经尿道前列腺切除术(TURP)、经尿道膀胱肿瘤切除术(TURBT)术后的病人。② 因前列腺、膀胱、肾、输尿管、尿道疾病致出血严重的病人。③ 不明原因致泌尿系统器官出血的病人。

禁忌证:膀胱破裂或疑似膀胱破裂的病人。

并发症:① 膀胱痉挛。② 尿急、尿痛。③ 感染。

2. 膀胱冲洗液的种类有哪些?

答:生理盐水、0.02% 呋喃西林、0.2% 氯己定、甲硝唑注射液等。

3. 如何判断病人发生了膀胱痉挛?

答:如果冲洗液不滴或速度减慢,甚至液体反流,同时冲出速度减慢或不流出,引流液颜色呈一过性加深,并且病人主诉有痉挛性疼痛和尿憋、伴强烈尿意,深呼吸后能逐渐缓解,提示发生了膀胱痉挛,应减慢冲洗速度,通知医生给予对症处理。

4. 膀胱冲洗时如何调节冲洗速度及冲洗液温度?

答:冲洗速度:膀胱冲洗速度为 60~140 滴 / 分,如果冲洗速度达 250 滴 / 分,会引起病人心率加快及血压增高,同时冲洗过快,会增加对膀胱壁的机械性损伤。大量冷冲洗液刺激膀胱平滑肌,可诱发膀胱痉挛。因此,应根据出血情况调节冲洗速度,出血多时可大量冲洗,液体可呈直线滴入,最快可达 300~600

滴 / 分,同时应密切观察病人的生命体征和腹部情况;当引流液呈淡红色时,将滴速调至 80~100 滴 / 分;当尿液澄清后,将滴速调为 60~80 滴 / 分。

冲洗液温度:采取温度为 30~35℃的冲洗液冲洗膀胱,可有效地减少膀胱痉挛发生的次数。

 持续膀胱冲洗技术问题
测试

▶ **职业精神**

 疫路有你——唐莲

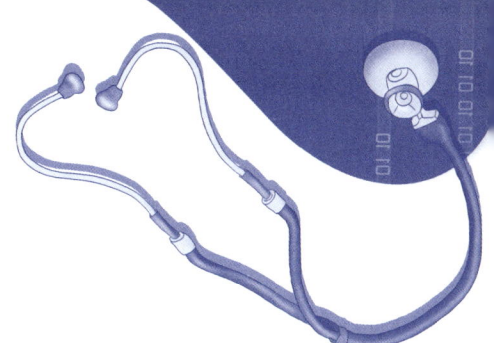

项目二
功能锻炼指导

学习目标

知识目标：1. 熟记提肛训练的适应证及禁忌证。
2. 熟记提肛训练的目的、注意事项。
3. 熟记提肛训练的护理要点。

技能目标：1. 熟练掌握提肛训练的操作要点。
2. 熟练掌握提肛训练并根据适应证选择相应的体位。
3. 熟练掌握提肛训练的频率。

素养目标：1. 具有良好的礼仪规范，行为举止符合礼仪要求。
2. 具有良好的职业道德，谨言慎行，忠于职守。
3. 具有很好的护患沟通能力，与病人沟通融洽。
4. 具有较强的人文关怀理念，对病人关怀备至。
5. 热爱护理工作，践行社会主义核心价值观。

临床案例

病人李 × ，男，37 岁。2 年前无明显诱因反复出现肛门部肿物脱出，可自行回纳。1 周前出现大便后点滴样出血，无发热、恶心、呕吐、腹泻。查体：T 36.5℃，P 74 次 / 分，BP 120/80 mmHg。自主体位，神志清楚，全身皮肤及巩膜无黄染，全身浅表淋巴结无肿大。两肺呼吸音清晰，未闻及干湿啰音。HR 74 次 / 分，律齐，未闻及病理性杂音，腹部平软，肝、脾肋下未触及，未触及腹部包块，肠鸣音正常。专科查体：病人左侧卧位，肛周无溃疡、红肿、瘢痕等，肛门 7 点位可见肿物脱出，直肠空虚，直肠光滑，未及肿物，无压痛，指套退出无血染。实验室检查：血常规：白细胞 6.02×10^9/L，中性粒细胞百分比 70%，红细胞 3.15×10^9/L，血红蛋白 103 g/L。肝功能、肾功能均正常。诊断：混合痔。入院后完善相关检查，无手术禁忌证，在局部麻醉下行混合痔外剥内扎术。术后给予软化大便等对症处理。

任务分析

1. 术后 2~3 天建议食用半流质或者比较软的食物，防止粪便干结，影响伤口愈合。
2. 护士应密切监测病人病情、生命体征、出血情况。
3. 按时换药，保持敷料清洁干燥，坚持坐浴，预防伤口感染。
4. 术后 2~3 天开始护士应指导病人做提肛训练，以促进肛门括约肌的恢复，改善局部血液循环。

任务 提 肛 训 练

▶ **目的**

1. 增加肛门周围肌肉的收缩能力,维持正常的排泄功能与肌肉运动。
2. 改善肛门及盆底局部的血液循环和淋巴回流,预防和治疗肛周疾病。
3. 治疗女性阴道松弛,帮助女性缩紧阴道。
4. 预防及辅助治疗前列腺疾病。

▶ **准备**

1. **护士准备** 衣帽整洁,按七步洗手法洗手,戴无菌口罩。
2. **病人准备** 向病人解释、取得配合;安置舒适体位。
3. **环境准备** 室内空气清新,光线明亮,温度适宜,符合无菌要求,有消毒隔离措施。

▶ **实施**

提肛训练技术操作视频

操作步骤见表 8-2-1。

表 8-2-1 提肛训练技术操作步骤

操作流程	操作步骤	沟通与说明
核对解释	• 核对床号、姓名,向病人或家属解释	您好,我是您的责任护士小×,请问您叫什么名字?(我叫×××)×室×床×××,您现在感觉怎么样?现在是术后第 3 天,为了促进肛周血液循环,加强肛门括约肌功能,利于痔疮手术伤口的愈合,今天需要给您做提肛训练,请您配合我好吗?(可以)我去准备一下,您稍等
安置体位	• 协助病人安置合适体位	您是×室×床×××吧,现在我将为您进行提肛训练技术操作。您这样躺着舒服吗?(可以)
操作准备	• 嘱病人深呼吸、全身放松	请您深呼吸、全身放轻松。配合我一起做好吗?(好的)在做的过程中有什么不舒服的请及时告诉我好吗?(好的)
吸气指导	• 嘱病人舌舔上腭,深吸气,收腹,有意识地向上提收肛门,憋气 5 秒	请您用舌头舔上腭,深吸气,吸气时稍微用力,收腹,有意识地向上提收肛门,像忍大便的样子。憋气 5 秒
放松指导	• 嘱病人缓缓呼气,放松肛门,放松全身 10 秒	您做得很好,请您现在缓缓地呼气,嘴成鱼嘴状,放松肛门,放松全身 10 秒
频率指导	• 嘱病人重复上述动作 10 分钟左右,每天 2 次,每次 50 次左右	请您重复刚才的动作,每次 10 分钟左右,早晚各一次,每次做 50 次左右
整理记录	• 协助病人取合适体位 • 记录	您还有什么需要帮助的吗?(没有了,谢谢)谢谢您的配合,您好好休息,有事请按呼叫器

▶ 任务评价

提肛训练技术评价表

▶ 问题探究

1. 提肛训练的禁忌证有哪些?

答:禁忌证:肛门局部感染、痔核急性发炎、肛周脓肿、严重便秘脱肛、感觉下体疼痛、晚上频繁起床的人、肛肠疾病术后早期(3天内)等。

2. 提肛训练的注意事项有哪些?

答:① 提肛运动是一个循序渐进的过程,可以逐渐加大运动量,避免肌肉由于运动过度而酸痛。锻炼时要以感到舒适为宜。关键在于持之以恒。② 保证有效提肛:第一次可以由护士戴手套,示指涂液状石蜡,轻轻插入病人肛内,嘱病人收缩会阴、肛门肌肉,护士感觉肛门收缩强劲有力为正确有效的收缩。

3. 提肛训练的体位有哪些?

答:提肛训练体位不受限制,可根据病人需求采取站立位、坐位、膝胸卧位或仰卧位等多种体位。

4. 提肛训练的口诀是什么?

答:思想集中,全身放松;舌舐上腭,深吸收腹;提收肛门,憋气5秒;缓缓呼气,放松肛门;休息10秒,反复10分;循序渐进,早晚一次;日日坚持,后股无忧。

提肛训练技术问题测试

▶ 职业精神

疫路有你——张盼盼

(字绍芬)

模块九

骨科常用护理技术

▶▶▶ 模块导航

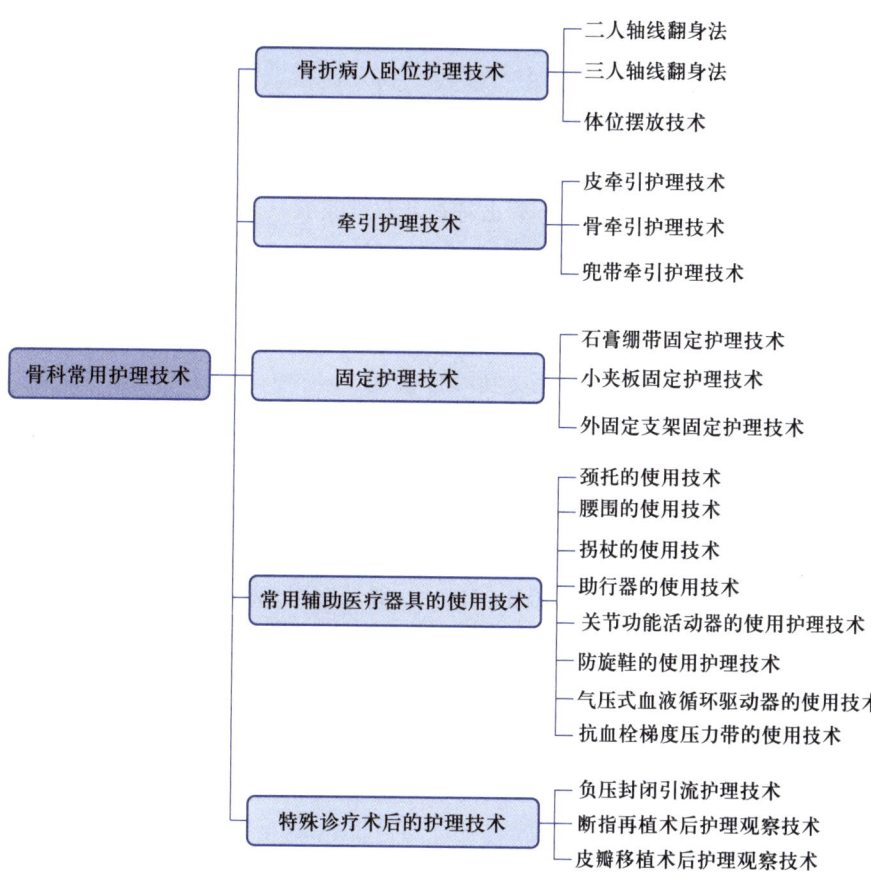

骨科常用护理技术
- 骨折病人卧位护理技术
  - 二人轴线翻身法
  - 三人轴线翻身法
  - 体位摆放技术
- 牵引护理技术
  - 皮牵引护理技术
  - 骨牵引护理技术
  - 兜带牵引护理技术
- 固定护理技术
  - 石膏绷带固定护理技术
  - 小夹板固定护理技术
  - 外固定支架固定护理技术
- 常用辅助医疗器具的使用技术
  - 颈托的使用技术
  - 腰围的使用技术
  - 拐杖的使用技术
  - 助行器的使用技术
  - 关节功能活动器的使用护理技术
  - 防旋鞋的使用护理技术
  - 气压式血液循环驱动器的使用技术
  - 抗血栓梯度压力带的使用技术
- 特殊诊疗术后的护理技术
  - 负压封闭引流护理技术
  - 断指再植术后护理观察技术
  - 皮瓣移植术后护理观察技术

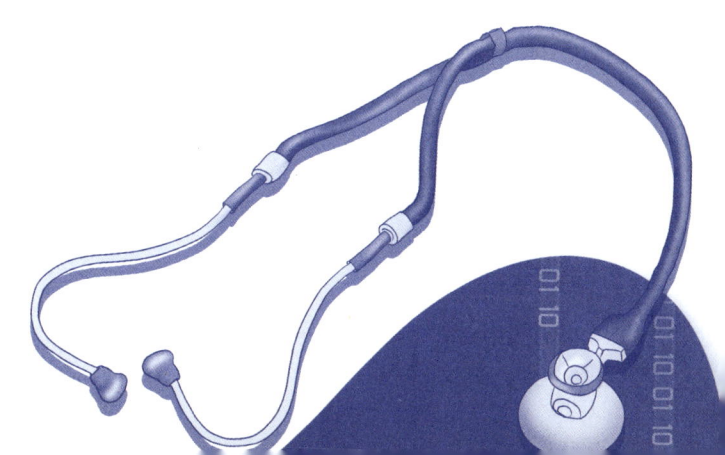

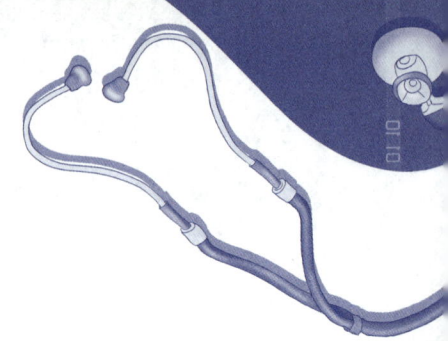

❯ 项目一
骨折病人卧位护理技术

学习目标

知识目标:1. 熟记二人轴线翻身法的目的和注意事项。
    2. 熟记三人轴线翻身法的目的和注意事项。
    3. 熟记体位摆放技术的目的和注意事项。

技能目标:1. 熟练掌握二人轴线翻身技术。
    2. 熟练掌握三人轴线翻身技术。
    3. 熟练掌握体位摆放技术。

素养目标:1. 具有良好的礼仪规范,行为举止符合礼仪要求。
    2. 具有良好的职业道德,谨言慎行,忠于职守。
    3. 具有很好的护患沟通能力,与病人沟通融洽。
    4. 具有较强的人文关怀理念,对病人关怀备至。
    5. 热爱护理工作,践行社会主义核心价值观。

临床案例

病人李×,男,29岁。因"不慎被重物砸伤背部,双下肢不能活动3小时"急诊入院。查体:T 36.7℃,P 96次/分,R 22次/分,BP 116/70 mmHg。一般情况可,脊柱于胸腰段后凸畸形,胸腰段椎体棘突压痛,尤以第12胸椎棘突压痛明显,椎旁肌紧张,叩击痛,胸腰部活动受限。躯体感觉自腹股沟以下消失,双下肢肌张力减弱,肌力0级。胸椎CT见第12胸椎骨折,椎体后缘突入椎管1/2以上,硬膜囊明显受压。入院诊断:第12胸椎椎体压缩性骨折脱位合并截瘫。第2天在全身麻醉下行脊柱后路椎管探查减压椎弓根钉内固定术。

任务分析

1. 为了预防压力性损伤,予病人二人轴线翻身或三人轴线翻身。
2. 给予病人安置舒适的体位。

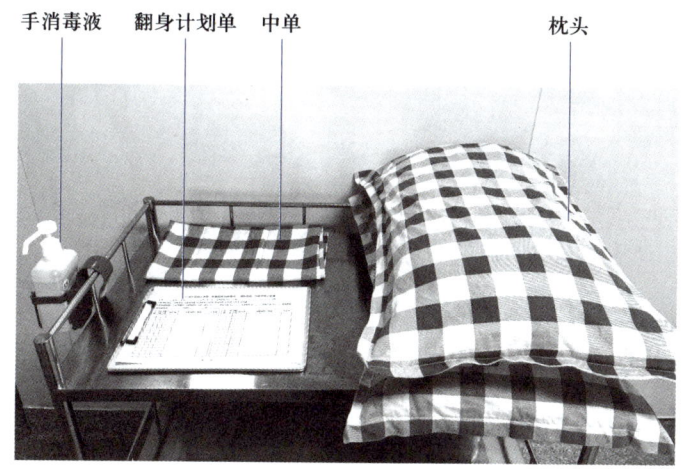（任务标题与正文内容）

任务一 **二人轴线翻身法**

▶ **目的**

1. 协助颅骨牵引、脊柱损伤、脊椎手术、髋关节置换术后的病人在床上翻身。
2. 预防脊椎再损伤及关节脱位。
3. 预防压力性损伤,增加病人舒适感。

▶ **准备**

1. **护士准备** 衣帽整洁,按七步洗手法洗手,戴无菌口罩。
2. **病人准备** 向病人解释、取得配合;安置舒适体位。
3. **用物准备** 枕头 2 个,手消毒液,翻身计划单,必要时备中单(图 9-1-1)。

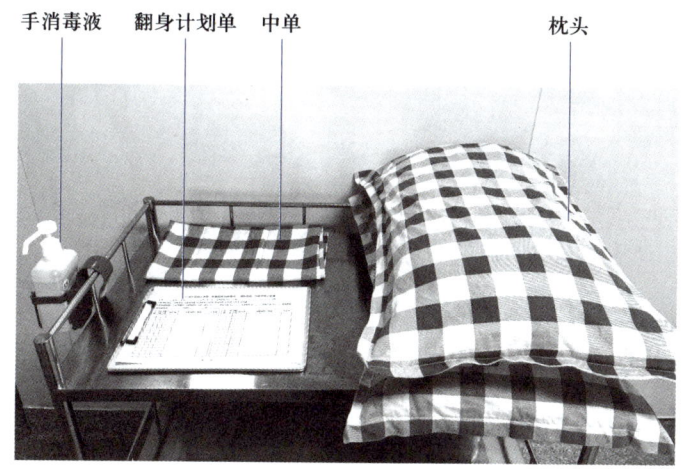

图 9-1-1 二人轴线翻身用物

（图中标注：手消毒液　翻身计划单　中单　枕头）

4. **环境准备** 室内空气清新,光线明亮,温度适宜。

▶ **实施**

操作步骤见表 9-1-1。

表 9-1-1 二人轴线翻身法操作步骤

操作流程	操作步骤	沟通与说明
核对解释	• 核对床号、姓名,向病人或家属解释	您好,我是您的责任护士小×,请问您叫什么名字?（我叫×××） 好的,为了防止后背和臀部受压,让您更舒适,我们准备给您翻身,好吗?（好的）我去准备用物,您稍等。
再次核对	• 推用物至床旁,再次核对床号、姓名	您是×室×床×××吧,现在我们给您翻身。（可以）

操作流程	操作步骤	沟通与说明
床上平移	• 洗手,戴口罩,两名护士站于病人同侧 • 移去枕头,松开被尾,病人双手置于胸前,下肢屈曲,平移至护士近侧 • 妥善安置管道	现在我来给您翻身,请您平卧,移到我这边来,双手置于胸前,双下肢屈曲。我帮您移去枕头,翻身时我会尽量动作轻柔,请您放心。如果您有任何不适,请您告诉我
协助翻身	• 甲护士将双手分别置于病人肩部、腰部。乙护士将双手分别置于病人腰部、臀部,使颈、胸、腰、骶保持在同一水平线上,同时用力,将病人翻转向对侧(图9-1-2a) 注意:① 保持脊椎平直,以维持脊柱的正常生理弯度,避免躯干扭曲。② 翻身角度不可超过60°,避免脊柱负重增大而引起关节突骨折。③ 注意为病人保暖,拉上床栏防止坠床。④ 如翻病人到近侧(图9-1-2b) 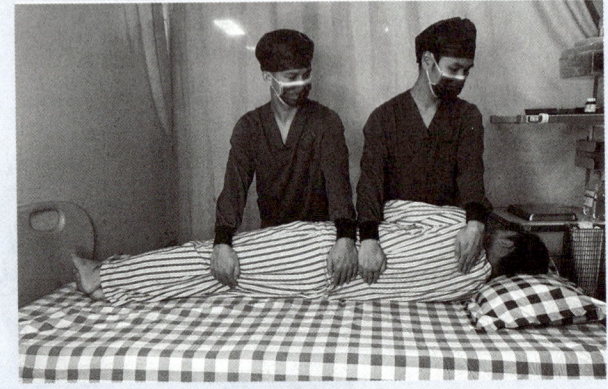 a. 翻转向对侧　　　　　b. 翻转向近侧 图9-1-2　二人轴线翻身	我现在要准备给您翻身了,您不要紧张,我也会随时观察您的情况(好的)
检查安置	• 检查病人受压部位皮肤状况 • 将翻身枕放于背部支持身体,另一软枕放于两膝之间并使双膝呈自然弯曲状态;检查并安置病人肢体,保持各关节处于功能位置(图9-1-3) 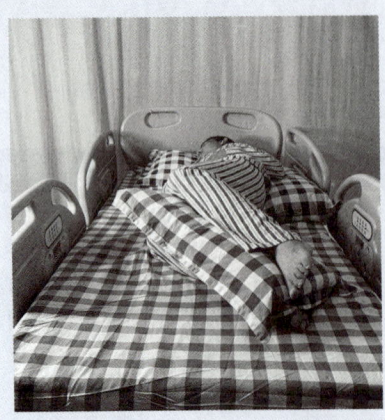 图9-1-3　妥善安置肢体 • 保持各种管道通畅	我给您将软枕放在两膝之间,您自然放松 现在已经给您翻好身了,我检查了您的各种管道,没有被压着,您放心 您现在感觉怎么样?(挺好的)

操作流程	操作步骤	沟通与说明
整理记录 后续处理	• 整理病人床单位,拉上床档 • 洗手,记录翻身时间、病人体位、皮肤状况、管道情况 • 向病人进行健康宣教。包括指导病人有计划、适量地在床上行主动肢体功能锻炼 • 做好交接工作	上次教您的功能锻炼您还记得怎么做吧?(记得)好的,那您可以适量地进行床上锻炼,如有需要随时按呼叫器呼叫,我们也会随时过来看您的。谢谢您的配合

▶ 任务评价

二人轴线翻身法评价表

▶ 问题探究

1. 何为椎管 – 脊髓探查术?

答:椎管 – 脊髓探查术是通过有关部位的椎板切除术,探明椎管内病变的性质和程度,处理病灶,以解除对脊髓和神经根的压迫。

2. 椎管手术后的护理要点有哪些?

答:(1)绝对卧床。卧硬板床,以免脊椎不稳,加重脊髓损伤。

(2)观察病情。如病人术前无截瘫,而术后出现运动及感觉功能障碍且逐渐加重,应考虑有脊髓水肿或硬脊膜外血肿的可能性。单纯水肿可在应用甘露醇等脱水药物和激素后减轻。如截瘫平面逐渐上升,考虑有血肿的可能时,应报告医生,行腰椎穿刺检查脑脊液有无梗阻,对血肿和水肿不能鉴别时,应做 CT 扫描或拆线探查。如病人术前已有截瘫,应加强术后护理,定期翻身、捶背,以避免压力性损伤及肺炎等并发症的发生,并于恢复期行综合治疗。

(3)截瘫病人应留置导尿管,每 3~4 小时开放导尿管一次,以锻炼膀胱功能。每天冲洗膀胱一次,每周在无菌操作下更换导尿管一次,防止发生尿路感染。

(4)术后常有腹胀等消化道神经功能紊乱,应进流质饮食 2 天。

(5)注意观察切口敷料是否干燥,是否有脑脊液漏、出血等并发症发生,如有应及时报告医生处理。

(6)如切口组织有水肿、渗血或对合不良时,拆线不宜过早,可于 7~9 天后拆线,必要时先间断拆线。

(7)切口感染多于术后 3 天后发生,可遵医嘱使用有效抗生素治疗,并加强伤口的换药。如发生感染应及时拆线加强引流,及时更换敷料。

二人轴线翻身法问题测试

▶ 职业精神

疫路有你——崔洁

▶ 目的

1. 协助颅骨牵引、脊柱损伤、脊椎手术、髋关节置换术后的病人在床上翻身。
2. 预防脊椎再损伤及关节脱位。
3. 预防压力性损伤,增加病人舒适感。

▶ 准备

1. **护士准备**　衣帽整洁,按七步洗手法洗手,戴无菌口罩。
2. **病人准备**　向病人解释、取得配合;安置舒适体位。
3. **用物准备**　枕头 2 个,手消毒液,翻身计划单、必要时备中单(图 9-1-4)。

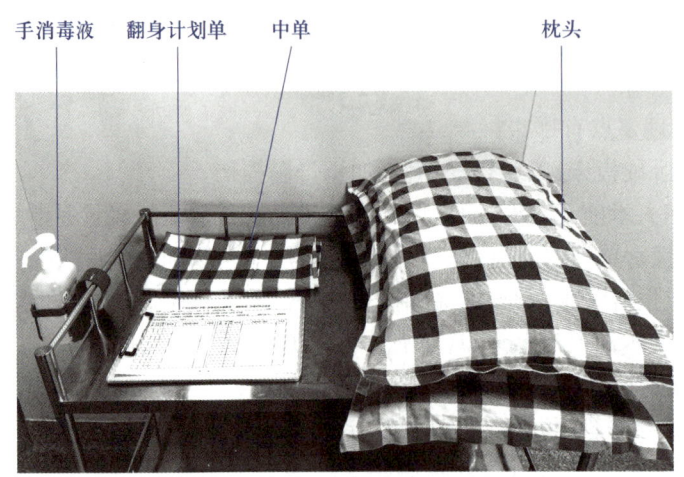

手消毒液　翻身计划单　中单　　　　　　　　枕头

图 9-1-4　三人轴线翻身用物

4. **环境准备**　室内空气清新,光线明亮,温度适宜。

▶ 实施

操作步骤见表 9-1-2。

表 9-1-2　三人轴线翻身法操作步骤

操作流程	操作步骤	沟通与说明
核对解释	• 核对床号、姓名,向病人或家属解释	您好,我是您的责任护士小 ×,请问您叫什么名字?（我叫 ×××） 好的,为了防止后背和臀部受压,让您更舒适,我们准备给您翻身,好吗?（好的）我去准备用物,您稍等
再次核对	• 再次核对床号、姓名	您是 × 室 × 床 ××× 吧,现在我们给您翻身。（可以）

操作流程	操作步骤	沟通与说明
床上平移 协助翻身	• 向病人讲解轴线翻身法的目的、意义、配合要点 • 移去枕头,松开被尾,协助病人将双手置于胸前,下肢屈曲 • 妥善安置管道 • 床上平移 (1) 如无颈椎损伤,3 名护士站于病人同侧,一起将病人平移至床的一侧 (2) 如有颈椎损伤,第一操作者固定病人头部,沿纵轴向上略加牵引,使头、颈随躯干一起缓慢移动;第二操作者将双手分别置于病人肩部、腰部;第三操作者将双手分别置于病人腰部、臀部,使头、颈、肩、腰、髋保持在同一水平线上;3 人一起用力,将病人平移至床的一侧(图 9-1-5a) • 3 人一起用力,将病人翻为对侧卧位(图 9-1-5b)	请您平卧。来,我们协助您移到我们这边来,您将双手置于胸前,双下肢屈曲。我帮您移去枕头,翻身时我们会尽量动作轻柔,请您放心。如果您有任何不适,请您告诉我 我们现在要准备给您翻身了,您不要紧张,我们也会随时观察您的情况。(好的)

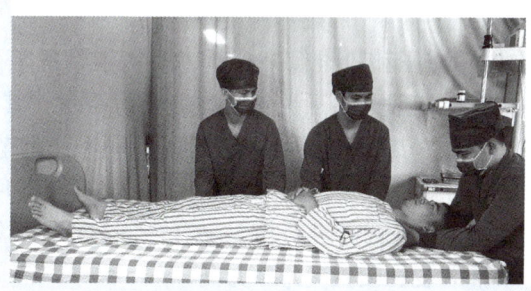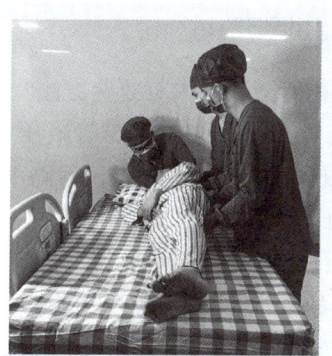

a. 将病人平移至床的一侧　　　b. 将病人翻至对侧卧位

图 9-1-5　三人轴线翻身

检查安置	• 更换清洁毛巾或将气圈垫于病人头下 • 将一软枕放于背部支持身体,另一软枕放于两膝之间并使双膝呈自然弯曲状(图 9-1-6)	我给您将软枕放在您的两膝之间,您自然放松 已经给您翻好身了,我给您检查了各种管道,没有被压着,您放心 您现在感觉怎么样?(挺好的)

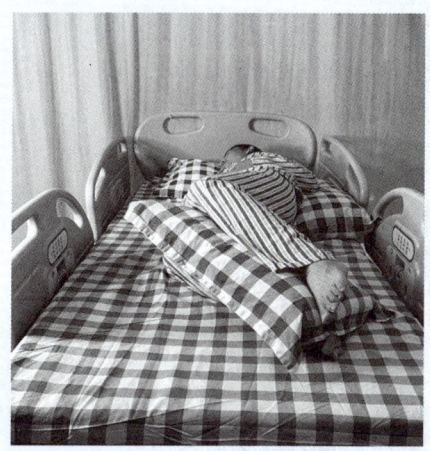

图 9-1-6　妥善安置肢体

• 检查对侧上下肢受压情况和肢端血液循环情况,确保病人体位舒适
• 检查管道情况

操作流程	操作步骤	沟通与说明
整理记录 后续处理	• 整理病人床单位,拉上床档 • 向病人进行健康宣教。包括指导病人有计划、适量地在床上行主动肢体功能锻炼 • 洗手后记录翻身时间、病人体位、皮肤状况、伤口、引流管情况 • 做好交接工作	上次教您的功能锻炼您还记得怎么做吧?(记得)好的,那您可以适量地进行床上锻炼,如有需要随时按呼叫器呼叫,我们也会随时过来看您的。谢谢您的配合

▶ **任务评价**

三人轴线翻身法评价表

▶ **问题探究**

1. 椎管减压手术有哪些方法?

答:椎管减压包括颈椎管减压、胸椎管减压和腰椎管减压手术。一般情况下,颈椎有前路和后路两种手术方式,胸椎一般是按从后路手术,腰椎一般是从后路或者是侧前方手术。其中,腰椎管减压和颈椎管减压比较常见。腰椎后路手术方法,即剥去腰椎后路两侧竖脊肌,然后减压的范围一般包括关节突关节、椎板、棘突以及椎间盘组织,主要的目的就是把狭窄的椎管扩大,椎管扩大有时还需要去除一些骨性组织。因为椎管的一些骨性组织被破坏了,所以就需进行植骨融合内固定手术,该手术一般情况下是用于治疗腰椎管狭窄,如腰椎间盘突出、腰椎滑脱和腰椎畸形矫形等。

2. 什么是脊髓半切综合征?

答:脊髓半切综合征常常发生于颈椎骨折脊髓损伤的病人,常是由后关节单侧的脱位或者横脱位引起。脊髓半侧受到损伤是一种不完全性的损伤,伤侧平面以下会出现运动障碍,而对侧会出现感觉障碍,括约肌功能多存在。因为同侧皮质脊髓束下行受损,而肢体感觉传入脊髓后交叉至对侧上行,故会出现对侧的感觉障碍,这就是所谓的脊髓半切综合征。

三人轴线翻身法问题测试

▶ **职业精神**

疫路有你——王海燕

任务三 体位摆放技术

▶ **目的**

1. 预防或减轻痉挛和畸形的出现。

2. 保持躯干和肢体功能状态。

3. 预防并发症及继发性损害的发生。

▶ 准备

1. **护士准备** 衣帽整洁,按七步洗手法洗手,戴无菌口罩。
2. **病人准备** 向病人解释、取得配合;安置舒适体位。
3. **用物准备** 手消毒液、软枕 4~5 个、翻身计划单(图 9-1-7)。

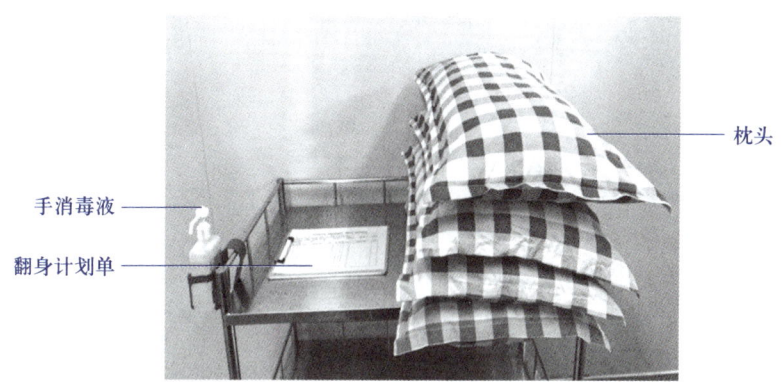

图 9-1-7 体位摆放用物

4. **环境准备** 室内空气清新,光线明亮,温度适宜。关闭门窗(或拉上围帘),请无关人员回避,保护病人隐私。

▶ 实施

 体位摆放技术操作视频

操作步骤见表 9-1-3。

表 9-1-3　体位摆放技术操作步骤

操作流程	操作步骤	沟通与说明
核对解释	• 核对床号、姓名,向病人或家属解释	您好,我是您的责任护士小×,请问您叫什么名字?(我叫×××) 好的,为了保持躯干和肢体功能状态,预防并发症及继发性损害的发生,我们给您摆放一种正确的卧位,可以吗?(好的)我去准备用物,请您稍等
再次核对	• 再次核对床号、姓名,妥善安置管道,准备用物	您是×室×床×××吧,现在我们给您摆放体位。(可以)
截瘫病人体位摆放	• 向病人讲解体位摆放的目的、意义、配合要点 • 仰卧位 (1)头部垫枕,将头两侧固定	根据您的病情,我给您摆放为仰卧位,请您放心,我尽量动作轻柔,如果您有任何不适,请您告诉我

操作流程	操作步骤	沟通与说明
截瘫病人体位摆放	(2)肩胛下垫枕,使肩上抬前挺、肘关节伸直、前臂旋后、腕背伸、手指微屈 (3)髋、膝、踝下垫枕,足保持中立位(图9-1-8) 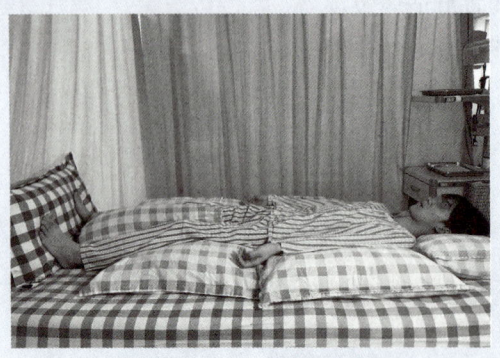 <div align="center">图 9-1-8　仰卧位</div> ● 侧卧位 (1)头部垫枕 (2)使上方的上肢保持伸展位,下肢呈屈曲位 (3)将下方的肩关节拉出以避免受压和后缩,臂前伸,前臂旋后,肢体下均垫软枕 (4)背后用软枕靠住,以保持侧卧位(图9-1-9) 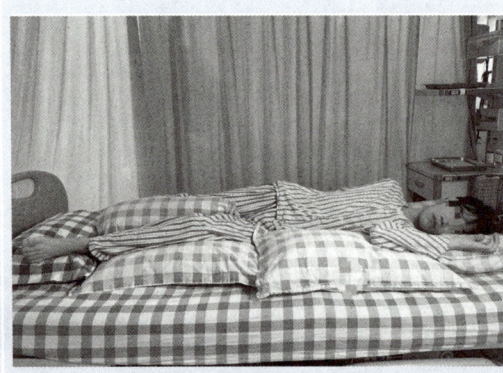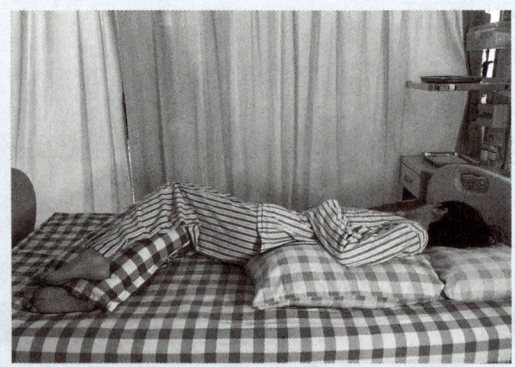 <div align="center">a. 左侧卧位　　　　　　　b. 右侧卧位</div> <div align="center">图 9-1-9　侧卧位</div>	来,您躺平。给您固定头部,肩部也垫起来,双手伸直放松 现帮您摆放为侧卧位,您先睡往左边。头垫好枕头,在上面的手伸直,腿弯曲。在下面的肩往身体外侧打开,避免受压,前臂屈肘旋后。后背给您垫上枕头
整理记录 后续处理	● 整理病人床单位,拉上床挡 ● 向病人进行健康宣教,致谢 ● 洗手,记录体位摆放时间、体位、皮肤状况、伤口、引流管情况 ● 做好交接工作	您现在感觉怎么样?(挺好的) 已经给您安放好体位,我给您检查了各种管道,没有被压着,您放心。我会定时来给您更换体位,在此期间如有不适,请随时按呼叫器呼叫我们,谢谢您的配合

▶　**任务评价**

　体位摆放技术评价表

▶ 问题探究

1. 什么是良肢位?

答:良肢位是为了保持肢体的良好功能而将病人摆放为一种体位或姿势,是从治疗护理的角度出发而设计的一种临时性体位。

2. 偏瘫病人良肢位摆放的目的是什么?

答:主要是为了避免肌肉张力过高和肢体损伤。① 偏瘫病人由于中枢神经失去对肌肉的支配,肌肉处于失神经状态,表现为肌肉张力高,容易出现关节强直,如果在急性期处理不当,后期很难再进一步恢复。良肢位摆放能有效地降低肌肉张力,为后期的康复做准备。② 偏瘫的肢体失去对正常姿势的维护,容易造成关节、肌肉、韧带等组织拉伤,摆放良肢位可以有效地避免组织、脏器损伤,同时为后期的康复做准备。良肢位的摆放是经过科学研究出来的,是对肢体康复训练有效的姿势。

体位摆放技术问题测试

▶ 职业精神

疫路有你——谭筑检

(蒋争艳)

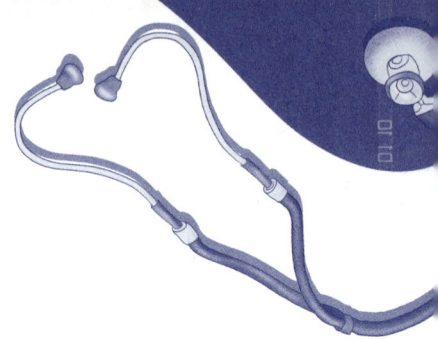

> 项目二
牵引护理技术

学习目标

知识目标：1. 能够理解牵引的原理、目的。
2. 熟记各种牵引护理技术的适应证、禁忌证及优缺点。
3. 熟记各种牵引护理技术的护理措施及注意事项。

技能目标：1. 能够根据病人伤势选择正确的牵引术，并协助医生完成操作。
2. 掌握各种牵引术的护理措施，能对病人实施正确的护理措施。
3. 能够对牵引病人进行正确的健康教育。

素养目标：1. 具有良好的礼仪规范，行为举止符合礼仪要求。
2. 具有良好的职业道德，谨言慎行，忠于职守。
3. 具有很好的护患沟通能力，与病人沟通融洽。
4. 具有较强的人文关怀理念，对病人关怀备至。
5. 热爱护理工作，践行社会主义核心价值观。

临床案例

病人李 ×，男，28 岁。两小时前因车祸受伤，由急救车送至医院就诊。体格检查：BP 80/60 mmHg，P 100 次 /min，R 25 次 / 分。神志清楚，应答切题，头颈部及脊柱未见明显异常，胸腹部平坦无畸形及压痛。骨盆挤压试验及分离试验均呈阳性，右下肢有明显短缩畸形并处于外展外旋被动体位，右髋部有深压痛，右下肢纵向叩击痛阳性；左膝关节肿胀明显，屈伸活动受限（屈伸 10°~30°），左胫骨中段可触及骨擦感，左小腿前内侧可见一长约 6 cm 的不规则伤口，左胫骨近侧骨折端刺出约 1 cm。余肢体未见明显异常。X 线检查示：① 右侧股骨颈骨皮质不连续，可见明显骨折线，骨折端有成角移位，右侧股骨颈骨折；② 左侧胫腓骨中段骨折，断端移位明显。CT 平扫及三维重建显示：骨盆耻骨联合分离。

任务分析

1. 病人右侧股骨颈骨折，行闭合复位内固定术，术后给予皮牵引治疗，护士为其实施皮牵引护理技术。
2. 病人左侧胫腓骨中段骨折，行骨牵引术，护士为其实施骨牵引护理技术。
3. 病人骨盆耻骨联合分离，行骨盆兜带悬吊牵引，护士为其实施骨盆兜带牵引护理技术。

任务一 皮牵引护理技术

▶ **目的**

1. 利用牵引护理技术对脱位的关节或错位的骨折进行复位和固定。
2. 稳定骨折断端,减轻关节面所承受的压力,缓解疼痛,促进骨折愈合。
3. 维持肢体功能位,便于活动锻炼,预防肌肉萎缩,预防和矫正关节挛缩畸形。

▶ **准备**

1. **护士准备** 衣帽整洁,按七步洗手法洗手,戴无菌口罩。
2. **病人准备** 向病人解释、取得配合;安置舒适体位;患肢清洁,无污迹。
3. **用物准备** 胶布、纱布绷带、扩张板、安息香酊、棉纸或软毛巾、牵引绳、牵引重锤、滑轮、牵引支架、海绵牵引带等(图 9-2-1)。

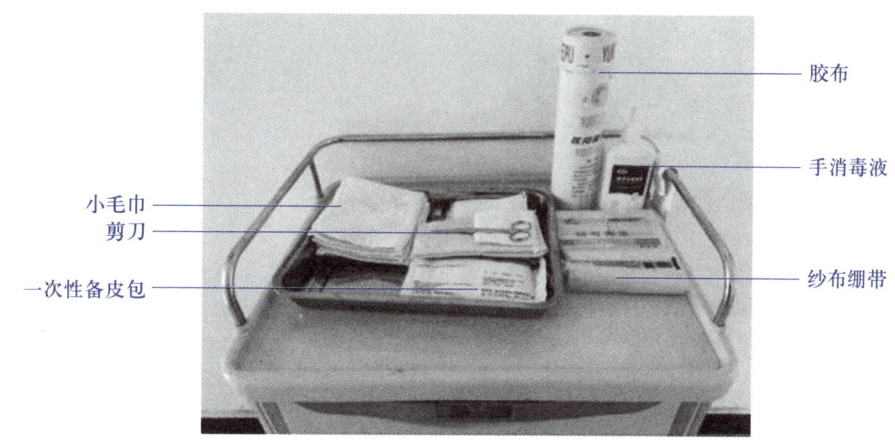

图 9-2-1 皮牵引护理技术用物准备

4. **环境准备** 室内空气清新,光线明亮,温度适宜。

▶ **实施**

 皮牵引护理技术操作视频

操作步骤见表 9-2-1。

表 9-2-1 皮牵引护理技术操作步骤

操作流程	操作步骤	沟通与说明
操作前准备	• 着装整齐,仪表大方、举止端庄,语言和蔼、态度亲切 • 医嘱核对无误后,到床边核对床号、姓名、手腕带,向病人或家属解释牵引的目的和方法,取得病人及家属配合 • 评估病人一般情况、疾病史、过敏史、合作能力及皮肤情况等	您好,我是您的责任护士小×,请问您叫什么名字?(我叫×××)请让我核对一下您的手腕带,×室×床×××,您现在感觉怎么样?为了预防或矫正关节挛缩畸形,缓解疼痛,促进骨折愈合,等会儿给您做皮牵引,我先查看一下伤处情况,可以吗?皮肤完整无破损,无炎症表现。我去准备用物,请您稍等

操作流程	操作步骤	沟通与说明
操作前准备	• 洗手、戴口罩；准备用物，并摆放有序	一次性备皮包（弯盘、纱布、备皮刀、镊子、手套、液体皂、海绵刷），胶布，棉纸或软毛巾，海绵牵引带，纱布绷带，安息香酊，牵引重锤，滑轮，牵引支架，扩张板，牵引绳，快速手消毒液等
再次核对	• 再次核对病人，拉上围帘或用屏风遮挡，协助病人取舒适的平卧位，充分暴露患肢	您是×室×床×××吧，为了预防感染，现在我给您做牵引前的备皮准备。如果有什么不适请及时告诉我
备皮	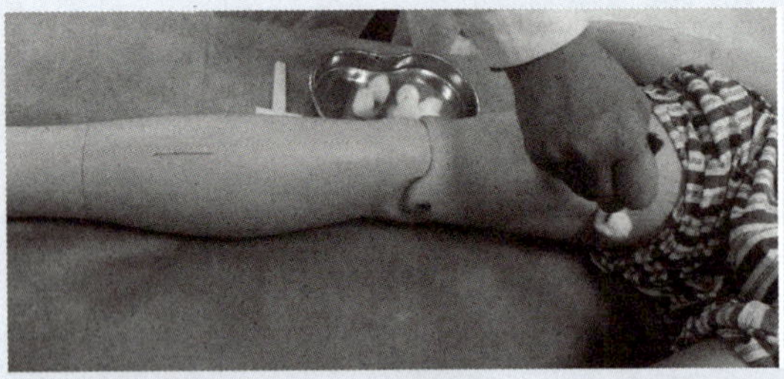 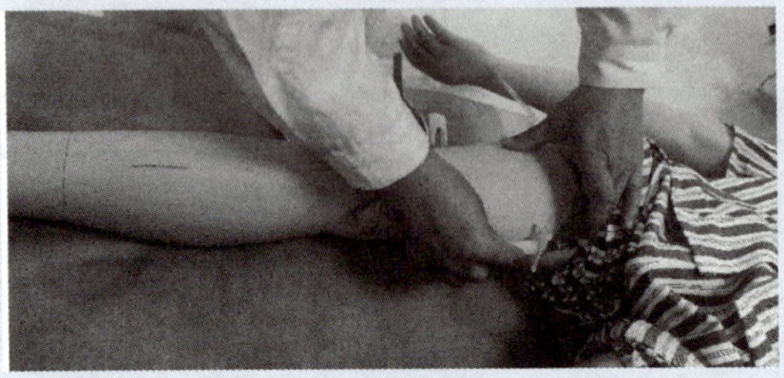 • 检查一次性备皮包，打开，将治疗巾铺放在病人备皮区域身下（图9-2-2） 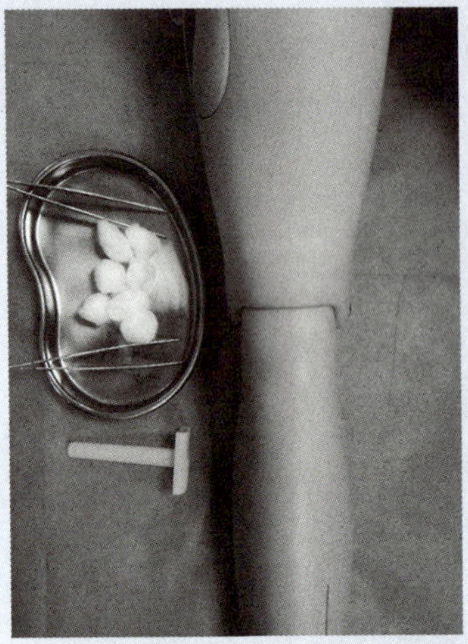	可能有点不适，一会儿就好

图 9-2-2　铺巾、打开备皮包

• 戴手套，用温肥皂水棉球擦拭备皮区域。剔除病人的汗毛（小儿可不剃毛），清洗并擦干皮肤（图9-2-3）

a. 擦拭皮肤

b. 剔除汗毛

图 9-2-3　备皮

操作流程	操作步骤	沟通与说明
胶布牵引	• 局部皮肤涂以安息香酊（婴幼儿除外），并在拟行牵引肢体的骨隆突处加衬垫（图9-2-4） 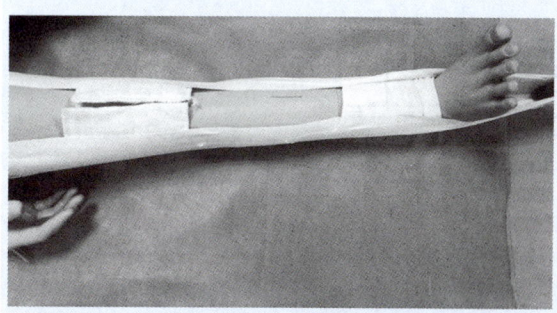 图9-2-4　骨隆突处加衬垫 • 沿肢体纵轴粘贴胶布于肢体两侧（以腿部为例，将5 cm左右宽的胶布条贴于拟行牵引腿部的内、外侧皮肤上）并使之与皮肤紧贴，平整无皱褶。胶布外用绷带由远心端向近心端缠绕包扎肢体，防止胶布松脱（图9-2-5） 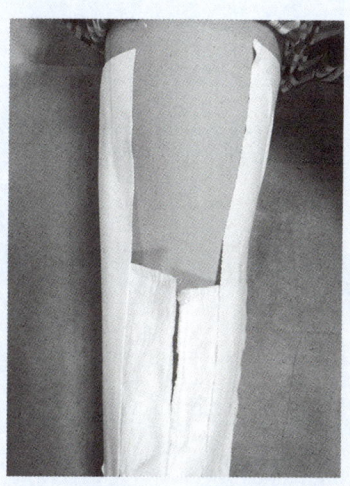 图9-2-5　粘贴胶布 • 胶布远端放置带孔扩张板，连接牵引绳，胶布粘贴30分钟后才可加上牵引重锤皮牵引重量一般为体重的1/10，不超过5 kg（图9-2-6） 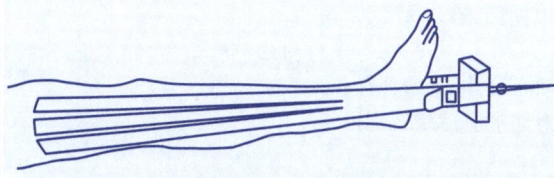 图9-2-6　胶布牵引	牵引时可能有点不舒服，马上就好，如果纱布绷带（海绵牵引带）松脱，请及时告诉我们；请不要自行调节配重，以免造成二次损伤；如果××（患肢）出现青紫、肿胀、发冷、麻木、疼痛等情况，或胶布边缘出现水疱或皮炎以及皮肤瘙痒、红疹等过敏症状时，请及时按呼叫器，我们会及时进行处理的
海绵牵引带牵引	• 将海绵牵引带平铺于床上，并在拟行牵引肢体的骨隆突处加衬垫	

操作流程	操作步骤	沟通与说明
海绵牵引带牵引	• 用毛巾包裹拟行牵引肢体，放在已铺好的海绵牵引带上，将肢体包好，扣上搭扣(图9-2-7) 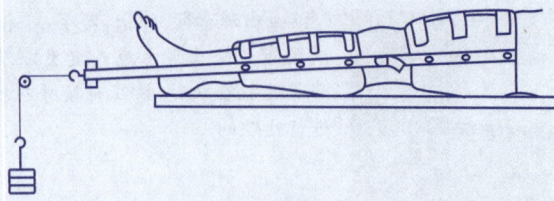 图9-2-7　海绵牵引带牵引 • 拴好牵引绳，将牵引带调整至肢体两侧对称的位置，安装牵引支架，加上牵引重锤皮牵引重量一般为体重的1/10，不超过5 kg(图9-2-8) 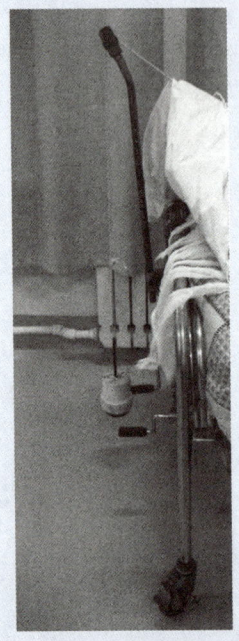 图9-2-8　配重	
整理用物并记录	• 整理床单位，协助病人取舒适卧位，妥善放置呼叫器，再次核对床尾卡 • 清理用物，洗手，做好护理记录	×××，牵引做好了，现在感觉可以吗？（可以）还有什么需要帮助的吗？（没有了，谢谢）谢谢您的配合，您好好休息，有事请按呼叫器
牵引后护理	• 凡新进行牵引的病人，都要进行床头交接班 • 设置对抗牵引，观察患肢末梢血液循环、感觉及运动情况 • 观察牵引的方向是否和肢体纵轴一致，牵引是否有效，胶带粘贴是否完好，有无张力性水疱，海绵牵引带有无松脱及移位 • 观察病人皮肤是否出现压力性损伤等，指导病人进行功能锻炼(股四头肌等长收缩、踝关节和足趾屈伸、旋转运动，每小时练习1次，每次5~20分钟，以防出现下肢深静脉血栓形成、肌肉萎缩和关节僵硬)	

▶ 任务评价

皮牵引护理技术评价表

▶ 问题探究

皮牵引的注意事项有哪些?

答:局部皮肤受损和对胶布、泡沫及塑料等物品过敏者禁止做皮牵引。牵引重量一般不得超过 5 kg,否则牵引力过大,易损伤皮肤或使病人皮肤起水疱,影响继续牵引。粘贴胶布时,切忌用胶布进行环形缠绕,影响远端肢体血液循环;应注意粘贴胶布的部位及长度要适当,胶布要平整无皱,不能贴于踝上。包缠绷带不能压迫腓骨小头颈部,不能扭转。下肢水平牵引时,在膝外侧垫棉垫,以免造成腓总神经损伤。牵引期间应定时检查伤肢长度及牵引胶布的粘贴情况,及时调整病人体位,防止过度牵引。牵引期间要密切观察患肢末梢感觉、运动及血液循环情况,及时协助病人排便,防止大小便污染牵引带。对不能用言语表达的患儿,应密切关注其不明原因的啼哭现象,及时排查异常情况。

皮牵引护理技术问题测试

▶ 职业精神

疫路有你——李珂巍

任务二 骨牵引护理技术

▶ 目的

1. 利用牵引技术对脱位的关节或错位的骨折进行复位和固定。
2. 稳定骨折断端,减轻关节面所承受的压力,缓解疼痛,促进骨折愈合。
3. 维持肢体功能位,便于活动锻炼,预防肌肉萎缩,预防或矫正关节挛缩畸形。

▶ 准备

1. **护士准备** 衣帽整洁,按七步洗手法洗手,戴无菌口罩。
2. **病人准备** 向病人解释、取得配合;安置舒适体位;患肢清洁,无污迹。
3. **用物准备** 骨牵引器械包(骨圆针及克氏针数枚、手摇钻、颅骨牵引钳、骨锤、止血钳数把、弯盘、卵圆钳、治疗巾数条)、切开包、牵引床、牵引弓、牵引架、牵引重锤、牵引绳、老虎钳、碘伏、2% 利多卡因注射液、棉签、胶布、手套、注射器等(图 9-2-9)。
4. **环境准备** 室内空气清新,光线明亮,温度适宜。

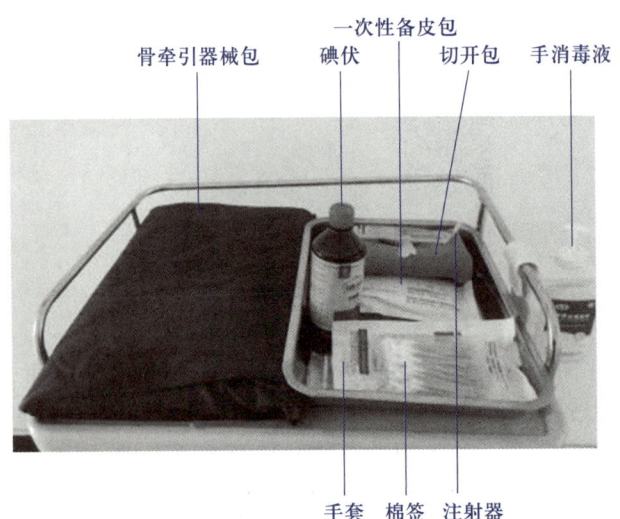

骨牵引器械包　碘伏　一次性备皮包　切开包　手消毒液

手套　棉签　注射器

图 9-2-9　骨牵引护理技术用物准备

▶ 实施

操作步骤见表 9-2-2。

表 9-2-2　骨牵引护理技术操作步骤

操作流程	操作步骤	沟通与说明
操作前准备	• 着装整齐,仪表大方、举止端庄,语言和蔼、态度亲切 • 医嘱核对无误后,操作者到床边核对床号、姓名、手腕带,向病人或家属解释牵引的目的和方法,取得病人及家属配合 • 评估病人一般情况、疾病史、过敏史、合作能力及皮肤情况等 • 洗手、戴口罩;准备用物,并摆放有序	您好,我是您的责任护士小×,请问您叫什么名字?(我叫×××)请让我核对一下您的手腕带,×室×床×××,您现在感觉怎么样?等会儿给您做骨牵引,主要是对骨骼进行复位、固定,预防或矫正关节挛缩畸形,缓解疼痛,促进骨折愈合。我去准备用物,您稍等 一次性备皮包(弯盘、纱布、备皮刀、镊子、手套、液体皂、海绵刷),骨牵引器械包,切开包,牵引床,碘伏,2%利多卡因注射液,棉签,胶布,手套,注射器,快速手消毒液等
再次核对	• 再次核对病人,拉上围帘(或用屏风遮挡)	您是×室×床×××吧,现在要进行骨牵引术,请您配合我一下。
摆体位	• 根据牵引部位不同协助医生摆好体位(四肢骨牵引者将患肢放置于牵引架上,颈椎骨折或脱位病人取仰卧位,颈部两侧用沙袋固定)	这样可以吗?(可以)
备皮	• 检查一次性备皮包,打开,将治疗巾铺放在病人备皮区域身下 • 戴手套,用温肥皂水棉球擦拭备皮区域。剔除病人的汗毛(小儿可不剃毛),清洗并擦干皮肤	可能有点不适,一会儿就好

操作流程	操作步骤	沟通与说明
选择穿刺点	• 选择进针部位(包括尺骨鹰嘴、股骨髁上、胫骨结节、跟骨、颅骨等),做好标记(图9-2-10) 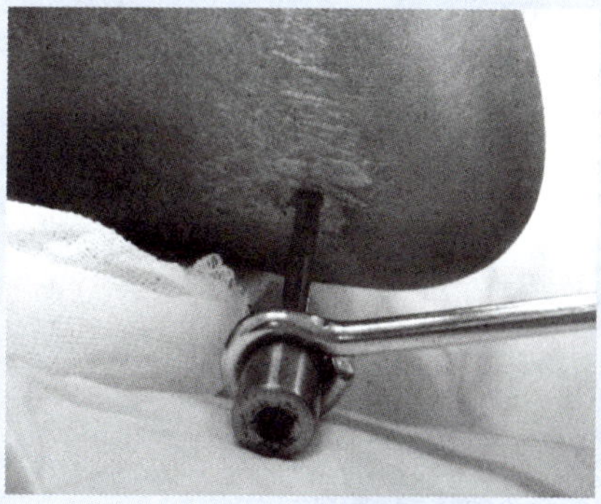 图9-2-10　选择穿刺点	如果有什么不舒服请及时告知我,不要随意移动
消毒	• 局部皮肤消毒、铺巾、麻醉,作皮肤小切口	
骨穿刺	• 协助医生用手摇钻将牵引针从内侧(胫骨结节骨牵引采取外侧进针,避免损伤腓总神经)钻入骨质,并穿过骨质从对侧皮肤穿出,两端外露部分等长(颅骨牵引:用安全钻头钻穿颅骨外板,见图9-2-11) 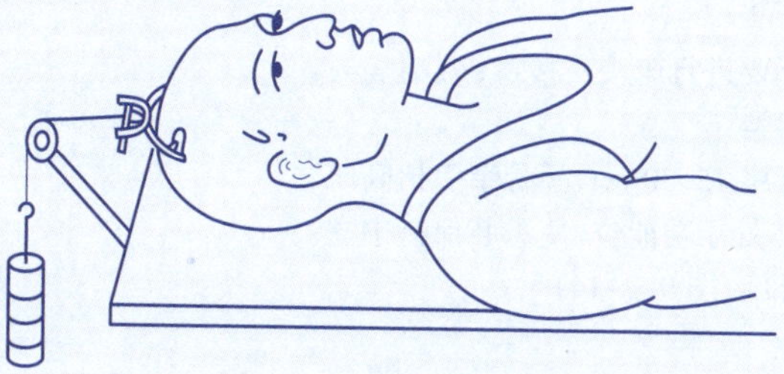 图9-2-11　颅骨牵引 • 将牵引弓两侧的钉尖插入此孔,旋紧固定螺丝,拧紧固定,以防滑脱 • 针孔处皮肤用乙醇纱布覆盖,在牵引针的两端套上软木塞或有胶皮盖的小瓶(图9-2-12) 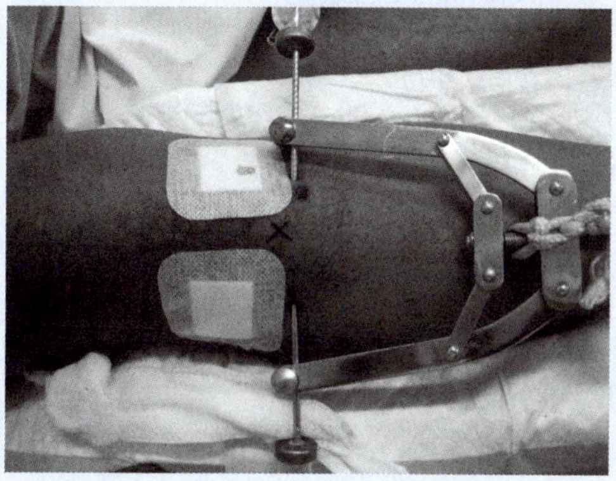 图9-2-12　牵引针护理	您配合得很好,请继续保持不要移动下肢,现在给您进行骨穿刺,马上就好

操作流程	操作步骤	沟通与说明
配重	• 系上牵引绳,通过滑车加上所需重量进行牵引(上肢骨折牵引重量为体重的 1/20~1/15;股骨骨折牵引重量为体重的 1/10~1/7;小腿骨折牵引重量为体重的 1/15~1/10;颅骨牵引一般为 6~8 kg,如伴小关节交锁者,重量可加到 12.5~15 kg)(图 9-2-13) 图 9-2-13　连接、配重	为保持有效的对抗牵引力量,请不要自行调整配重。我已在牵引针两端做了防护,但还请注意,小心刺伤皮肤或划破被褥。如果有任何不适请及时告知我们
整理用物并记录	• 整理床单位,协助病人取舒适卧位,妥善放置呼叫器,再次核对床尾卡 • 清理用物,洗手,做好护理记录	您还有什么需要帮助的吗?(没有了,谢谢)谢谢您的配合,您好好休息
牵引后护理	• 凡新进行牵引的病人,都要进行床头交接班;嘱咐病人多饮水,预防泌尿系统感染 • 牵引时,下肢牵引抬高床尾 15~30 cm,颅骨牵引抬高床头 20 cm 左右;保持肢体处于功能位,使患肢保持中立位,防止足下垂及肢体外旋(图 9-2-14) 图 9-2-14　下肢抬高呈功能位 • 观察牵引针孔有无渗血、渗液,牵引针孔处保持清洁,每日滴 75% 乙醇 2 次或按换药处理(0.5% 碘伏或 2% 碘酊、75% 乙醇消毒,并覆盖无菌敷料) • 观察牵引是否有效,牵引绳与患肢长轴应在一条直线上,肢体无扭曲,牵引装置无牵绊,牵引重锤悬空,每日测量牵引肢体的长度,不可随意去掉牵引重锤(图 9-2-15)	

操作流程	操作步骤	沟通与说明
牵引后护理	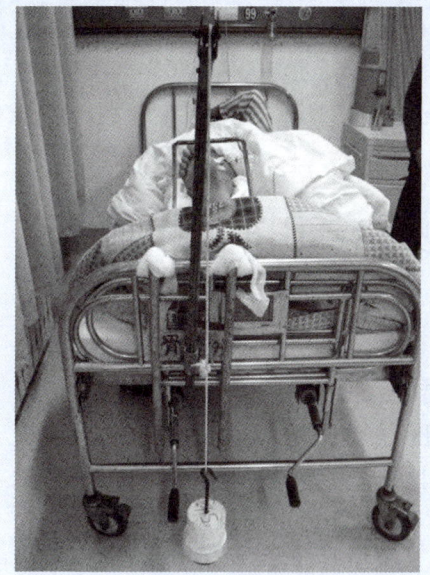 图 9-2-15　牵引效果 • 做好皮肤护理,预防压力性损伤 • 观察病人生命体征及患肢皮肤的颜色、温度及远端动脉搏动 • 指导病人进行功能锻炼,预防下肢深静脉血栓形成、肌肉萎缩和关节僵硬	

▶ 任务评价

骨牵引护理技术评价表

▶ 问题探究

如何进行骨牵引换药操作?

答:① 核对信息,评估病人的病情(牵引针孔处有无渗血、渗液,四肢血运情况等),并向病人或家属讲解骨牵引主要的目的、作用,以取得配合。② 护士着装整齐,洗手,戴口罩。携带准备好的用物到床旁(无菌托盘:一治疗碗内装生理盐水棉球酌量、无齿镊子 2 把,另一治疗碗内装 75% 乙醇棉球酌量、小方纱 2 块、消毒剪刀、弯盘)。③ 再次核对医嘱等信息,铺治疗巾,放置弯盘。④ 揭开敷料置于弯盘内,观察伤口情况。⑤ 用生理盐水棉球清洗伤口。⑥ 用 75% 乙醇棉球消毒克氏针。⑦ 严格执行无菌操作,用 2 块 Y 形小方纱和胶布固定。⑧ 观察记录牵引针孔处有无渗血、渗液,周围皮肤肿胀情况。⑨ 整理床单位,整理用物,洗手,记录。

骨牵引护理技术问题测试

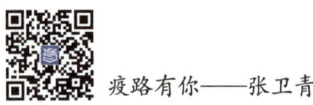

疫路有你——张卫青

任务三　兜带牵引护理技术

▸ **目的**

1. 利用牵引护理技术对脱位的关节或错位的骨折进行复位和固定。
2. 稳定骨折断端,减轻关节面所承受的压力,缓解疼痛,促进骨折愈合。
3. 保持功能位,便于关节活动,防止肌肉萎缩,预防或矫正关节挛缩畸形。

▸ **准备**

1. **护士准备**　衣帽整洁,按七步洗手法洗手,戴无菌口罩。
2. **病人准备**　向病人解释、取得配合;安置舒适体位;患肢清洁,无污迹。
3. **用物准备**
(1) 枕颌带牵引:枕颌带、滑轮、床头挂钩、牵引绳、棉垫、牵引重锤等。
(2) 骨盆带牵引:帆布骨盆牵引带、滑轮支架2个、牵引绳2条、棉垫、牵引重锤等。
(3) 骨盆悬吊牵引:牵引床、骨盆兜带、牵引绳2条、木棒2根、牵引重锤等。
4. **环境准备**　室内空气清新,光线明亮,温度适宜。

▸ **实施**

操作步骤见表9-2-3。

表 9-2-3　兜带牵引护理技术操作步骤

操作流程	操作步骤	沟通与说明
操作前准备	• 着装整齐,仪表大方,举止端庄,语言和蔼、态度亲切 • 操作者到床边核对床号、姓名、腕带,向病人或家属解释牵引的目的和方法,取得病人及家属配合 • 评估病人一般情况、疾病史、过敏史、合作能力及皮肤情况等 • 洗手、戴口罩;准备用物,并摆放有序(图9-2-16)	您好,我是您的责任护士小×,请问您叫什么名字?(我叫×××)请让我核对一下您的手腕带,×室×床×××,您现在感觉怎么样?马上要给您进行兜带牵引术,主要是为了固定骨折,预防或矫正关节挛缩畸形,缓解疼痛,促进骨折愈合。我去准备用物,您稍等。①枕颌带牵引:枕颌带、滑轮、床头挂钩、牵引绳、棉垫、牵引重锤等。②骨盆带牵引:帆布骨盆牵引带、滑轮支架2个、牵引绳2条、棉垫、牵引重锤等。③骨盆悬吊牵引:牵引床、骨盆兜带、牵引绳2条、木棒2根、牵引重锤等。

操作流程	操作步骤	沟通与说明
操作前准备	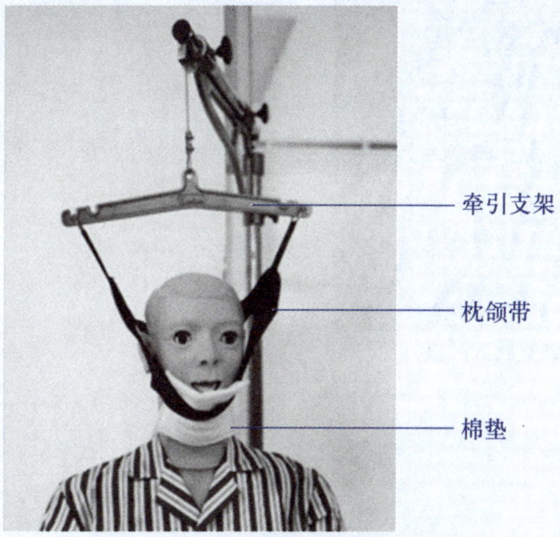 图 9-2-16 兜带牵引护理技术用物	
再次核对	• 再次核对病人，做好解释工作，取得病人的配合	×××，现在我给您做牵引，请您配合我一下
摆体位	• 根据牵引部位不同协助医生摆好体位	这样可以吗？（可以）
枕颌带牵引	• 协助病人取坐位或卧位；用枕颌带兜住下颌及后枕部，下颌处垫棉垫；系牵引绳，挂上牵引重锤（图 9-2-17） 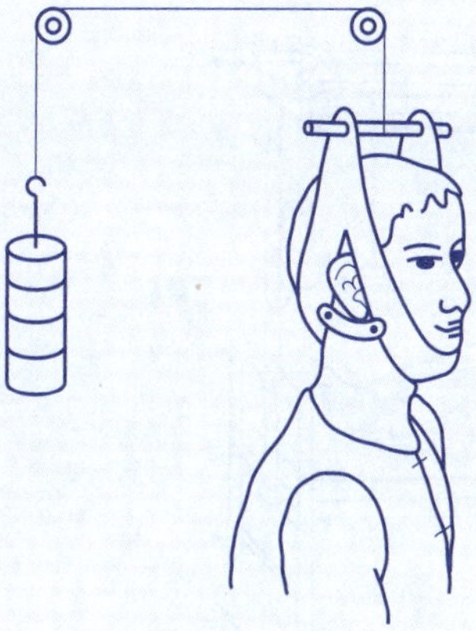 图 9-2-17 枕颌带牵引	为保持有效的对抗牵引力量，请不要自行调整配重。如果有任何不适请及时告知我们 ×××，牵引给您做好了，现在感觉怎么样？（可以）
骨盆带牵引	• 将 2 个滑轮支架固定在床尾，病人取平卧位，将棉垫置于骨盆隆突处，再将骨盆牵引带包托于胸部和骨盆，用牵引绳固定牵引带于床头和床尾，挂上牵引重锤（图 9-2-18）	

操作流程	操作步骤	沟通与说明
骨盆带牵引	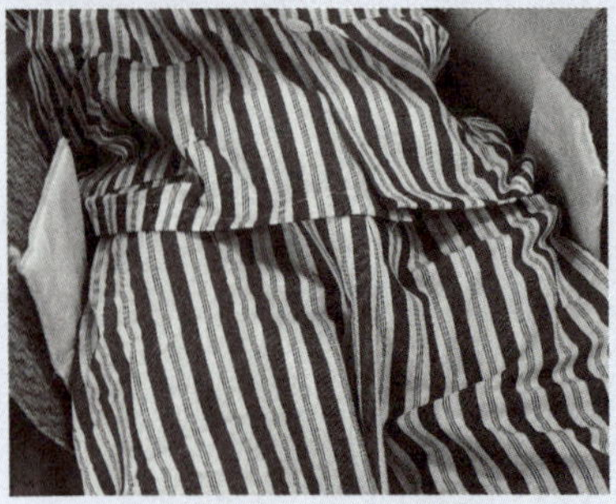 　　a. 骨盆隆突处放置衬垫 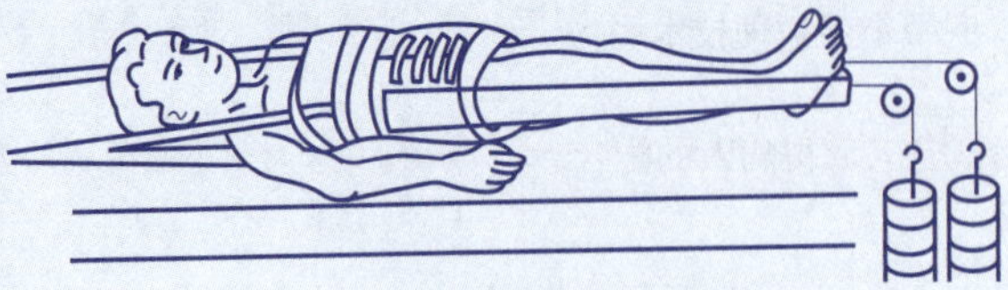 　　b. 骨盆带牵引 图 9-2-18　骨盆带牵引	
骨盆悬吊牵引	• 病人平卧于牵引床上,垫棉垫于骨盆隆突处,将骨盆兜带从后方包托住骨盆,前方两侧各系牵引绳,交叉至对侧上方通过滑轮及牵引支架,挂上牵引重锤(图 9-2-19) 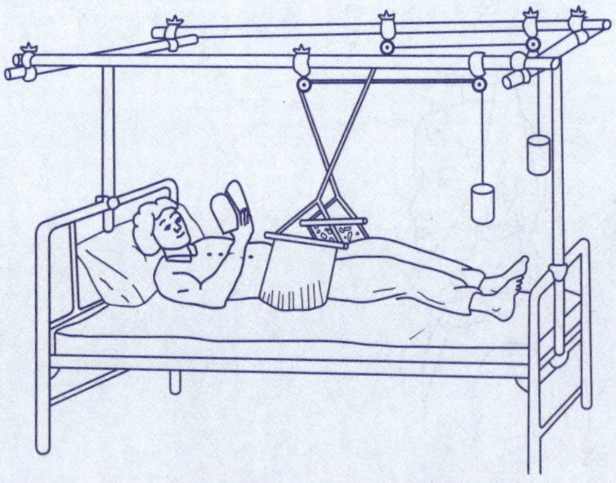 图 9-2-19　骨盆悬吊牵引	
整理用物并记录	• 整理床单位,协助病人取舒适卧位,妥善放置呼叫器,再次核对床尾卡 • 清理用物,将污物置于污物垃圾袋(桶)内,洗手,记录	呼叫器给您放在这里了。还有什么需要帮助的吗?(没有了,谢谢)谢谢您的配合,您好好休息
牵引后护理	• 凡新进行牵引的病人,都要进行床头交接班;严密观察病人神志及生命体征的变化(观察病人尿液的颜色及量,判断有无盆腔脏器的损伤),并记录 • 骨盆悬吊牵引时以臀部抬离床面 2~3 cm 为宜	

操作流程	操作步骤	沟通与说明
牵引后护理	• 观察局部血液循环,有无压迫性疼痛、压力性损伤;注意观察耻骨联合、腹股沟区、会阴部有无肿胀及皮下淤血等情况 • 观察牵引的效果,骨盆兜带是否有松脱及移位,及时询问有无髋关节活动及双下肢感觉运动障碍情况	

▶ 任务评价

 兜带牵引护理技术评价表

▶ 问题探究

兜带牵引的注意事项有哪些?

答:枕颌带牵引时,要在颌下垫棉垫或毛巾,避免牵引带压迫两耳及头面两侧。骨盆水平牵引时,牵引带要放置正确,松紧适宜,在骨盆髂嵴等骨突起处垫棉垫或毛巾,防止牵引过程中牵引带滑脱及预防压力性损伤;保持牵引滑轮灵活,牵引重锤悬空。骨盆悬吊牵引时,以臀部抬离床面 2~3 cm 为宜,牵引带和皮肤之间垫软毛巾,注意保护骨隆突处,预防压力性损伤。观察病人末梢血液循环情况,长期卧床者积极预防压力性损伤、便秘、坠积性肺炎、泌尿系统感染等并发症发生。

 兜带牵引护理技术问题测试

▶ 职业精神

 疫路有你——张卫青

(陈 超)

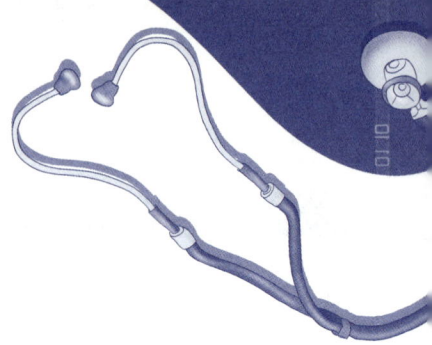

项目三
固定护理技术

学习目标

知识目标： 1. 熟记各种固定护理技术的原则，理解其临床意义。

　　　　　2. 熟记各种固定护理技术的目的、注意事项。

　　　　　3. 熟记各种固定护理技术的相关护理措施。

技能目标： 1. 熟练掌握石膏绷带固定护理技术、小夹板固定护理技术及外固定支架固定护理技术。

　　　　　2. 能够根据骨折部位及类型选择正确的固定方式。

　　　　　3. 熟练掌握各种护理技术的护理要点，能正确检查固定效果。

素养目标： 1. 具有良好的礼仪规范，行为举止符合礼仪要求。

　　　　　2. 具有良好的职业道德，谨言慎行，忠于职守。

　　　　　3. 具有很好的护患沟通能力，与病人沟通融洽。

　　　　　4. 具有较强的人文关怀理念，对病人关怀备至。

　　　　　5. 热爱护理工作，践行社会主义核心价值观。

临床案例

　　病人张×，男，28岁。2小时前在家中擦玻璃时不慎从3楼坠下，由急救车送至医院急诊科。体格检查：Bp 80/60 mmHg，HR 100次/分。神志清楚，应答切题，头颈部及脊柱未见明显异常，胸腹部平坦，无畸形及压痛；右前臂肿胀明显，中段有明显的压痛，纵向叩击痛阳性；双膝关节肿胀明显，屈伸活动障碍；右小腿成角畸形明显，胫骨近端可触及骨擦感；余肢体未见明显异常。X线检查示：右尺骨中段骨折，无明显移位；左侧胫骨平台粉碎骨折；右侧胫腓骨骨干骨折，且断端移位明显。

任务分析

　　1. 病人右尺骨中段骨折，无明显移位，行手法复位后用小夹板固定，护士为其实施小夹板固定护理。

　　2. 病人左侧胫骨平台粉碎骨折，行切开内固定及石膏绷带固定技术，护士为其实施石膏绷带固定护理。

　　3. 病人右侧胫腓骨骨干骨折，且断端移位明显，行外固定支架固定术，术后护士为其实施外固定支架固定护理。

任务一 石膏绷带固定护理技术

▶ 目的

1. 对骨折部位进行制动、支撑和保护，预防及矫正畸形。
2. 便于病人骨折后转运。
3. 促进骨折愈合。

▶ 准备

1. **护士准备** 衣帽整洁，按七步洗手法洗手，戴无菌口罩。
2. **病人准备** 向病人解释、取得配合；安置舒适体位；患肢清洁，无污迹。
3. **用物准备** 石膏绷带、绷带、手套、衬垫（棉织套、棉纸或棉花）、塑料布、木棍、塑料围裙、温水（35~40℃）、水桶、标记笔、石膏剪、石膏刀、石膏撑开器、石膏钻、普通肥皂或肥皂液、毛巾等（图9-3-1）。

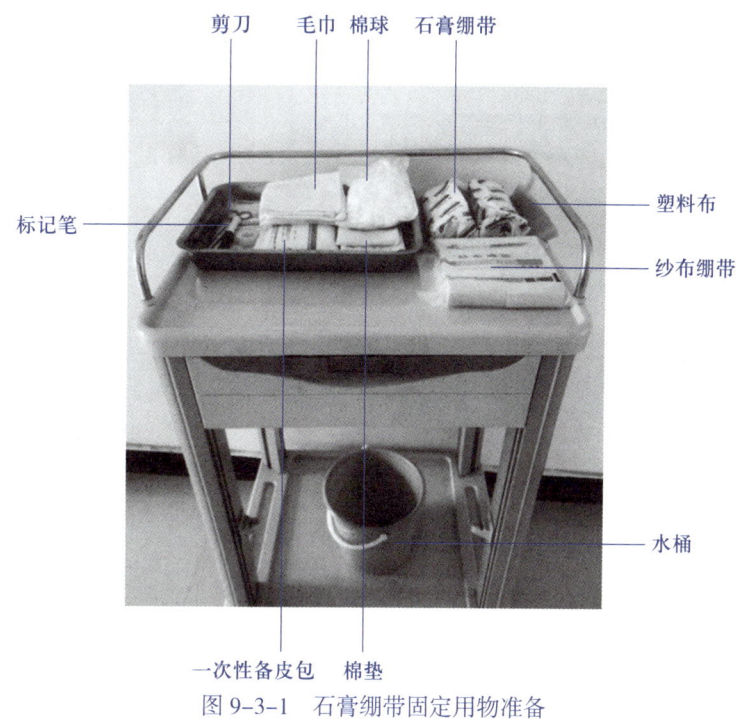

图 9-3-1 石膏绷带固定用物准备

4. **环境准备** 室内空气清新，光线明亮，温度适宜。

▶ 实施

操作步骤见表9-3-1。

表 9-3-1　石膏绷带固定护理技术操作步骤

操作流程	操作步骤	沟通与说明
操作前准备	• 着装整齐,仪表大方,举止端庄,语言和蔼,态度亲切 • 核对医嘱无误后,到床边核对病人的床号、姓名、腕带,向病人或家属解释操作的目的和方法,取得病人及家属配合 • 评估病人病情、治疗情况、合作能力及皮肤情况等 • 洗手、戴口罩;准备用物,并摆放有序	您好,我是您的责任护士小×,请问您叫什么名字?(我叫×××)请让我核对一下您的手腕带,×室×床×××,您现在感觉怎么样?现在我们要给您的患肢用石膏绷带固定,主要是为了预防复位后断骨移位,现在我去准备用物,您先稍等
再次核对	• 再次核对病人,拉上围帘(或用屏风遮挡),注意保护病人隐私	×××,现在我们给您的患肢用石膏绷带固定。请您配合。(好的)
备皮	• 检查一次性备皮包,打开治疗巾铺放在病人备皮区域身下 • 戴手套,用温肥皂水棉球擦拭备皮区域。剃除病人的汗毛(小儿可不剃毛),清洗并擦干皮肤	如果有什么不适,请您及时告诉我
摆体位	• 固定肢体关节于功能位或所需要的特殊位置,中途不要变换体位	请您配合我一下,可以吗?(可以)
骨隆突处加衬垫	• 用棉织套、棉纸、毡、棉垫等物,保护骨隆突处的软组织,保护畸形纠正后固定的着力点,预防四肢发生血液循环障碍(图 9-3-2) 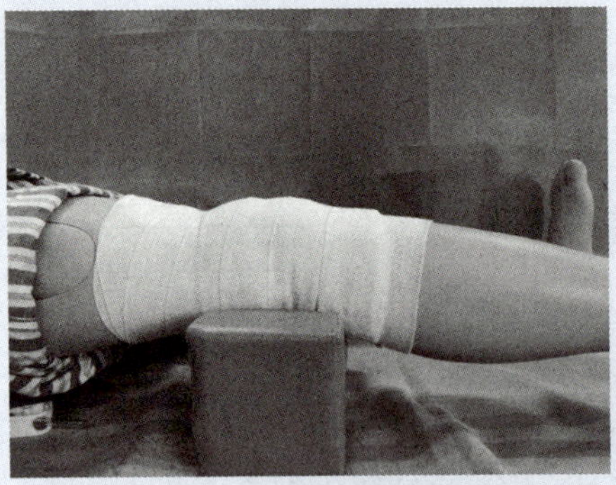 图 9-3-2　骨隆突处加衬垫	这些衬垫主要是为了防止发生压力性损伤
准备石膏绷带	• 双手将石膏绷带平放并完全浸没在 40℃左右的水中,至停止冒气泡时从水中取出,用手握住其两端向中间轻轻挤压出过多的水分即可;每次只能浸泡一卷石膏绷带,并保持未用的石膏绷带不受潮(图 9-3-3) 　　a. 浸没　　　　　　　　　　b. 挤压 图 9-3-3　准备石膏绷带	

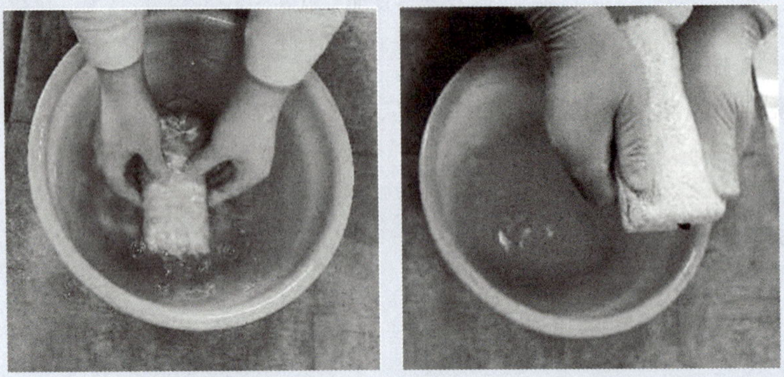

操作流程	操作步骤	沟通与说明
复位	• 复位过程中,协助医生维持复位后的位置,复位后 X 线检查复位良好	您放心,检查结果显示复位良好
协助包扎	• 石膏绷带卷应从肢体近侧向远侧包裹,下一圈应压住上一圈的 1/3 (图 9-3-4) 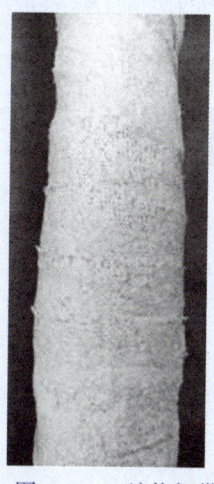 图 9-3-4　缠绕绷带 • 石膏绷带一般包 5~7 层,但在包扎的边缘、关节部及骨折部位可多包 2~3 层 • 用石膏固定四肢时,应露出指(趾)端,注意观察受伤肢体末梢的血运情况(图 9-3-5) 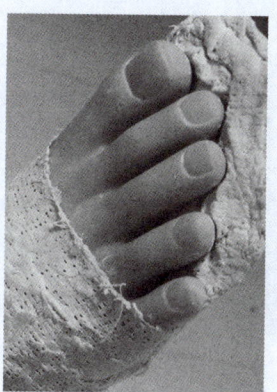 图 9-3-5　暴露趾(指)端 • 注意包扎时要迅速,用力均匀,随时用手将每层绷带抚平,使其贴妥、松紧适当、层次均匀、厚度一致(图 9-3-6) 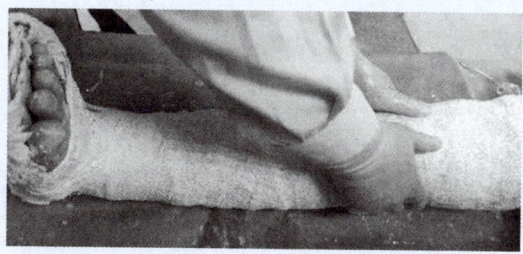 图 9-3-6　抚平石膏绷带	

操作流程	操作步骤	沟通与说明
石膏捏塑	• 用手将石膏型按扶妥帖,并进行适当的捏塑,达到支持与固定的目的 • 绷带上不能有手指压痕,以免石膏干固后压迫肢体	石膏尚未干固,还不够坚固,易变形断裂,受压易凹陷,请勿搬动,石膏晾干后,再进行下一步处理
包边	• 再对石膏边缘进行整修,利用石膏型内衬垫将石膏边缘包起来,以保持并保护石膏边缘完整,且可防止石膏碎屑落入石膏型内刺激、压迫皮肤(图9-3-7) 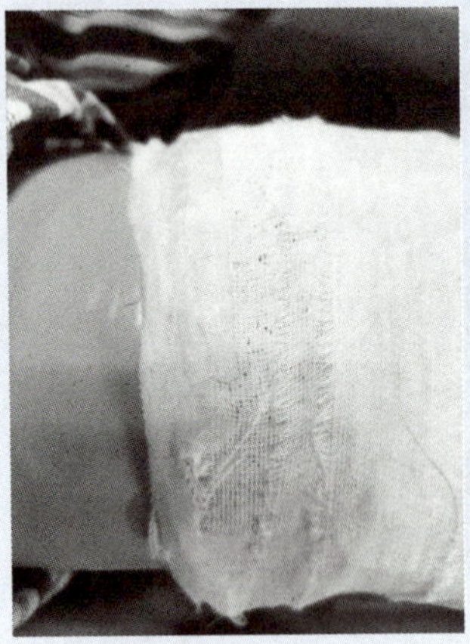 图9-3-7 包边	
开窗	• 有伤口者,协助医生在石膏未干前开窗(图9-3-8) 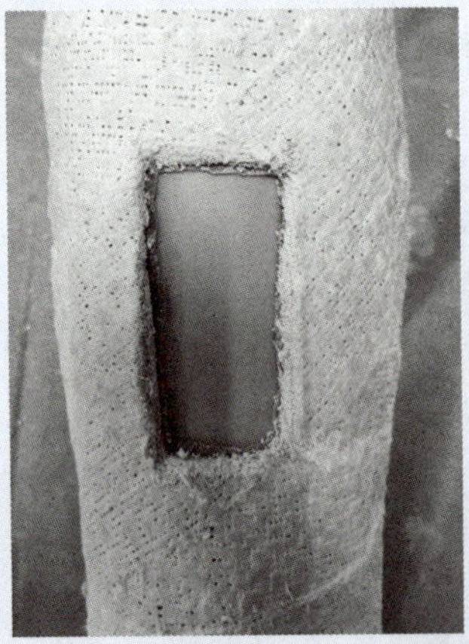 图9-3-8 开窗	石膏未干前开窗,可以有效防止医源性皮肤损伤
标记	• 用彩笔在石膏表面标明骨折名称、日期及预拆换的时间(图9-3-9) 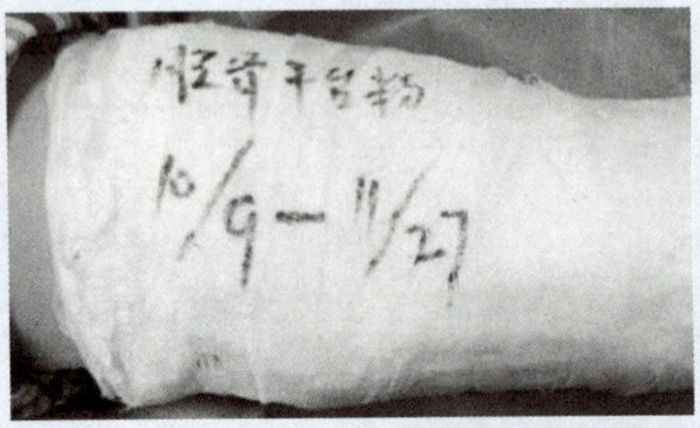 图9-3-9 标记	

操作流程	操作步骤	沟通与说明
整理用物并记录	• 整理床单位,妥善放置呼叫器,再次核对床尾卡 • 清理用物,将污物置于污物垃圾袋(桶)内,洗手,记录	呼叫器给您放在这里了。还有什么需要帮助的吗?(没有了,谢谢)谢谢您的配合,您好好休息,有事请按呼叫器×××,石膏绷带固定给您做好了,现在感觉怎么样?(可以)请注意保持石膏的清洁干燥,避免受潮污染。检查结果显示复位良好。如果出现患肢疼痛、发热、肿胀、青紫、出血、石膏内发出腐臭气味等情况,请及时告诉医生。
固定后护理	• 患肢的观察:石膏干固后(冬季可用电吹风加快石膏干固速度),即用温水将指(趾)端石膏粉迹轻轻拭去,以便观察肢体末端血液循环情况 • 观察出血与渗出情况:切口或创面出血时,血渍可渗透到石膏表面,可沿血迹的边缘用红笔画出,定时做标识观察,伤口出血较多时可能从石膏边缘流出,因此要认真查看血液是否流到外面,棉褥是否被污染;创面应定期换药,预防感染 • 患肢抬高,以促进静脉回流,减轻肿胀;冬季要注意患肢保暖(图9-3-10)	

图9-3-10 患肢抬高

| | • 预防石膏边缘压迫而致神经麻痹。如小腿石膏位置高可压迫腓骨小头致腓总神经麻痹,应观察病人有无足下垂、足背麻木等症状
• 预防压力性损伤。协助病人定时变换体位,加强局部皮肤按摩
• 指导病人进行功能锻炼,特别是石膏拆除后应每天按摩肢体肌肉2~4次 | 如果需要改变体位,可以呼叫护士,请不要随意调整高度 |

▶ **任务评价**

石膏绷带固定护理技术评价表

▶ **问题探究**

如何保护石膏型?

答:(1) 防折断:石膏干固后勿使其受潮,尤其不要淋雨。石膏干固后搬动时要平托并加以保护,切忌对关节处施加曲折成角力量以免干涸后应力集中,造成石膏在关节部位容易断裂;翻身或改变体位时,需由专人保护石膏,以免折裂。帮助翻转髋人字形石膏时,应将病人托起悬空翻转。

（2）保持石膏的清洁：为了不被大小便污染，可在臀部石膏开窗处垫塑料布；可引流尿液入便盆，石膏被大便污染后应及时用清水擦去。避免污染的方法：① 为行石膏托固定的病人换药时，要及时清除伤口分泌物，伤口用敷料保护，其厚度以能充分吸收渗血、渗液，不致污染石膏为原则。② 为石膏开窗的病人换药时，要先用足够的纱布填塞在石膏内的四周，防止冲洗液和脓液流入石膏内。换药后再抽出填塞的纱布。③ 为石膏固定部位邻近有伤口者换药时，可用一隔巾遮挡，以免敷料及其分泌物污染石膏。

（3）保护石膏型：石膏未干透时，不够坚固，易变形断裂，也容易受压而产生凹陷，因此必须等石膏干固后才能搬动病人，搬动时只能用手掌托起石膏而不能用手指，以免形成压迫点。

 石膏绷带固定护理技术问题测试

▶ **职业精神**

 疫路有你——刘建文

任务二 小夹板固定护理技术

▶ **目的**

1. 对骨折部位进行制动、支撑和保护，预防及矫正畸形。
2. 便于病人骨折后转运，促进骨折愈合。

▶ **准备**

1. **护士准备** 衣帽整洁，按七步洗手法洗手，戴无菌口罩。
2. **病人准备** 向病人解释、取得配合；安置舒适体位；患肢清洁，无污迹。
3. **用物准备** 小夹板、药膏、棉垫、扎带、纱布绷带、棉纸、胶布、剪刀、托板、三角巾、快速手消毒液等（图 9-3-11）。

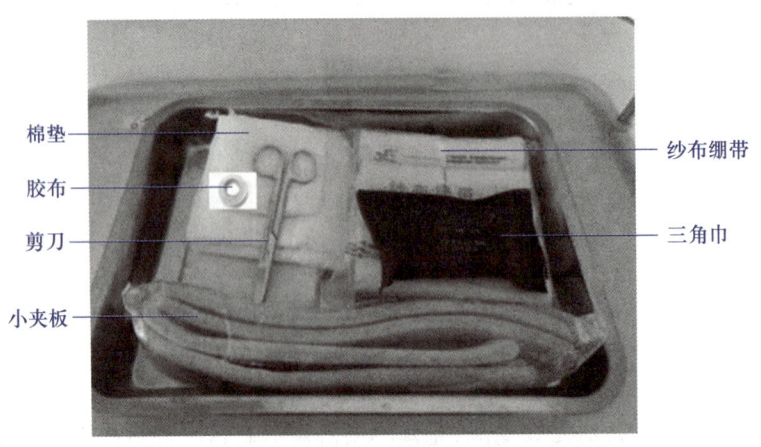

棉垫　胶布　剪刀　小夹板　纱布绷带　三角巾

图 9-3-11　小夹板固定用物准备

4. **环境准备** 室内空气清新，光线明亮，温度适宜。

▸ 实施

操作步骤见表9-3-2。

表 9-3-2　小夹板固定护理技术操作步骤

操作流程	操作步骤	沟通与说明
操作前准备	<ul><li>着装整齐,仪表大方、举止端庄,语言和蔼、态度亲切</li><li>核对医嘱无误后,到床边核对病人的床号、姓名、腕带,向病人或家属解释操作的目的和方法,取得病人及家属配合</li><li>评估病人病情、治疗情况、合作能力及皮肤情况等</li><li>洗手、戴口罩;准备用物,并摆放有序</li></ul>	您好,我是您的责任护士小×,请问您叫什么名字?(我叫×××)请让我看一下您的手腕带,×室×床×××,您现在感觉怎么样?现在要给您的患肢复位并进行小夹板固定术,主要是为了预防复位后断骨移位,现在我去准备用物,您先稍等
再次核对及摆体位	<ul><li>再次核对病人,协助病人置合适体位,以利于小夹板固定操作(患肢保持功能位)</li></ul>	×××,现在给您做小夹板固定术,请您配合。(好的)如果有什么不适,请及时告诉我们
复位	<ul><li>协助医生进行骨折复位(徒手复位)后,经X线检查证实复位良好</li></ul>	您放心,检查结果显示复位良好
夹板固定	<ul><li>根据需要放置外敷药物,并用胶布固定</li><li>内层用棉纸或纱布绷带缠绕数层并根据骨折固定的需要放置衬垫,并用胶布固定(图9-3-12)</li></ul> 图9-3-12　放置衬垫 <ul><li>根据骨折情况选择安放小夹板;用手扶持、固定小夹板,协助医生用扎带固定</li><li>扎带绑扎顺序为先绑扎中间靠近骨折端,再向两边均匀绑扎固定,且应先远心端,后近心端。注意超肩、超肘、超踝夹板的包扎</li><li>绳结打在外侧夹板的中线上,方向统一,结头留2 cm,结头结实,小夹板之间有1.5~2 cm的空隙;扎带的松紧度适宜,以绳结能在夹板上上下移动1 cm为宜(图9-3-13)</li></ul> 图9-3-13　夹板固定	小夹板和棉垫一定保持清洁、干燥,以免引起感染;请勿自行松动或扎紧扎带也不能自行拆除小夹板;如果出现疼痛加剧、肿胀、青紫、肢端感觉运动异常,请及时告知我们。 ×××,小夹板固定给您做好了,现在感觉怎么样?(可以)谢谢您的配合

操作流程	操作步骤	沟通与说明
夹板固定	• 伤肢指(趾)端外露(有伤口除外),指(趾)端清洁,以便观察血运情况 • X 线检查复位情况	
整理用物并记录	• 整理床单位,协助病人取舒适体位;妥善放置呼叫器,再次核对床尾卡 • 整理用物,将污物置于污物垃圾袋(桶)内,洗手,记录	呼叫器给您放在这里了。您还有什么需要帮助的吗?(没有了,谢谢)谢谢您的配合,您好好休息
固定后护理	• 卧床时抬高患肢 10~15 cm,上肢骨折病人下床活动时,要用三角巾将前臂悬吊于胸前。(图 9-3-14)  图 9-3-14 悬吊 • 根据病人的恢复情况来调整松紧度,观察皮肤有无张力性水疱 • 观察病人伤肢末端感觉、运动及血液循环情况,指导病人进行功能锻炼 • 进行健康宣教:嘱咐病人一周内要回医院复查,进行 X 线检查,以明确骨折是否移位	

▶ **任务评价**

小夹板固定护理技术评价表

▶ **问题探究**

如何指导病人观察伤肢血运情况?

答:疼痛:骨折复位后一般疼痛明显缓解,如果疼痛继续存在,并呈持续性剧痛,应提高警惕,往往疼痛是病人患肢血液循环障碍的最早期表现之一。

患肢肿胀:静脉血液回流障碍多表现为患肢的肿胀。

皮肤温度:血液循环障碍侧的肢端温度较健侧低,甚至出现肢端冰凉的情况。

皮肤颜色:如果动脉供血受阻,则患肢肢端皮肤变苍白;如果静脉回流受阻,则患肢肢端皮肤呈青紫色。

感觉异常：神经组织对缺血比较敏感，感觉纤维较早出现异常改变，表现为肢端麻木，感觉迟钝或消失。

脉搏减弱：如果夹板内或组织内压力高度增加，阻断较大动脉的血液供应，肢端出现动脉搏动减弱或消失，提示组织缺血程度严重。

肢体活动功能障碍：肌肉组织缺血后表现为手指或足趾肌力减弱、活动受限，如严重缺血时，手指（足趾）呈屈曲状态、被动牵拉时可引起剧烈疼痛。

 小夹板固定护理技术问题测试

▶ **职业精神**

 疫路有你——谭筑检

任务三 外固定支架固定护理技术

▶ **目的**

1. 对骨折部位进行制动、支撑和保护，预防及矫正畸形。
2. 便于病人骨折后转运。
3. 促进骨折愈合。

▶ **准备**

1. **护士准备** 衣帽整洁，按七步洗手法洗手，戴无菌口罩。
2. **病人准备** 向病人解释、取得配合；安置舒适体位；患肢清洁，无污迹。
3. **用物准备** 一次性备皮包（镊子、脱脂棉球、备皮刀、无菌纱布块、消毒刷等）、外固定支架器械包（螺丝钢针、连杆、针夹、骨钻、测深尺、骨锤等）、75% 乙醇、注射器、无菌手套、棉球、2% 利多卡因注射液、镊子、弯盘等（图 9-3-15）。

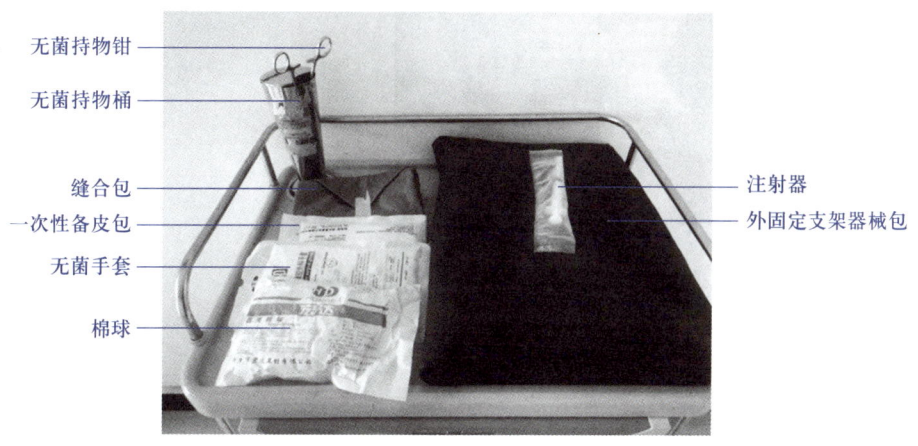

图 9-3-15 外固定支架固定用物准备

4. 环境准备 室内空气清新,光线明亮,温度适宜。

▶ 实施

操作步骤见表 9-3-3。

表 9-3-3 外固定支架固定护理技术操作步骤

操作流程	操作步骤	沟通与说明
操作前准备	• 着装整齐,仪表大方,举止端庄 • 医嘱核对无误后,操作者到床边核对床号、姓名、手腕带,向病人或家属解释牵引的目的和方法,取得病人及家属配合 • 评估病人一般情况、疾病史、过敏史、合作能力及皮肤情况等 • 洗手、戴口罩;准备用物,并摆放有序	您好,我是您的责任护士小×,请问您叫什么名字?(我叫×××)请让我核对一下您的手腕带,×室×床×××,您现在感觉怎么样?马上要对您进行骨折复位及外固定支架固定术。主要是为了预防复位后断骨移位,现在我去准备用物,您先稍等
术前准备	• 手术前1天做血型测定、备血,完成常规药物的皮肤敏感试验,全身清洁,手术前12小时开始禁食	现在做血型测定、备血以及做药物过敏试验,主要是确保明天治疗过程中用药安全,术前12小时开始禁食。请您配合我一下,好吗
再次核对	• 再次核对病人姓名、床号,做好解释工作,取得病人的配合	×××,现在要进行骨折复位及外固定支架固定术。请您配合,如果有什么不适,请及时告诉我们
摆体位	• 根据部位不同,协助医生摆好体位	
备皮准备	• 检查一次性备皮包,打开治疗巾,铺放在病人备皮区域身下 • 戴手套,用温肥皂水棉球擦拭备皮区域(骨折部位上下超过两个关节,并向上下延伸6 cm);剃除病人的汗毛,清洗并擦干皮肤 • 手术晨用75%乙醇消毒手术野皮肤,并用无菌敷料包扎	可能有点不适,一会儿就好
局部消毒	• 选择手术部位,做好标记 • 局部皮肤消毒、铺巾、麻醉,作皮肤小切口	如果有什么不舒服请及时告知我,不要随意移动
复位	• 协助医生复位,复位后行X线检查示复位良好	
固定	• 协助医生完成骨折复位和外固定支架固定术(图9-3-16) 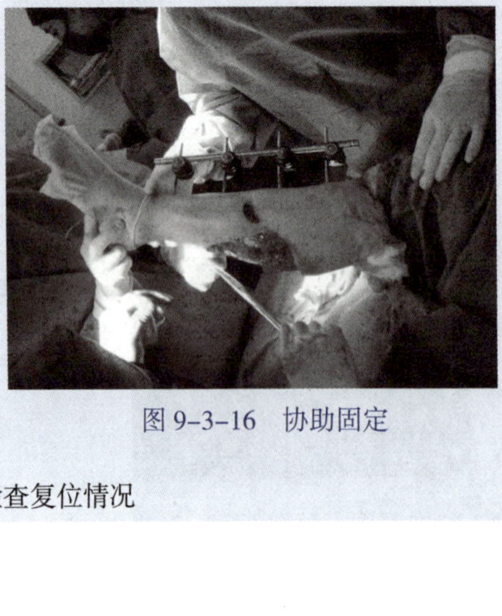	

图 9-3-16 协助固定

• X线检查复位情况

操作流程	操作步骤	沟通与说明
术后护理	• 术后禁食6小时,注意保暖;局部按摩,促进血液循环 • 观察病人生命体征及患肢末梢的血液循环、感觉及运动情况,指导病人进行功能锻炼 • 协助病人抬高患肢(上肢骨折术后用薄枕垫高患肢30°,下肢骨折术后用薄枕垫于腘窝及小腿处,使膝关节屈曲15°~20°) • 观察外固定支架固定是否有效,针孔有无渗血、渗液,每日用75%乙醇消毒2次,或按换药处理	×××,手术做好了,现在感觉怎么样?(可以)呼叫器给您放在这里了。还有什么需要帮助的吗?(没有了,谢谢)谢谢您的配合,您好好休息,有事请按呼叫器

▶ 任务评价

外固定支架固定护理技术
评价表

▶ 问题探究

如何指导病人进行功能锻炼?

答:(1) 向病人及家属讲解功能锻炼的主要目的是迅速恢复患侧肢体的正常功能,维持患肢肌肉、关节活动功能,防止肌肉萎缩、关节强直或因静脉回流缓慢而造成的肢体远端肿胀。

(2) 指导内容:① 早期:伤后1~2周内功能锻炼的主要原则是以肌肉等长舒缩运动为主,患肢在关节不活动的情况下主动地使肌肉收缩和舒张,每天数次,每次5~20分钟。② 中期:伤后3~6周,此期锻炼的主要原则是除继续增强患肢肌肉等长舒缩活动外,还要在医护人员或健肢的帮助下配合简单器械或支架辅助进行骨折部上、下关节的活动并逐渐由被动活动转为主动活动。③ 后期:伤后6周至骨愈合,此期功能锻炼的主要原则是加强患肢重点关节的活动和负重,并配合理疗、按摩、针灸等物理治疗和外用药物熏洗,使各关节迅速恢复正常活动和肢体正常力量。

(3) 注意事项:① 功能锻炼以恢复肢体的生理功能为主,上肢以增强手的功能为主,下肢以增强负重、行走能力为主。② 一切功能活动都应在医护人员的指导下进行。功能锻炼活动范围由小到大,次数由少渐多,时间由短至长,强度由弱到强。③ 功能锻炼以骨折部位不发生疼痛,病人不感到疲劳为原则。④ 功能锻炼应循序渐进,避免过度剧烈,以免影响骨折端的稳定。

外固定支架固定护理技术
问题测试

▶ 职业精神

疫路有你——程代玉

(陈 超)

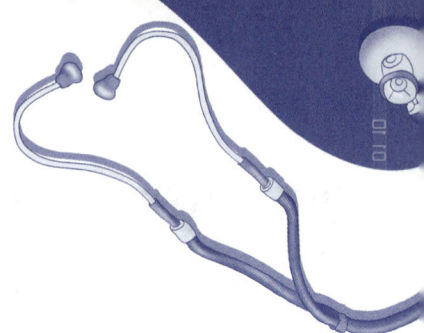

项目四
常用辅助医疗器具的使用技术

学习目标

知识目标：1. 熟记颈托和腰围使用的主要目的、适应证和注意事项。

2. 熟记使用抗血栓梯度压力带和气压式血液循环驱动器的目的、适应证和注意事项。

3. 熟记拐杖和助行器使用的注意事项。

4. 熟记关节功能活动器和防旋鞋使用的主要目的、适应证和注意事项。

技能目标：1. 熟练为病人选择和佩戴颈托或腰围，并指导病人自行佩戴。

2. 熟练为病人选择抗血栓梯度压力带，指导病人顺利穿脱，熟练进行气压式血液循环驱动器的操作。

3. 能指导病人正确使用拐杖或助行器。

4. 熟练使用关节功能活动器和防旋鞋。

素养目标：1. 具有良好的礼仪规范，行为举止符合礼仪要求。

2. 具有良好的职业道德，谨言慎行，忠于职守。

3. 具有很好的护患沟通能力，与病人沟通融洽。

4. 具有较强的人文关怀理念，对病人关怀备至。

5. 热爱护理工作，践行社会主义核心价值观。

任务一　颈托的使用技术

▶　**临床案例**

病人王×，女，41岁。因"右肩部疼痛、右上肢乏力、做精细动作困难、双下肢走路不稳1月"入院。行颈椎 MRI 检查，显示颈 3~5 节段椎间盘突出，脊髓严重受压。以"脊髓型颈椎病"收住院。昨日在全身麻醉下行颈前路椎体次全切减压，钛网植入钛板内固定术，手术顺利，术毕安全返回病房。

▶　**任务分析**

1. 术后第 3 天病人下床活动，护士为病人佩戴颈托。

2. 佩戴颈托期间，护士指导病人进食、翻身等活动。

3. 术后 2 周，病人出院，护士教病人科学使用颈托。

▶ 目的

1. 保持颈部稳定,防止再次损伤。
2. 支撑头部、限制运动、减轻病人疼痛。
3. 减少神经磨损,减轻创伤性反应,促进组织水肿的消退。
4. 巩固疗效,防止复发。

▶ 准备

1. **护士准备** 衣帽整洁,按七步洗手法洗手,戴无菌口罩。
2. **病人准备** 向病人及家属解释颈托治疗的目的、佩戴的注意事项,取得配合。
3. **用物准备** 根据病人颈围选择不同型号的颈托、手消毒液(图9-4-1)。
4. **环境准备** 室内空气清新,光线明亮,温度适宜,必要时用屏风遮挡。

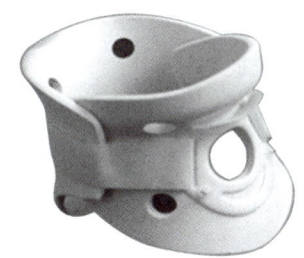 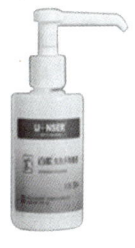

大小合适的颈托　　　　　手消毒液

图 9-4-1　佩戴颈托用物

▶ 实施

 颈托的使用技术操作视频

操作步骤见表9-4-1。

表 9-4-1　颈托的使用技术操作步骤

操作流程	操作步骤	沟通与说明
核对	• 核对医嘱,携用物至床旁,核对床号、姓名	您好,我是您的责任护士小×,请问您叫什么名字?(我叫×××)您现在感觉怎么样?颈肩还疼吗?胳膊和手指还发麻吗?(颈肩疼痛、手指不麻)
解释	• 向病人或家属解释佩戴颈托的目的、方法,并取得同意	您刚做完颈椎手术,椎间关节创伤性反应,局部组织水肿,颈椎活动会加重水肿和神经磨损。遵医嘱要给您戴个颈托,以限制颈椎活动,减轻疼痛,巩固疗效,请您配合一下好吗?(好)
评估	• 病人的病情、年龄、意识状态 • 颈部皮肤情况 • 病人及家属对使用颈托的认知程度及心理反应	您多大年龄了?(××岁)您颈肩不舒服有多长时间了?(××年了)我看一下您的颈部皮肤,若有破损要在破损处垫个软垫。您之前戴过颈托吗?能分清前、后、上、下吗?(没戴过,不知道)。没关系,一会儿我给您戴上并且给您说说具体的注意事项

操作流程	操作步骤	沟通与说明
体位	• 小心将病人颈部置于"正中位" • 仰卧位：头部仰至嘴角和耳垂的连线与地面垂直，鼻尖与肚脐成一直线 • 坐位：鼻尖 – 下颌 – 胸骨成一水平线，平视前方	您刚做完手术，平躺着佩戴；病情稳定出院后，也可坐着佩戴，无论采取什么体位，佩戴颈托时颈部应处于正中位，以便保持和恢复正常功能
安放	• 用轴线翻身法协助病人侧卧（图9-4-2） 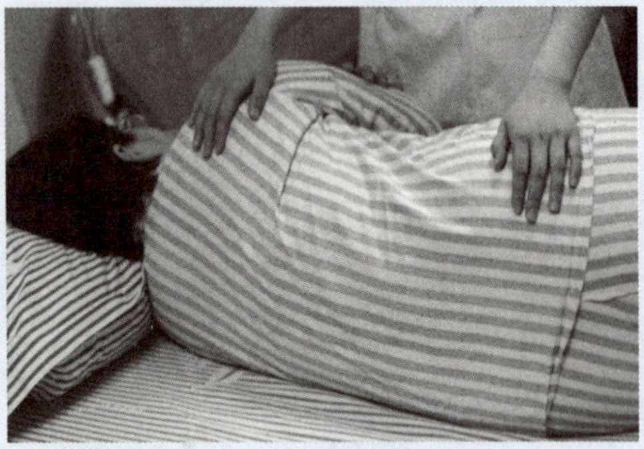 图 9-4-2　协助翻身侧卧	您好，我现在协助您翻身侧卧，您的上半身配合我，使头、肩部和腰、腿保持在一条线上，同时同向翻动，不要扭动
	• 将后托置于病人颈后，使颈托居于中央（图9-4-3） 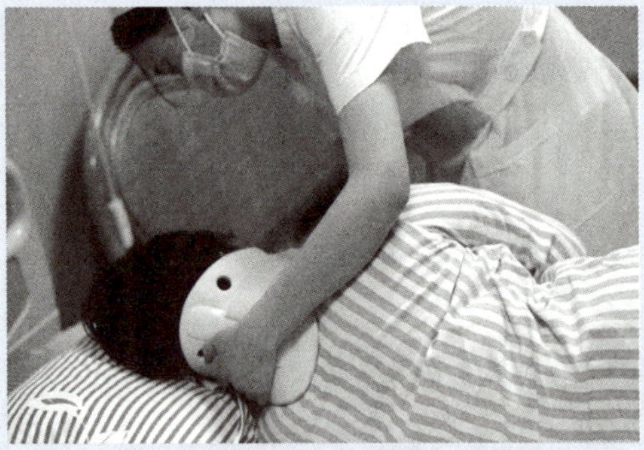 图 9-4-3　安置后托	您好，我将后托给您戴在颈后，没有什么不适吧？（没有）
	• 双手从病人颈部两侧扶住后托，协助病人平卧 • 将前托置于病人颈前部，使病人的下颌置于前托的凹槽内，两侧置于后托上（图9-4-4） 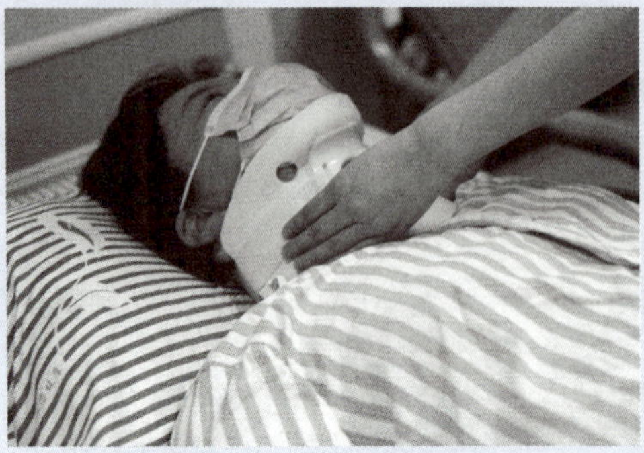 图 9-4-4　安置前托	您好，后托已经戴好了，我现在协助您慢慢平卧，我会动作轻柔的。 现在我将前托给您戴上，没有什么不适吧？（没有）

操作流程	操作步骤	沟通与说明
检查	• 后托上缘距耳垂约 1 cm,下颌位于前托正中托槽内,前托下缘达胸骨	我给您检查一下固定位置,请您不要紧张
固定	• 使前托压住后托,固定尼龙粘带于前托上 • 保证颈部不能前后伸屈、左右侧屈以及左右旋转 • 松紧度以佩戴颈托后颈部的旋转能与肩部同步转动为适度(见图9-4-5)  图 9-4-5　检查固定颈托	我现在把颈托给您固定好,您颈部能否前后屈伸及旋转?(动不了)有无太紧、呼吸不顺畅的感觉?(没有)您向左边转一下颈部,颈部与肩部要能同步转动,松紧度才合适
交代注意事项	• 密切观察病人的呼吸情况,保持呼吸道通畅 • 平卧位时不垫枕或仅垫小薄枕,侧卧位时垫枕高度同肩高 • 指导病人平衡翻身 • 饮食应少量多餐,小勺喂食 • 预防压力性损伤,特别是后枕部、耳郭及后项部等 • 做好颈部皮肤护理,受压部位应用衬垫垫起,每日行颈部皮肤清洁及更换衬垫 1~2 次	如果在佩戴过程中有任何不适,请您及时与我沟通,我也会及时过来查看颈托佩戴情况的。还有什么需要帮助的吗?(没有了,谢谢)谢谢您的配合,您好好休息,有事请按呼叫器
整理记录	• 整理用物 • 洗手 • 记录	

▶ **任务评价**

颈托的使用技术评价表

▶ **问题探究**

1. 使用颈托有哪些注意事项?

答:① 密切观察病人的呼吸情况,保持呼吸道通畅。② 移动受伤者颈部至"正中位"时,如遇到阻力或受伤者感到疼痛时,应立即停止移动。③ 固定之后,在进行搬运等其他动作时,仍应该经常留意受伤者颈部的姿势是否保持"正中位"。④ 平卧位时不垫枕或仅垫小薄枕,侧卧位时垫枕高度同肩高。⑤ 做好颈部皮肤护理,受压部位应用衬垫垫起,每日行颈部皮肤清洁及更换衬垫 1~2 次。⑥ 预防压力性损伤,特别是后枕部、耳郭及后项部等。

2. 颈托要佩戴多长时间?长期应用对机体有何影响?

答：① 出院后继续佩戴颈托 3 个月,避免颈部剧烈运动,继续肢体功能训练,停止做颈椎的某些过度活动,如擦高处的玻璃等。颈托可以白天戴上,休息时除去。② 长期应用颈托会引起颈背部肌肉萎缩、关节僵硬,所以佩戴时间不可过久,在症状逐渐减轻后,要及时除去,加强肌肉锻炼。在停止使用颈托前,必须先到医院进行复查,再决定停止使用的时间。

3. 颈托的适应证有哪些?

答：① 颈椎骨折、脱位。② 颈椎牵引治疗后、颈椎手术前后。③ 颈椎间盘突出症。④ 颈椎病等。

颈托的使用技术问题测试

▶ **职业精神**

疫路有你——张昕

任务二 腰围的使用技术

▶ **临床案例**

病人昌 ××,男,65 岁。因“摔伤后腰部疼痛 2 小时”入院,入院后行腰椎 CT 检查示:第 11 胸椎爆裂性骨折。既往有“高血压病”10 余年,急性脑梗死溶栓治疗后半年,右下肢活动受限。生命体征:T 36.5℃,P 52 次 / 分,R 16 次 / 分,BP 179/77 mmHg,疼痛评分为 6 分,静脉血栓栓塞(VTE)风险与预防评估为 6 分,情绪焦虑。病人入院后予绝对平卧位,轴向翻身,胸腰围外固定,抗血栓梯度压力带预防血栓,消肿镇痛、补液、消除神经水肿等对症治疗。

▶ **任务分析**

1. 入院当天需为病人佩戴胸腰围。
2. 入院当天为病人穿上抗血栓梯度压力带。

▶ **目的**

1. 减轻腰椎的负荷,缓解椎间盘对神经根的压迫。
2. 限制腰椎的活动,减少对椎间盘的刺激,减轻腰部肌群的受力。
3. 减轻病人疼痛。

▶ **准备**

1. **护士准备** 衣帽整洁,按七步洗手法洗手,戴无菌口罩。
2. **病人准备** 向病人及家属解释使用腰围的目的、佩戴的注意事项,取得配合。
3. **用物准备** 根据病人腰围选择不同型号的腰围、手消毒液(图 9-4-6)。

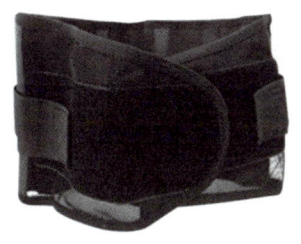
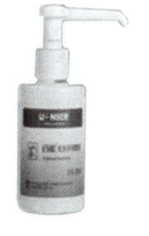

大小合适的腰围　　　　　手消毒液

图 9-4-6　佩戴腰围用物

4. **环境准备**　室内空气清新,光线明亮,温度适宜,必要时用屏风遮挡。

▶ 实施

腰围的使用技术操作视频

操作步骤见表9-4-2。

表 9-4-2　腰围的使用技术操作步骤

操作流程	操作步骤	沟通与说明
核对解释	• 核对医嘱,携用物至床旁,核对床号、姓名 • 向病人或家属解释佩戴腰围的目的、方法,并取得同意	您好,我是您的责任护士小×,请问您叫什么名字?(我叫×××)×室×床×××,您现在感觉怎么样?您刚做完腰椎手术,现遵医嘱要给您戴个腰围,可以限制腰部活动,保持腰部稳定,防止再次损伤,同时可以减轻疼痛,巩固疗效,请您配合一下好吗?(好)
评估	• 病人的病情、年龄、意识状态 • 腰部皮肤情况 • 病人及家属对使用腰围的认知程度及反应	我看一下您腰部的皮肤有无破损。您之前戴过腰围吗?能否分清上、下、前、后,您认为戴上腰围对生活影响大吗?(没戴过,不知道)。好的,我了解了。那我去准备用物,您稍等
再次核对	• 再次核对床号、姓名	您是×室×床×××吧,现在我给您佩戴腰围。您这样躺着舒服吗?(可以)
协助侧卧	• 用轴线翻身法协助病人侧卧,将衣服整理平整(图9-4-7)	您好,我现在协助您翻身侧卧,您的上半身配合我,使头、肩部和腰、腿保持在一条线上,同时同向翻动,不要扭动

图 9-4-7　协助翻身侧卧

操作流程	操作步骤	沟通与说明
安置腰围	• 腰围正中线需正对病人脊柱,左右对称放于腰背部,标识向上(图9-4-8) 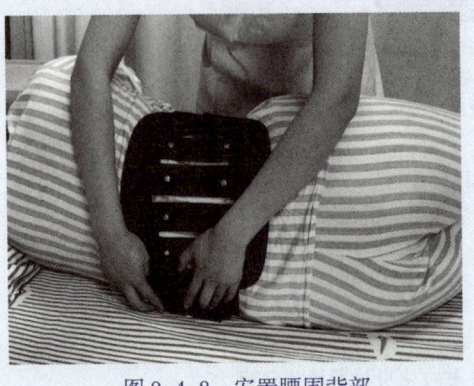 图9-4-8 安置腰围背部	我现在给您佩戴腰围,您配合一下,马上就好了
粘贴固定	• 协助病人平卧 • 将腰围左右内层粘贴,外层加以固定,松紧度以能容纳1指为宜(图9-4-9) 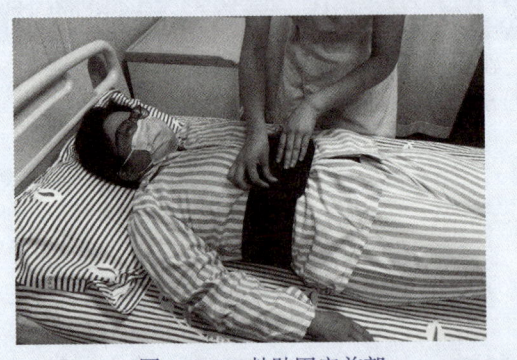 图9-4-9 粘贴固定前部	我现在协助您慢慢平卧,请您尽量保持身体为一条直线。(好的) 我现在给您腰围进行粘贴固定,松紧度以一指为宜,过松起不到好的固定效果,过紧会感觉不适,还可能造成二次伤害,您感觉这个松紧度可以吗?(可以)
检查固定	• 腰围上缘需达肋下缘,下缘至髂前上棘,坐下时不能碰到大腿。左右对称,松紧合适,未诉腰部不适(图9-4-10) 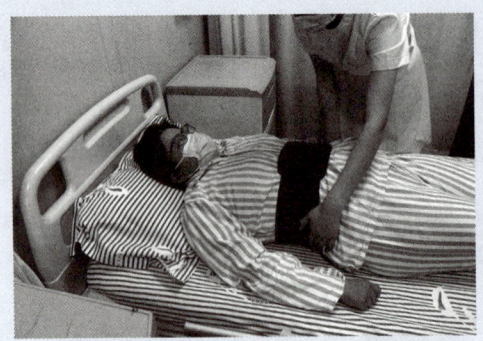 图9-4-10 检查调整腰围位置	我现在给您调整一下,腰围位置是合适的,您感觉有什么不适吗?(没有) 如果在佩戴过程中有任何不适,您都及时与我沟通,我也会随时过来查看腰围佩戴情况的。还有什么需要帮助的吗?(没有了,谢谢)谢谢您的配合,您好好休息,有事请按呼叫器

操作流程	操作步骤	沟通与说明
交代注意事项	• 卧床休息时不佩戴腰围,需下床活动时,先戴上腰围再下床活动,佩戴或摘除腰围时要保持卧位 • 症状较重时,下床后应经常佩戴;症状轻时,只需在外出活动、久站久坐、弯腰甚至负重时戴上腰围 • 佩戴腰围不宜过松或过紧 • 恢复期可戴腰围进行腰背肌锻炼,以防止或减轻腰肌的粘连和萎缩 • 每天佩戴腰围的时间应控制在 2 小时以内	腰围佩戴正确了,既可以减轻疼痛,又可以促进疾病恢复,如果戴的时间、位置、松紧不合适,则可能造成伤害。刚才讲的注意事项,您有不明白的可以再问。(都明白了)谢谢您的配合
整理记录	• 整理用物 • 洗手 • 记录	

▶ 任务评价

腰围的使用技术评价表

▶ 问题探究

1. 哪些人群适合佩戴腰围?

答:① 腰椎间盘突出症、腰椎滑脱、腰肌劳损等多种腰椎疾病人群,特别是急性腰椎间盘突出症和急性腰扭伤病人。② 接受过腰椎手术,需要康复锻炼的人群。③ 因工作过力或疲劳引起的腰背部不适者。④ 需长时间保持同一姿势的工作人群,如长途车司机。

2. 使用腰围时应注意什么?

答:① 腰围的佩戴应根据病情灵活掌握,如经大力牵引或长期卧床治疗后,应严格遵医嘱佩戴腰围下地活动,以起到保护腰部及巩固治疗效果的作用。② 佩戴腰围可根据病情掌握时间,腰部症状较重时,应经常戴用,不要随意取下;病情减轻、症状好转时,可在外出时,特别是较长时间站立或保持一个姿势坐着时戴上腰围,在睡眠及休息时再取下;当症状消失后,应及时取下腰围,开始逐渐恢复腰部的正常活动,不应对腰围产生依赖感。长期佩戴腰围会使腰背肌肉发生失用性萎缩及关节强直,病人反而会出现症状加重的现象,一般整个使用时间以 4~6 周为宜。③ 在室外、公共场合或者活动量大时需要佩戴;而在室内、活动量小,特别是卧床时不用佩戴。④ 脊柱手术后的病人需要从手术后就开始佩戴,一般需佩戴 3 周至 3 个月不等,具体视手术方式而定。

腰围的使用技术问题测试

▶ 职业精神

疫路有你——张昕

（张彦芳）

任务三 拐杖的使用技术

▶ 目的

1. 促进骨科病人进行康复锻炼。
2. 消除不正确使用拐杖的安全隐患。
3. 辅助下肢残疾病人恢复行走功能,提高生活质量。

▶ 准备

1. **护士准备** 衣帽整洁,修剪指甲,按七步洗手法洗手,无指环、配饰,戴无菌口罩。

2. **病人准备** 向病人解释、取得配合,穿长度合适的裤子。

3. **用物准备** 手消毒液、可调节式腋杖(拐杖)1副,皮尺1卷,拐杖软托2个。检查拐杖防滑垫、直立杆、把手、折叠按钮、可调节按钮、螺丝是否完好;连接处有无破损、断裂、松脱,是否固定;调节的可顺性是否完好(图9-4-11)。

4. **环境准备** 室内空气清新,光线明亮,温度适宜,环境安全,地面无水迹、无油渍、无高低差。

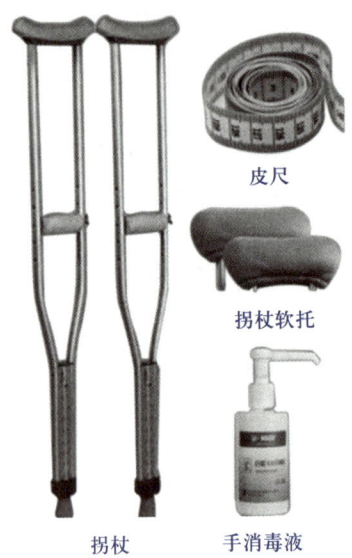

皮尺

拐杖软托

拐杖　手消毒液

图 9-4-11　拐杖使用物品准备

▶ 实施

拐杖的使用技术操作视频

操作步骤见表9-4-3。

表 9-4-3　拐杖(双拐)的使用技术操作步骤

操作流程	操作步骤	沟通与说明
核对解释 评估肢体	• 核对床号、姓名,向病人或家属解释 • 评估病人肢体活动度、皮肤有无破损、肌力状况 • 按七步洗手法洗手	您好,我是您的责任护士小×,请问您叫什么名字?(我叫×××)我看下您的手腕带。×室×床×××,您现在感觉怎么样?(还可以)。为了促进您的肢体功能恢复,今天我遵循康复师和医生制订的计划,来协助您使用拐杖,我先看一下您的肢体活动、肌力情况。我评估过了,不用担心,可以拄拐杖行走,那训练前您有没有其他需求?(没有)我去准备用物,您稍等

操作流程	操作步骤	沟通与说明
再次核对调节高度	• 再次核对床号、姓名 • 边演示边讲解使用拐杖步行的方法及上下台阶的方法。向病人说明配合要点，取得配合 • 使用拐杖步行前，调节好拐杖高度，腋杖长度测量的方法：① 病人平躺，仰卧，自腋窝前皱褶处量到足跟，再加5 cm。② 病人站立，自腋窝前皱褶下5 cm量到足底外缘，再加15 cm。③ 病人的身高减去41 cm。（图9-4-12）	您是×室×床×××吧，根据刚刚的评估，推荐您使用双拐。（好）我给您简单讲解一下拐杖的使用要点，使用时要把拐杖放在您的两侧，让拐杖顶部尽量压在肋骨上，不要用您的腋窝直接顶在拐杖上，伸直肘部，用手支撑体重，保持身体的平衡。使用之前我先将拐杖调节至适合您的高度

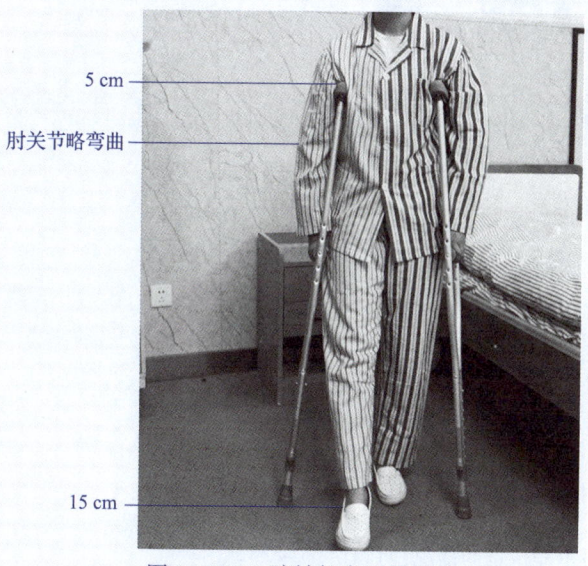

5 cm

肘关节略弯曲

15 cm

图 9-4-12　腋杖长度测量方法

挂拐行走练习	• 站立时：协助病人穿好衣裤，鞋袜，站立（图9-4-13）	我已经根据您的情况将拐杖调节至合适高度，现在我协助您站立，在您准备站立前，请先确定椅子或床是否稳定牢固。先将正常腿支撑在地面上，身体向前移动到椅子或床的边缘。再将双拐并拢在一起，用一侧的手握住拐杖手柄，另一侧手扶住椅子扶手或床沿，两手一起支撑用力，依靠健侧下肢站立，保持稳定。能站稳吗？（可以）现在您将一支拐杖交于健侧手中，双拐平行放置于身体前方

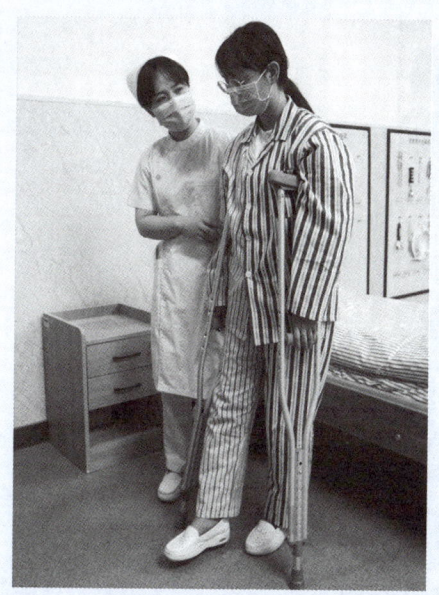

图 9-4-13　协助病人站立

操作流程	操作步骤	沟通与说明
拄拐行走练习	• 平地行走法： 护士向病人讲解行走方法，常采用四点法、三点法 四点法：先向前移动患侧拐杖，再迈出健侧下肢，再移动健侧拐杖，最后迈出患侧下肢；按相同的方法，先向前移动患侧拐杖，再迈出健侧下肢，再移动健侧拐杖，最后迈出患侧下肢，反复进行（图9-4-14） 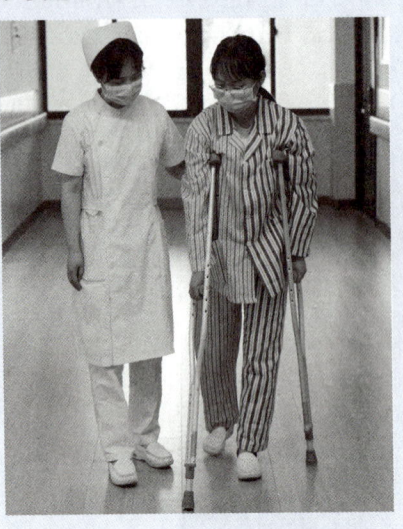 图9-4-14　拄拐杖四点法行走 三点法：一般见于患侧下肢不能负重的情况，两侧拐杖一同向前，然后患侧向前迈出，最后健侧向前跟上患侧，如此反复进行（图9-4-15） 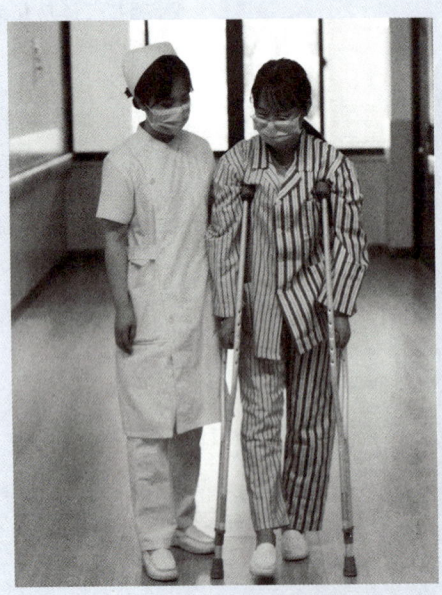 图9-4-15　拄拐杖三点法行走	平地行走法分为四点法、三点法以及两点法行走。根据您的情况，我推荐您先使用三点法，因为三点法一般见于患侧下肢不能负重的情况，使用三点法行走时，两侧拐杖一同向前，然后患侧向前迈出，最后健侧向前跟上患侧，如此反复进行。等慢慢恢复之后也可以选择四点法和两点法行走

操作流程	操作步骤	沟通与说明
拄拐行走练习	• 上下楼梯： 上楼梯：准备上楼梯时，护士应站在病人的后方，病人移动身体靠近最底层楼梯。两手各持一拐杖，同时支撑，先迈健侧，将重心放在健侧，再移动双拐和患肢，上到同一层楼梯，不断重复（图 9-4-16） 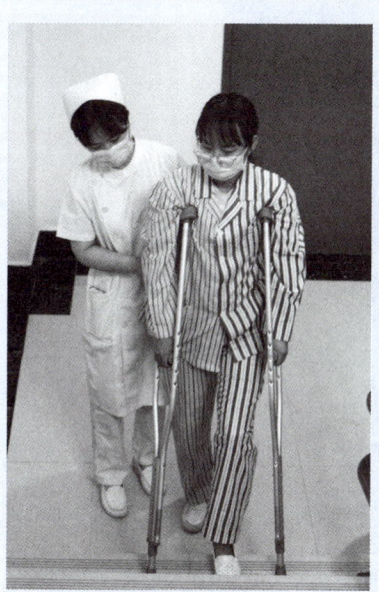 图 9-4-16　拄拐杖上楼梯 • 下楼梯：护士应站在病人的前面，病人移动身体靠近楼梯，双手各持一拐杖，先迈双拐，移至下一层楼梯上，同时患肢跟上，双手支撑稳定后，重心下移，再移动健肢下一层楼梯，不断重复下楼（图 9-4-17） 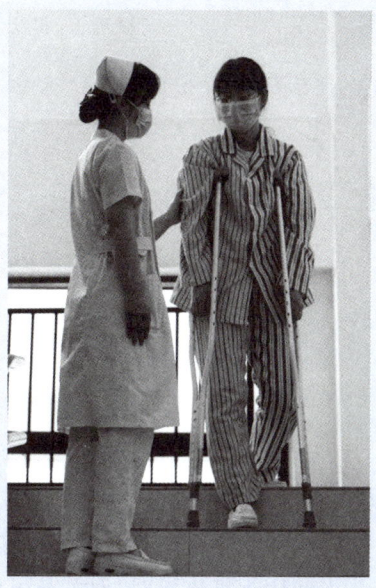 图 9-4-17　拄拐杖下楼梯	您累吗？用不用休息？（好）那您坐着休息一下，没有什么不舒服的吧？我给您讲解一下上下楼梯的方法，如果您感觉可以，我们可以再练习一下使用拐杖上下楼梯。（好）上楼梯时是健肢先上然后才是双拐和患肢；下楼梯时双拐先下，然后是患肢，最后健肢，我说清楚了吗？（清楚） 现在我带着您再练习一下上下楼梯，我会一直在旁边护着您的。有任何不适您及时告诉我

操作流程	操作步骤	沟通与说明
拄拐行走练习	• 坐时： 背对一把稳固(最好带扶手)的椅子。把双拐交到一只手上，另一只手向后摸到椅子，使重心下移，同时患肢不要碰触地面，然后慢慢坐下(图9-4-18)  图9-4-18　拄拐坐下时方法	我再给您讲解一下拄拐杖时怎么坐下。我在旁边护着您，您可以试一下
停止行走	• 停止行走，协助病人取舒适体位	×室×床×××，刚刚您学习了使用双拐进行站立、行走、上下楼梯、坐下。现在有什么不适吗？(没有)好的，我协助您坐好，这个体位可以吗？(可以)还有什么需要我帮助的吗？(没有了，谢谢)谢谢您的配合，您好好休息，有事请按呼叫器
整理记录	• 清理用物。 • 按七步洗手法洗手。 • 记录：病人锻炼的时间、次数及有无不适	清理用物：拐杖清洁备用

▶ **任务评价**

拐杖的使用技术评价表

▶ **问题探究**

1. 使用拐杖前有哪些事项？

答：① 站直身体，双手握住拐杖手柄来支撑体重。② 调节拐杖到合适高度，拐杖顶部距离腋窝 2~3 指宽，切记不是用腋窝顶在拐杖上，因为腋窝内有重要的血管神经通过，以免受压损伤。③ 拐杖的手柄位置需要调节到双臂自然下垂时的手腕水平，当病人使用拐杖支撑时，肘关节可以适当弯曲。④ 为避免长期扶拐造成的骨盆倾斜、双腿不等长，不建议长期使用单拐。

2. 使用拐杖时,患腿的负重程度分为哪几类?

答:① 不负重:即患腿不受力,保持患腿离开地面。② 轻负重:可以用足底接触地面来维持平衡。③ 部分负重:可以将身体部分体重分担到患腿上,一般指体重的 1/3~1/2。④ 可忍耐负重:将大部分体重甚至所有重量负担到患腿,能忍耐即可。⑤ 全负重:完全负重,没有疼痛。

拐杖的使用技术问题测试

▶ **职业精神**

疫路有你——袁欣羽

任务四 助行器的使用技术

▶ **目的**

1. 完成日常生活和工作需要的行走辅助。
2. 分担体重,减轻下肢关节负荷。
3. 扩大下肢支撑面,维持平衡,保证步行安全,增强肌力和耐力。

▶ **准备**

1. **护士准备** 衣帽整洁,修剪指甲,按七步洗手法洗手,无指环、配饰,戴无菌口罩。
2. **病人准备** 向病人解释,取得配合。
3. **用物准备** 快速手消毒液、框架式助行器(必要时准备扳手、螺丝刀)。检查助行器把手、折叠按钮、可调节按钮、螺丝、连接处有无破损、断裂、松脱、是否固定、调节的可顺性是否完好(图9-4-19)。

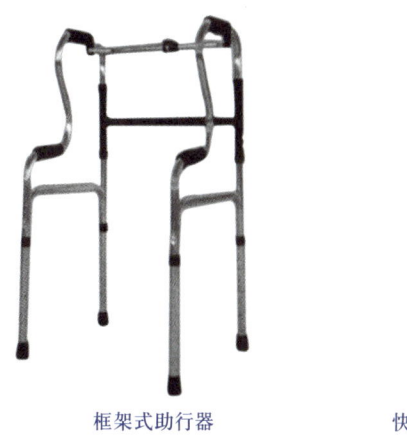

框架式助行器　　　　　快速手消毒液

图9-4-19　助行器使用物品准备

4. **环境准备** 室内空气清新,光线明亮,温度适宜,环境安全,地面无水迹、无油渍、无高低差。

▶ **实施**

 助行器的使用技术操作视频

操作步骤见表9-4-4。

表 9-4-4 助行器的使用技术操作步骤

操作流程	操作步骤	沟通与说明
核对解释 评估肢体	• 核对床号、姓名,向病人或家属解释 • 评估病人肢体活动度、皮肤有无破损、肌力状况。 • 按七步洗手法洗手	您好,我是您的责任护士小×,请问您叫什么名字?(我叫×××)我看一下您的手腕带。×室×床×××,为了促进您的肢体功能恢复,今天我遵循康复师和医生制订的计划,来协助您使用助行器,它可以扩大下肢支撑面,维持平衡,保证步行安全。您能理解并配合我吗?我先看一下您肢体的活动情况。有没有其他不适?在此之前您有没有其他需求?(没有)我去准备用物,您稍等
再次核对 演示讲解	• 协助病人安置舒适的体位 • 护士边演示边讲解使用助行器的步行方法。向病人说明配合要点,取得配合	您是×室×床×××吧,现在我给您讲解助行器的使用技术,您现在这个体位还可以吗?(可以)
调节高度	• 讲解助行器高度测量方法并为病人调节至合适高度:自然站立,股骨大转子到地面的高度即为助行器扶手的高度;或者自然站立,屈肘30°~40°,腕背伸约25°,小趾前外侧15 cm处到手掌面的距离,即为助行器的高度(图9-4-20)	您好,使用助行器前,要为您调节至合适高度,一会儿您配合我自然站立,我为您测量并为您调节至适合您的高度

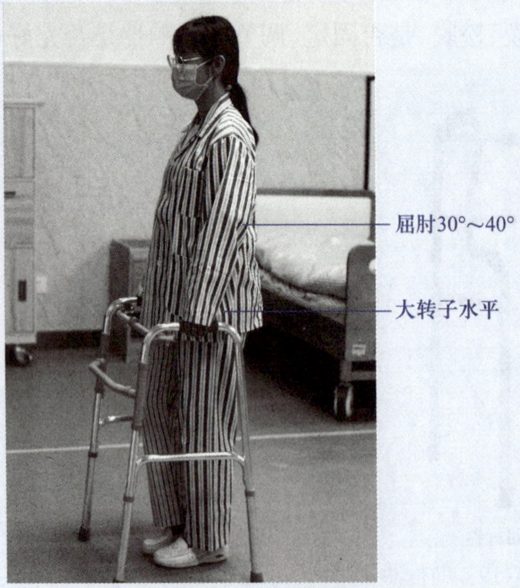

屈肘30°~40°

大转子水平

图 9-4-20 助行器高度测量方法

操作流程	操作步骤	沟通与说明
助行器的使用	• 护士指导病人将助行器先向前移动25~30 cm的距离，然后双手抓握住扶把用力，使双手分别承担一些身体的重量，并向下压助行器，准备行走 • 护士协助病人进行四步法和三步法训练(图9-4-21) • 四步法：将助行器一侧向前移动一步(25~30 cm)，对侧下肢抬高后迈出，落在助行器两后腿连线水平附近。然后，将助行器另一侧向前移动一步，迈出；另一下肢，重复上述步骤前进 • 三步法：双手同时将助行器向前移动一步(25~30 cm)，患肢抬高后迈出。双手臂伸直支撑身体(患肢遵医嘱决定承重力量)，迈出健肢与患肢平行。重复上述步骤前进	现在我协助您，您试试使用助行器进行行走，按照我给您说的方法。先以双手分别握住助行器两侧的扶把手，提起助行器使之向前移动25~30 cm 您先试试四步法，四步法适用于双下肢步行功能障碍者，走起来比较缓慢；三步法适用于单侧下肢步行功能障碍者

![使用助行器进行行走锻炼]

a. 使用助行器四步法行走　　　b. 使用助行器三步法行走

图9-4-21　使用助行器进行行走锻炼

| 停止行走 | • 停止行走，协助病人取舒适体位 | ×室×床×××，刚刚您进行了助行器的行走训练。现在有什么不适吗？那您想坐着休息还是躺床上？（躺着）好的，我协助您躺下，这个体位可以吗？（可以）还有什么需要帮助的吗？（没有了，谢谢）谢谢您的配合，您好好休息，有事请按呼叫器 |
| 整理记录 | • 清理用物
• 按七步洗手法洗手
• 记录：病人训练的时间、过程及结果 | 清理用物：清洁助行器，必要时消毒备用 |

▶ **任务评价**

 助行器的使用技术评价表

▶ **问题探究**

1. 使用助行器前的康复评定包括哪些内容？

答:① 病人情况:病情、年龄、身高、体重、患肢关节活动度、平衡能力及肌力情况。② 心理:对使用助行器行走的反应和合作程度。③ 知识:对使用助行器锻炼行走功能等相关知识的认知能力。

2. 助行器应用指导训练中的安全事项包括哪些?

答:① 行走步态的训练:为确保安全,应先在双杠内进行步态训练,再练习使用拐杖行走,最后再独立行走。② 选择合适的助行器:切实根据病人的实际需要选择助行器,病人使用助行器进行功能训练时,康复护士必须评估病情,并有效地监督和指导。③ 使用助行器时的安全防范:老年人使用的步行车有四个轮,虽然移动容易,但要注意安全防范,护士要指导病人保持身体与地面垂直,防止滑倒,引发意外。④ 并发症的预防:使用助行器的病人,腋下、肘部、腕部等部位长期受压,容易造成压力性损伤,故应多观察,及早预防。

助行器的使用技术问题测试

▶ **职业精神**

疫路有你——唐晓玲

任务五 关节功能活动器的使用护理技术

▶ **目的**

1. 减轻或防止关节功能障碍的病人发生关节粘连、关节僵硬。
2. 促进血液循环,以利消肿、减轻疼痛。
3. 促进关节周围肌腱、韧带的修复,恢复关节功能。

▶ **准备**

1. **护士准备** 衣帽整洁,按七步洗手法洗手,无指环、配饰,戴无菌口罩。
2. **病人准备** 向病人解释,取得配合;安置舒适体位。
3. **用物准备** 快速手消毒液、关节持续被动活动器(CPM)1台。检查CPM是否处于备用状态,机器性能是否良好(图9-4-22)。

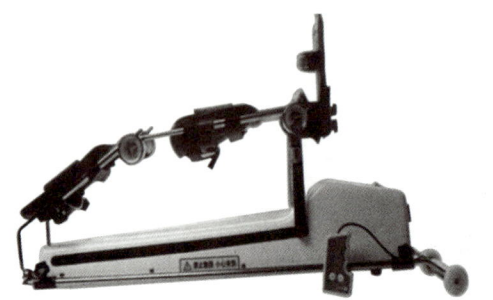

关节持续被动活动器(CPM)　　　　快速手消毒液

图9-4-22　关节功能活动器使用物品准备

4. 环境准备 室内空气清新,光线明亮,温湿度适宜。

▶ 实施

 关节功能活动器的使用护理技术操作视频

操作步骤见表9-4-5。

表9-4-5 关节功能活动器的使用护理技术操作步骤

操作流程	操作步骤	沟通与说明
核对解释 评估病人	• 核对床号、姓名,向病人或家属解释 • 评估病人下肢情况,观察引流管的引流量 • 按七步洗手法洗手	您好,我是您的责任护士小×,请问您叫什么名字?(我叫×××)我看一下您的手腕带。×室×床×××,您现在感觉怎么样?为了减轻或防止您的下肢关节粘连、僵硬,促进血液循环,促进关节周围肌腱、韧带的修复,恢复关节功能,我现在遵医嘱为您进行关节持续被动活动训练,您能配合我吗?在刚训练时,会有疼痛的感觉,经过几次伸屈活动后,疼痛的感觉会明显减轻,您不用紧张,操作中有什么不适请告诉我。(好的)操作前,我先看一下您的下肢情况。您的肢体感知觉正常,引流量正常,我去准备用物,您稍等
再次核对安置体位	• 协助病人安置舒适的卧位,训练时病人体位应舒适自然,使肌肉充分放松。拉好窗帘,注意保暖	您是×室×床×××吧,现在我为您进行关节持续被动活动训练。这样躺着还舒服吗?(可以)请您放松,不用紧张
放置机器	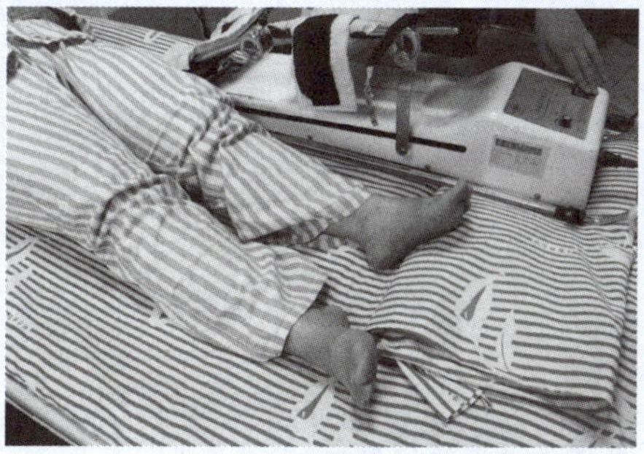 • 检查关节持续被动活动器(CPM)是否处于备用状态,将关节持续被动活动器放置位与躯体成30°的外展位(图9-4-23)	我已经将机器调试好,放在您的病床上了,方便您一会儿训练

图9-4-23 放置关节持续被动活动器

接通电源	• 接通关节持续被动活动器电源	我把电源给您打开
固定患肢	• 将病人患肢抬高,并将关节持续被动活动器放入患肢下,使调节器轴心与关节位置一致,将患肢固定稳妥(图9-4-24)	现在我协助您抬高患肢,放在机器上,您有什么不适吗?(没有)好的,那我先将您的肢体固定稳妥,有任何不适您随时告诉我

操作流程	操作步骤	沟通与说明
固定患肢	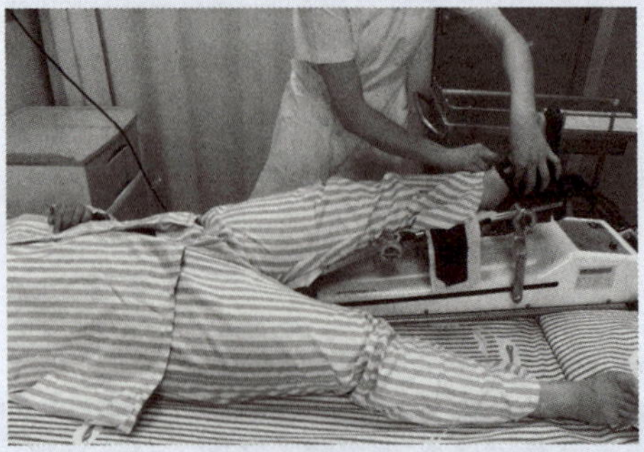 图 9-4-24　固定患肢于关节持续被动活动器	
协助训练	• 遵医嘱选择活动时间和训练角度 • 操作速度应先慢后快,角度由小至大,循序渐进,以病人能忍受为宜(图 9-4-25) 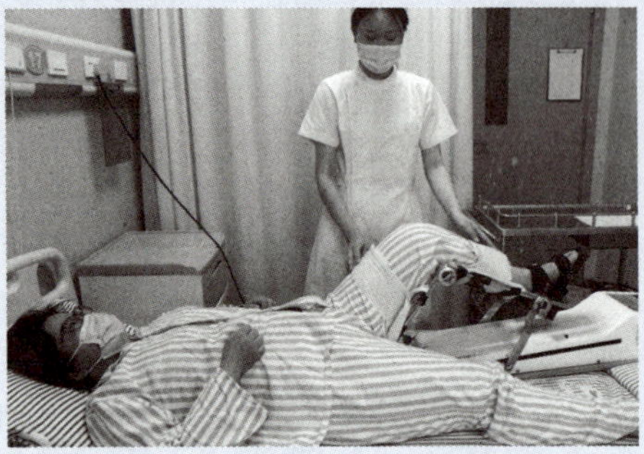 图 9-4-25　协助病人进行锻炼	根据医嘱,给您设置的训练时间为 1 小时。训练时,先从热身模式开始,即由较小角度开始,让您慢慢适应直至医嘱设定的角度,随着每天的训练可以逐步增加角度。训练时,要先慢后快,循序渐进,过程当中有任何不适您及时跟我沟通,我表达得清楚吗? (清楚)好的,现在开始进行关节功能训练
结束训练	• 关闭机器电源,检查病人下肢、引流量情况	您好,×室×床×××,训练结束,我看一下您下肢的情况,有没有疼痛或者不舒服的感觉? (没有)这个体位可以吗? (可以)还有什么需要帮助的吗? (没有了,谢谢)感谢您的配合,您好好休息,有事请按呼叫器
整理记录	• 协助病人取合适体位 • 清理用物 • 按七步洗手法洗手 • 记录:训练时间,训练效果	清理用物,机器消毒备用

▶ **任务评价**

关节功能活动器的使用护理技术评价表

▶ **问题探究**

1. 关节功能活动器的适用范围有哪些?

答:① 下肢骨折:包括关节内骨折、长骨干骨折和干骺端骨折,经切开复位、加压钢板螺丝钉内固定端或闭合复位,髓内针、弧形髓内针内固定。② 关节囊切除或关节松解术后:包括创伤性关节炎、活动受限或粘连性强直;关节外挛缩或粘连;类风湿关节炎和血友病性关节病,行滑膜切除术后。③ 下肢髋关节和膝关节术后。④ 关节软骨大面积缺损、自体游离骨膜移植修复术后:包括创伤性或感染后关节强直、关节软骨缺损、先天性髋关节脱位,经牵引关节成形后移植修复、髌骨软化症。

2. 关节功能活动器使用前有哪些注意事项?

答:早期锻炼时注意观察引流管的引流量,引流量少易造成创面肿胀,引流量多提示有活动性出血倾向,应通知医生做相应处理。正常 24 小时引流量为 200~300 ml。关节功能活动器锻炼前为防止病人在进行锻炼中出现疼痛的表现,可先期给予镇痛类药物预防,在康复治疗量逐渐加大的同时,病人出现的疼痛也会逐渐增强,但病人进行手术之后的炎症反应会逐渐减轻或消失。

 关节功能活动器的使用护理技术问题测试

▶ 职业精神

 疫路有你——宋飞

任务六 防旋鞋的使用护理技术

▶ 目的

1. 预防下肢骨折的病人发生足下垂、足内旋、足外翻。
2. 预防下肢骨折的病人发生关节强直和畸形愈合等并发症。

▶ 准备

1. **护士准备** 衣帽整洁,按七步洗手法洗手,无指环、配饰,戴无菌口罩。
2. **病人准备** 向病人解释、取得配合;安置舒适体位。
3. **用物准备** 快速手消毒液、防旋鞋(图 9-4-26)。

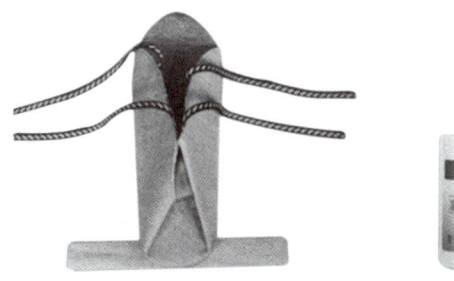

防旋鞋 　　　　　快速手消毒液
图 9-4-26　防旋鞋使用物品准备

4. **环境准备** 室内空气清新,光线明亮,温湿度适宜。

▶ 实施

 防旋鞋的使用护理技术操作视频

操作步骤见表9-4-6。

表 9-4-6　防旋鞋的使用护理技术操作步骤

操作流程	操作步骤	沟通与说明
核对解释 评估患肢	• 核对床号、姓名,向病人或家属解释 • 评估患肢感觉、运动、皮肤、足背动脉情况 • 评估病人足部的尺码,选择合适尺码的防旋鞋 • 按七步洗手法洗手	您好,我是您的责任护士小×,请问您叫什么名字?(我叫×××)我看一下您的手腕带。×室×床×××,您现在感觉怎么样?为了防止骨折造成的足下垂、足内旋、足外翻,今天需要给您穿戴防旋鞋,我先看一下您骨折肢体的情况,您配合我就行,我会动作轻柔的,有什么不适请告诉我。(好的)您的肢体感知觉正常,循环较好,皮肤完好,足背动脉搏动正常。我去准备用物,您稍等
再次核对 安置体位	• 再次核对 • 协助病人安置舒适的卧位,拉好窗帘,注意保暖	您是×室×床×××吧,现在我给您穿戴防旋鞋,鞋子的尺码比您的足部大1~2个尺码,因为过紧会引起足部不适。这样躺着舒服吗?(可以)
穿防旋鞋	• 用双手将患肢轻轻抬离床面10 cm,穿戴防旋鞋(图9-4-27) <p style="text-align:center">图9-4-27　协助病人穿防旋鞋</p>	我现在轻轻将您的患肢抬起,我会动作轻柔的
测松紧度	• 帮病人系上鞋带或扣好魔术贴,松紧度以可以伸进1~2指为宜(图9-4-28) <p style="text-align:center">图9-4-28　帮助病人系好鞋带</p>	现在给您系好鞋带(扣好魔术贴)了,松紧度也调节好了,您自己觉得这个松紧可以吗?(可以)

操作流程	操作步骤	沟通与说明
观察患肢	• 穿戴后,观察患肢皮肤及末梢循环情况,询问患肢感受	您好,×室×床×××,这个体位可以吗? 穿戴防旋鞋期间,如果您有任何不舒服都及时告诉我们,卧床期间患肢足部要持续穿防旋鞋,每4小时松解一次,间歇10分钟左右,循环进行,在此期间可以做一些足部按摩。我讲清楚了吗? (清楚了)还有什么需要帮助的吗? (没有了,谢谢)感谢您的配合,您好好休息,有事请按呼叫器
整理记录	• 协助病人取合适体位 • 清理用物 • 按七步洗手法洗手 • 记录:穿戴时间、肢体情况、穿戴后情况	清理用物,记录穿戴时间,病人肢体运动、感觉、皮肤循环及关节活动情况

▶ 任务评价

 防旋鞋的使用护理技术评价表

▶ 问题探究

1. 防旋鞋的适应证有哪些?

答:防旋鞋的应用非常广泛,股骨粗隆间骨折、股骨头骨折,或人工髋关节、人工股骨头置换术后均需常规穿戴防旋鞋,用以固定患肢,保持患肢呈外展中立位,以防发生足下垂、假体脱位和畸形愈合等并发症,很多下肢术后病人在进行康复训练的过程中通常需要穿戴防旋鞋。

2. 防旋鞋使用有哪些注意事项?

答:① 选择比足部大1~2个尺码的防旋鞋,过紧则引起足部不适,过松则达不到固定效果。② 穿鞋过程中,注意观察病人足部的皮肤情况以及末梢血液循环。③ 为避免长期保持同一姿势所致不适,可交替采用仰卧与健侧倾斜卧位,注意健侧卧位时在两腿间和后背垫软枕以保持患肢呈中立位。④ 卧床时可持续穿着,也可以穿4小时、放松10分钟,循环进行。⑤ 翻身时可脱去防旋鞋,但需保持侧卧良肢位的摆放,也可进行患肢踝关节的锻炼,这样更有利于患侧肢体的康复。早期保持肢体功能位,不能让足悬空,四肢运动时,瘫痪侧的上下肢各关节可做被动屈伸运动。

 防旋鞋的使用护理技术问题测试

▶ 职业精神

 疫路有你——徐丹

任务七 气压式血液循环驱动器的使用技术

▶ 临床案例

病人李××,女,56岁。因"右膝疼痛2年,加重半个月"入院,入院后行右膝X线检查示:右膝关节骨性关节炎、内侧间隙明显狭窄。病人既往有"高血压病"3年,关节主动屈伸因疼痛受限,被动活动轻度受限。生命体征:T 36.4℃,P 68次/分,R 18次/分,BP 121/79 mmHg,疼痛评分为4分,静脉血栓栓塞(VTE)风险与预防评估为6分,情绪焦虑。入院完善检查后,于第3天在全身麻醉下行右膝关节置换、滑膜切除、关节松解术,手术顺利,术毕安全返回病房。

▶ 任务分析

1. 术后使用气压式血液循环驱动器,以防静脉血栓形成。
2. 术后第3天开始使用关节功能活动器进行被动及主动活动。
3. 术后第3天指导病人借助助行器下床活动。

▶ 目的

1. 提高静脉血流速度,减少血液淤积。
2. 预防和减少麻醉手术后及卧床病人下肢深静脉血栓形成。

▶ 准备

1. **护士准备** 衣帽整洁,修剪指甲,按七步洗手法洗手,无指环、配饰,戴无菌口罩。
2. **病人准备** 向病人解释、取得配合。
3. **用物准备** 快速手消毒液、分体气压式血液循环驱动器(机身、连接管、充气带)。检查充气压力带有无破损,是否通畅,接口是否完好,连接是否紧密,电源线是否完好(图9-4-29)。

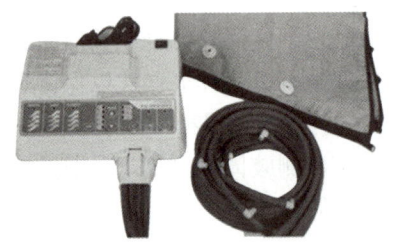

气压式血液循环驱动器　　　　　　快速手消毒液
图9-4-29　气压式血液循环驱动器使用物品准备

4. **环境准备** 室内空气清新,光线明亮,温度适宜。

▶ 实施

气压式血液循环驱动器的
使用技术操作视频

操作步骤见表9-4-7。

表9-4-7　气压式血液循环驱动器的使用技术操作步骤

操作流程	操作步骤	沟通与说明
核对解释	• 核对床号、姓名,向病人或家属解释	您好,我是您的责任护士小×,您能告诉我您的床号、姓名吗?(我叫×××,×室×床),我看一下您的手腕带。您好,现在我遵医嘱来给您进行气压治疗,以防下肢深静脉血栓形成,您能理解并配合我吗?(可以)。我去准备用物,您稍等
再次核对安置体位	• 关闭门窗,用屏风遮挡,协助病人取平卧位	您是×室×床×××吧,现在我给您进行气压治疗,您这个体位还可以吗?(可以)
连接电源,暴露下肢	• 将机器置于床尾,连接电源,掀开盖被,协助病人暴露下肢(图9-4-30) 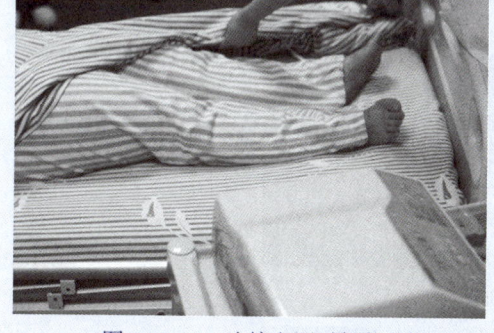 图9-4-30　连接电源、暴露下肢	我要为您连接充气带,请您放松
放置肢体调松紧度	• 将病人腿的背侧放置在充气带的中间部位(图9-4-31) 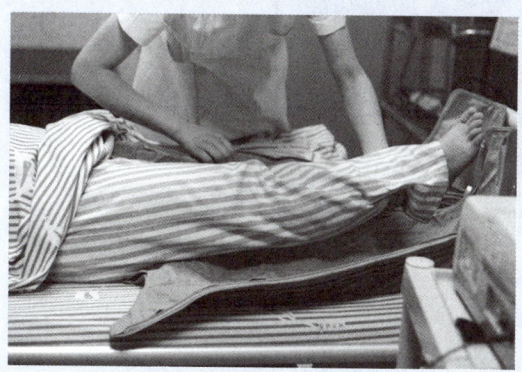 图9-4-31　放置肢体 • 用充气带结实地将腿部包裹起来,使充气带与身体匹配合适,不出现皱褶和折损(图9-4-32) • 将连接管线指向病人的跟腱,由上至下依次粘好腿套搭扣或者拉上腿套拉链(腿套的松紧度可调节)用右手示指检查腿套松紧度(以容纳1指为度)	我协助您将腿放在充气带的中间,用充气带包裹起来,松紧度以能容纳1指为宜,您自己感觉还可以吗?(可以)好的,那我就帮您连接了

操作流程	操作步骤	沟通与说明
放置肢体 调松紧度	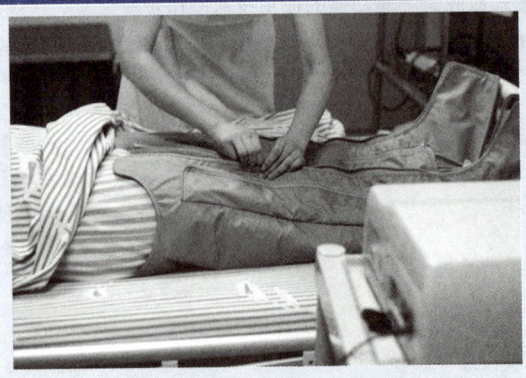 图9-4-32 充气带包裹腿部	
连接机身 调节压力	• 连接机身与连接管,打开机器开关,待指示灯变绿后,进行仪器参数调节(图9-4-33) 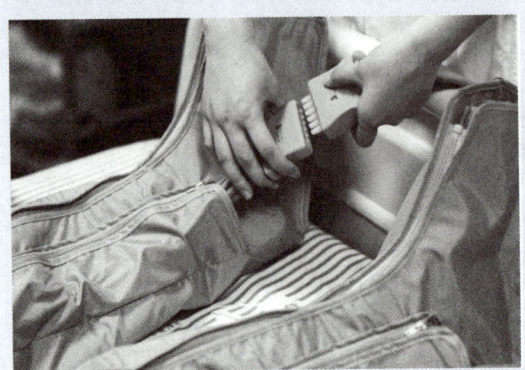 a. 连接机身 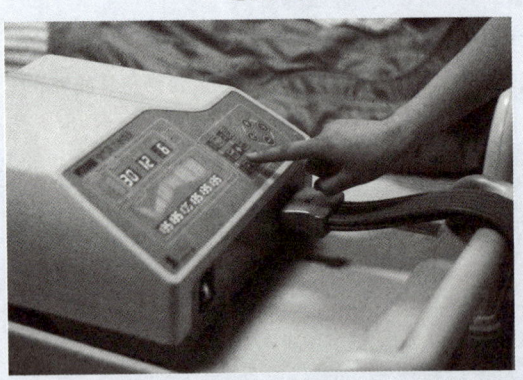 b. 调节仪器参数 图9-4-33 连接机身、调节压力 • 盖好盖被,做好保暖措施,充气带循环反复充气放气(图9-4-34) • 护士每10~15分钟巡视一次病房	您好,气压治疗仪已为您连接好,请您好好休息,这项操作需持续30分钟。如果您下肢有麻木、疼痛等不适,请及时按呼叫器呼叫我,我也会随时过来看您

操作流程	操作步骤	沟通与说明
连接机身 调节压力	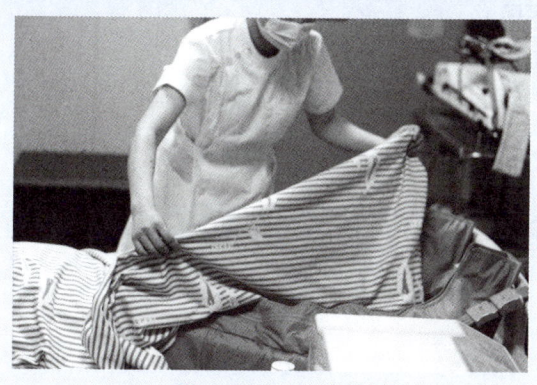 图 9-4-34　注意保暖	
结束使用	• 30分钟后,将气压式血液循环驱动器取下,由上至下依次解开搭扣,抬起下肢,取出腿套 • 观察患肢情况	您好,×室×床×××,治疗结束了,我帮您取下气压式血液循环驱动器。我看一下您下肢的情况,有没有疼痛或者不舒服的感觉?(没有)这个体位可以吗?(可以)还有什么需要帮助的吗?(没有了,谢谢)感谢您的配合,您好好休息,有事按呼叫器
整理记录	• 协助病人取合适体位 • 清理用物 • 按七步洗手法洗手 • 记录:病人使用的时间、肢体情况、有无不适等	清理用物:携气压式血液循环驱动器返回治疗室,用75%乙醇擦拭后整理腿套、连接管、主机及电源线,妥善保存

▶ **任务评价**

 气压式血液循环驱动器的
使用技术评价表

▶ **问题探究**

1. 气压式血液循环驱动器治疗的适应证及禁忌证有哪些?

答:适应证:全身麻醉、硬膜外麻醉术后卧床的病人,术中采取截石位的病人及长期卧床的病人。禁忌证:患有严重动脉硬化或其他贫血性血管疾病的病人、已知或疑似的急性重度血栓或静脉炎病人、肺部栓塞病人,以及一些具体的情况包括坏疽、近期皮肤移植、急性炎症或皮肤病、心律不齐、丹毒、肺水肿、不稳定性高血压、安装有人工心脏起搏器的病人。

2. 如何设置充气带的压力?

答:压力控制装置的量程在 30~60 mmHg,可以通过压力泵的数字显示屏提示。一般将压力设定为 40 mmHg,或者根据病人的具体情况按医嘱执行。

 气压式血液循环驱动器的
使用技术问题测试

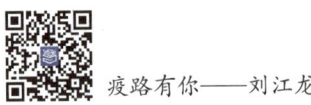

疫路有你——刘江龙

任务八 抗血栓梯度压力带的使用技术

▼ **目的**

1. 改善静脉瓣膜功能。
2. 增强骨骼肌静脉泵的作用。
3. 调节部分凝血因子的水平。
4. 有效预防深静脉血栓形成和降低肺栓塞风险。

▼ **准备**

1. **护士准备** 衣帽整洁,修剪指甲,按七步洗手法洗手,无指环、配饰,戴无菌口罩。
2. **病人准备** 向病人解释、取得配合。指导病人修剪趾(指)甲,清除足部皮屑,保持足部和腿部清洁干燥。
3. **用物准备** 快速手消毒液、卷尺、抗血栓梯度压力带(即医用弹力袜)、助穿套,检查抗血栓梯度压力带的完整性(图9-4-35)。

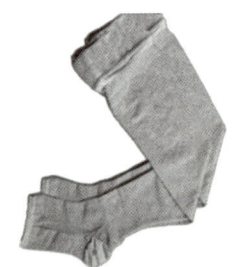 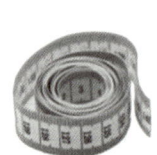 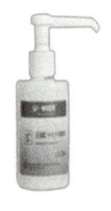 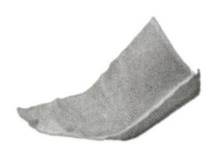

抗血栓梯度压力带　　　　卷尺　　　　　　手消毒液　　　　　助穿套

图9-4-35　抗血栓梯度压力带使用物品准备

4. **环境准备** 室内空气清新,光线明亮,温度适宜。

▼ **实施**

 抗血栓梯度压力带使用技术操作视频

操作步骤见表9-4-8。

表 9-4-8　抗血栓梯度压力带使用技术操作步骤

操作流程	操作步骤	沟通与说明
核对解释	• 核对床号、姓名,向病人或家属解释	您好,我是您的责任护士小×,您能告诉我您的床号、姓名吗?(我叫×××,×室×床),我看一下您的手腕带。您好,现在我遵医嘱来帮您穿戴抗血栓梯度压力带,也就是医用弹力袜。医用弹力袜可以促进血液回流,防止下肢静脉血栓形成,也能对抗下肢血液的淤积,恢复静脉瓣膜功能。您能理解并配合我吗?(可以)我去准备用物,您稍等
检查腿部	• 检查病人腿部情况(有无下肢动脉疾病、严重周围神经病变或其他感觉障碍;有无下肢皮肤/软组织疾病;有无下肢畸形;下肢是否存在较大的开放或引流伤口;有无严重下肢蜂窝组织炎;有无下肢血栓性脉管炎等情况)(图 9-4-36)	您好,我检查一下您腿部的情况,请您不要紧张。(好的) 经检查,您的腿部皮肤完好,无感觉障碍及开放性伤口等情况,请您放心,您可以使用抗血栓梯度压力带。我去准备用物,您稍等

图 9-4-36　检查病人腿部情况

	• 按七步洗手法洗手	
安置体位	• 关闭门窗,用屏风遮挡,协助病人取舒适卧位	您是×室×床×××吧,现在我帮您穿戴抗血栓梯度压力带,您这个体位还可以吗?(可以)
测量腿围	• 让病人屈膝,翻折裤脚,测量腿长、小腿最大周长、足踝最小周长(图 9-4-37) • 测量完毕后,选择正确尺寸,帮助病人整理衣物	穿戴之前呢,我先帮您测量一下腿围,请您放松

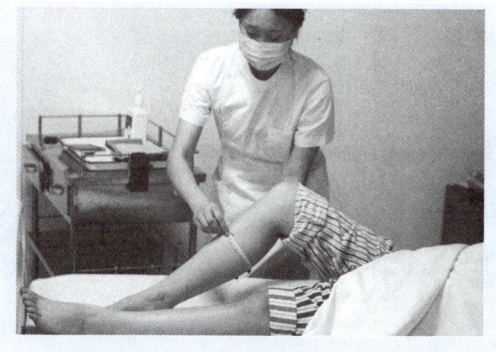
a. 测量小腿围

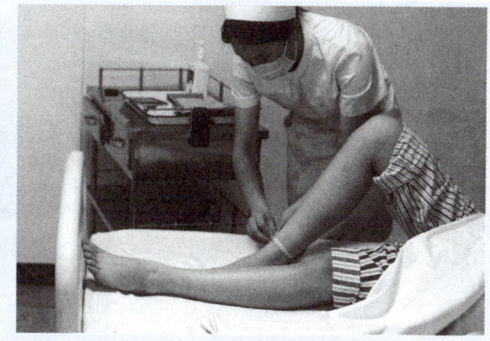
b. 测量足踝最小周长

图 9-4-37　测量腿围

抬高双腿	先将双腿抬高 30 秒左右,让血液充分回流,然后平放双腿	为了保证血液充分回流,请您先抬高双腿 30 秒左右

操作流程	操作步骤	沟通与说明
穿助穿套	• 指导病人屈膝,帮助病人翻折裤脚,协助病人穿着助穿套(图9-4-38) 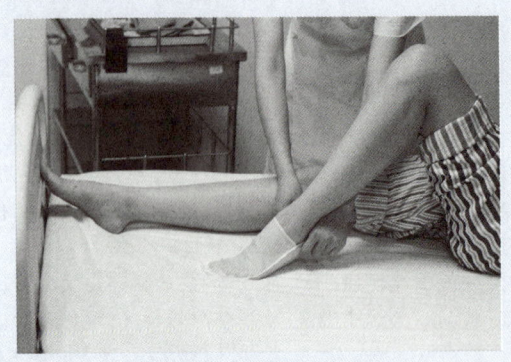 图9-4-38　协助病人穿助穿套	为了方便您穿戴,我先协助您穿上助穿套
翻转抗血栓梯度压力带	• 护士将手伸进抗血栓梯度压力带,直到足跟处,抓住抗血栓梯度压力带后跟中间;将抗血栓梯度压力带由内向外翻出,翻至足跟(图9-4-39) 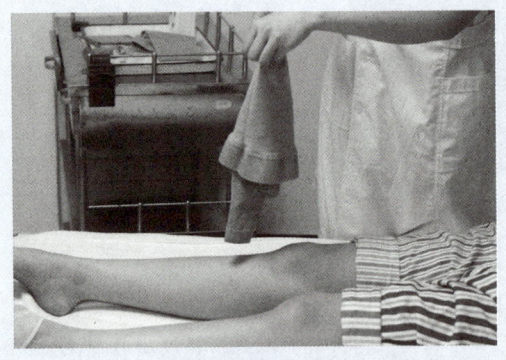 图9-4-39　翻转抗血栓梯度压力带	我先把抗血栓梯度压力带翻转,请您稍等
穿抗血栓梯度压力带	• 用两手拇指将抗血栓梯度压力带撑开 • 小心拉至足背,调整足跟部位,使其正好在抗血栓梯度压力带后跟处;再缓慢拉向腿部,动作轻柔,确保位置正确,穿着平整(图9-4-40) 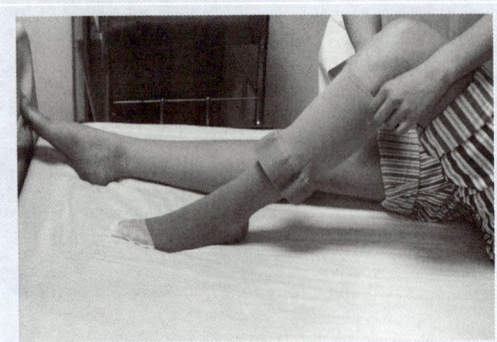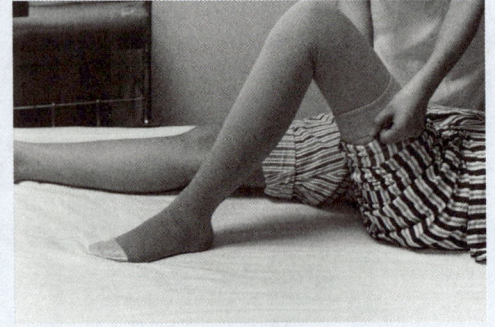 a. 拉至足背　　　　　　　b. 拉至腿部 图9-4-40　穿抗血栓梯度压力带	现在请您伸直腿部,我给您进行穿戴,过程中如果有任何的不适,您及时与我沟通。(好的)

操作流程	操作步骤	沟通与说明
取助穿套 整体抚平	• 从抗血栓梯度压力带开口处取下助穿套（图9-4-41） 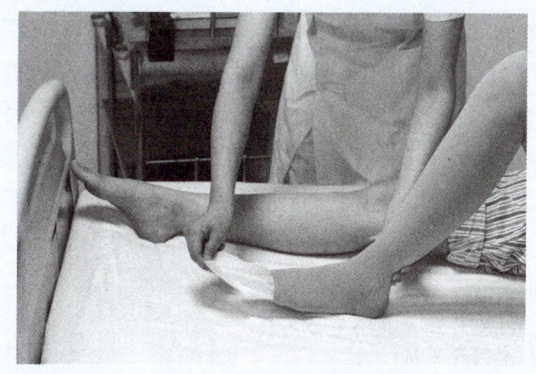 图9-4-41　取下助穿套 • 用手将抗血栓梯度压力带整体抚平，避免产生皱褶 • 短腿袜长度应在腘窝下方3.3 cm左右，长袜在腹股沟下方3.3 cm左右	×室×床×××，抗血栓压力梯度带已经为您穿上了，整体也抚平了，没有皱褶。现在我把助穿套给您取下来 弹力袜的更换视情况而定，医用弹力袜不必频繁清洗。如果出现活动差、皮肤完整性受损或任何感觉丧失等，请您及时告诉我，我也会经常过来检查您的皮肤情况的 请您尽量保持穿着部位清洁、干燥 一般每天至少穿着18小时。每天至少脱下弹力袜一次，用于清洁及观察皮肤
脱抗血栓梯度压力带	• 用手指协助抓住抗血栓梯度压力带的内外侧 • 将抗血栓梯度压力带外翻，顺腿脱下（图9-4-42） 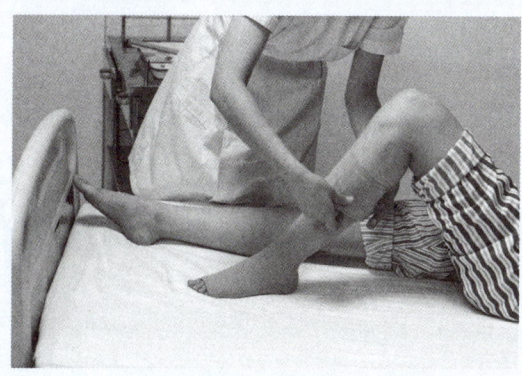 图9-4-42　脱抗血栓梯度压力带	脱抗血栓梯度压力带时，将抗血栓梯度压力带外翻即可脱下，等您情况好转，医生说可以脱下时，我也会来协助您脱的，请您放心。那您现在还有什么需要吗？（没有，谢谢）感谢您的配合，有任何需要请按呼叫器，我会及时赶到，您好好休息
整理记录	• 协助病人取合适体位 • 清理用物 • 按七步洗手法洗手 • 记录	垃圾分类处理，记录病人穿戴时间、肢体及皮肤情况、血液循环情况

▶ **任务评价**

 抗血栓梯度压力带使用技术评价表

▶ **问题探究**

1. 抗血栓梯度压力带的适应证及禁忌证有哪些？

答：适应证：有深静脉血栓形成风险的人群，如恶性肿瘤病人、卧床制动病人、孕产妇等；禁忌证：严

重下肢动脉疾病、严重周围神经病变或其他感觉障碍、肺水肿、下肢皮肤／软组织疾病、下肢畸形无法穿着、下肢存在较大的开放或引流伤口、严重下肢蜂窝织炎、下肢血栓性脉管炎、压力袜材质过敏病人。

2. 如何预防穿戴抗血栓梯度压力带导致的并发症？

答：① 全面评估：护理人员应综合评估病人的病情及皮肤状况，如果怀疑有动脉疾病，在穿之前应先咨询专家，测量病人的腿围，并根据腿围来为病人提供合适的尺码。② 正确操作：应该由经过培训的工作人员来指导病人正确的穿戴方法，并做好健康教育。③ 加强病情与皮肤的观察：医务人员应监测病人使用的情况，如果病人腿部出现水肿或者术后肿胀，需要重新测量腿围和更换合适的尺码。应每天检查病人皮肤情况。病人活动差，皮肤完整性受损或有任何感觉丧失时，应每天检查皮肤 2~3 次，特别是足跟和骨隆突处。如果病人皮肤出现斑纹、水疱或者皮肤颜色的改变，或者病人出现疼痛等不适，应停止使用。

抗血栓梯度压力带使用技术问题测试

▶ **职业精神**

疫路有你——辛晓艳

（李雅雪）

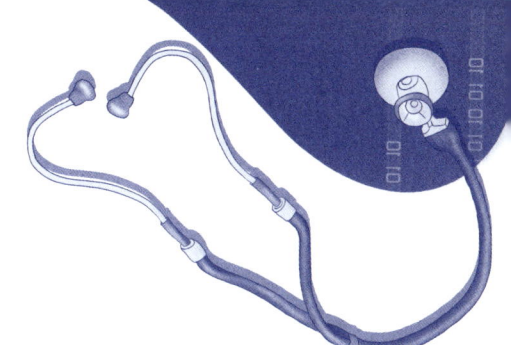

> 项目五
特殊诊疗术后的护理技术

学习目标

知识目标: 1. 熟记负压封闭引流技术术后观察要点。

2. 熟记断肢(指)再植及皮瓣移植术后血液循环的观察要点。

3. 熟记负压封闭引流技术、断肢(指)再植术及皮瓣移植术后护理观察的注意事项。

4. 熟记负压封闭引流技术、断肢(指)再植术及皮瓣移植术后的健康教育要点。

技能目标: 1. 熟练掌握负压封闭引流技术、断肢(指)再植术及皮瓣移植术后护理观察技术要点。

2. 能够判断血管危象的指征。

3. 掌握负压引流瓶的更换及引流管的护理。

素养目标: 1. 具有良好的礼仪规范,行为举止符合礼仪要求。

2. 具有良好的职业道德,谨言慎行,忠于职守。

3. 具有很好的护患沟通能力,与病人沟通融洽。

4. 具有较强的人文关怀理念,对病人关怀备至。

5. 热爱护理工作,践行社会主义核心价值观。

6. 具有良好的心理素质,具备"严谨慎独"的精神。

临床案例

病人王 ×,男,32 岁。因"车祸伤致左小腿毁损,左足中趾离断"入院,入院后急诊行"左小腿清创术 + 负压封闭引流术 + 左足中趾再植术 + 左小腿游离皮瓣移植术",术后病情平稳转入骨科,生命体征:T 36.5℃,P 78 次 / 分,R 20 次 / 分,BP 105/70 mmHg,持续负压封闭引流治疗。

任务分析

1. 病人行负压封闭引流,术后病人回病房,护士要为其妥善安置体位,检查负压是否正常,封闭是否良好,引流是否畅通,并进行相应的观察及护理。

2. 密切观察病人患肢及再植趾末梢血运情况,予持续烤灯照射治疗,遵医嘱予以趾端侧方切开放血,每 2 小时一次。

3. 密切观察移植皮瓣的血运情况,警惕血管危象的发生,及时采取措施,促进愈合。

4. 调节室内温度、湿度。

5. 遵医嘱使用镇痛药,缓解疼痛;给予心理护理,使其心理有安慰,减轻疼痛感。

▶ **目的**

1. 减少机体组织对毒性产物的重吸收。
2. 阻止外部细菌进入创面,将开放创面变为闭合创面。
3. 可控制的全方位负压作用,为主动引流提供动力,促进局部的血液循环,刺激组织新生。
4. 及时观察出现的各种护理问题,采取有效措施,提高负压封闭引流的有效性,促进创面顺利愈合,减少并发症,减轻病人的痛苦。

▶ **准备**

1. **护士准备** 衣帽整洁,按七步洗手法洗手,戴无菌口罩,戴无菌手套。
2. **病人准备** 向病人解释、取得配合;安置舒适体位;必要时遵医嘱用镇静药或镇痛药。
3. **用物准备** 中心负压吸引系统、流量表、引流管、负压引流瓶、无菌手套、手消毒液(图9-5-1)。

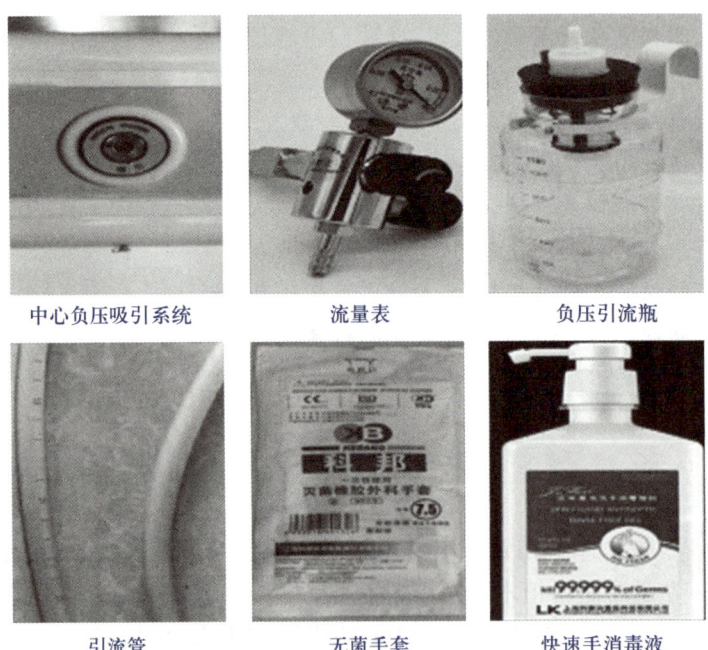

中心负压吸引系统　　　　流量表　　　　负压引流瓶

引流管　　　　无菌手套　　　　快速手消毒液

图 9-5-1 负压封闭引流护理准备用物

4. **环境准备** 室内空气清新,光线明亮,温度适宜,符合无菌要求,有消毒隔离措施。

▶ **实施**

操作步骤见表9-5-1。

表 9-5-1　负压封闭引流护理技术操作步骤

操作流程	操作步骤	沟通与说明
核对	• 携用物至病人床旁,核对床号、姓名,向病人或家属解释操作的目的及过程,并取得同意	您好,我是您的责任护士小×,请问您叫什么名字?（我叫×××）×室×床×××,您现在感觉怎么样?伤口还疼吗?由于您在持续地进行负压封闭引流,为了保证引流的有效性,促进伤口愈合,我要观察一下负压封闭引流装置的各项情况,您不用紧张,放轻松就好
保持压力稳定	• 检查负压表数值(图 9-5-2),维持在 –0.017~–0.06 MPa (–450~–125 mmHg) 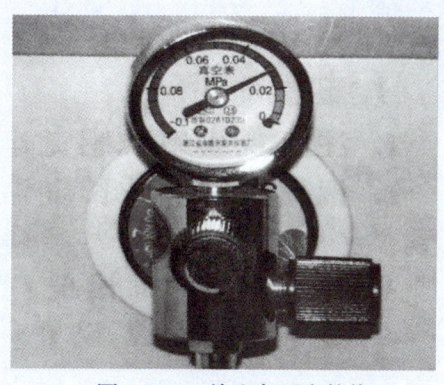 图 9-5-2　检查负压表数值	我先看一下负压表的数值,是在正常范围
观察局部封闭情况	• 观察负压封闭引流材料的渗出情况,透明敷料粘贴情况(图 9-5-3) 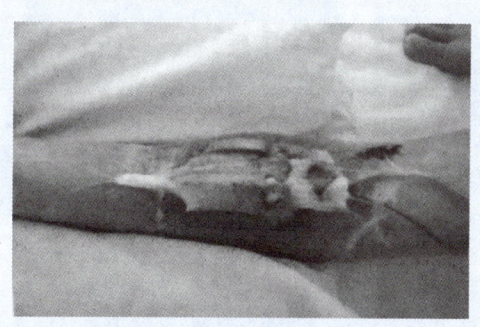 图 9-5-3　观察材料和敷料情况	我看一下材料和敷料情况,材料有少量渗出,敷料粘贴良好,封闭是严密的
固定	• 固定引流管(图 9-5-4),观察引流管内液体波动情况 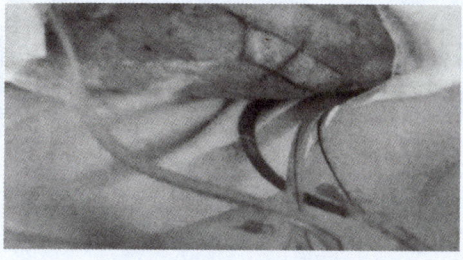 图 9-5-4　固定引流管	我将引流管固定在床沿上,您翻身活动的时候小心一些,避免引流管拉扯、扭曲、折叠引流液波动正常,引流是通畅的

操作流程	操作步骤	沟通与说明
观察引流液	• 观察引流瓶内引流液的量、性质(图9-5-5) 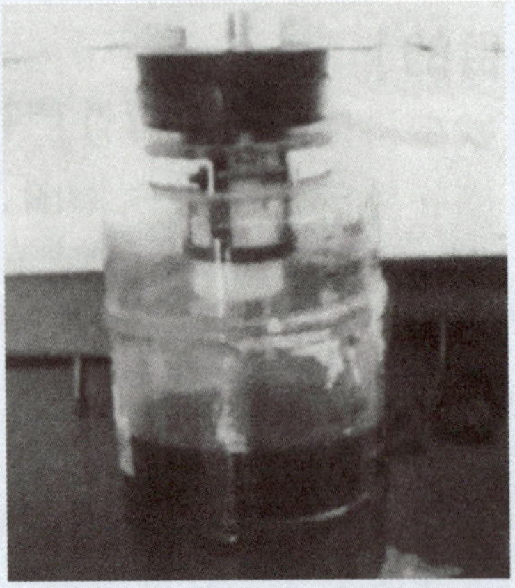 图9-5-5　观察引流液的量和性质	我看一下引流瓶引出多少液体了
更换引流瓶	• 每24小时或引流液超过瓶体1/2时需更换引流瓶 • 关闭负压源、夹闭引流管、分离引流管与引流瓶,更换新引流瓶;打开引流管与负压源,调节负压大小,观察引流液波动情况(图9-5-6)	您的引流液量超过瓶子的一半了,我现在要帮您更换一下引流瓶,您不用紧张,一会儿就好,有任何不舒服,请您及时告诉我

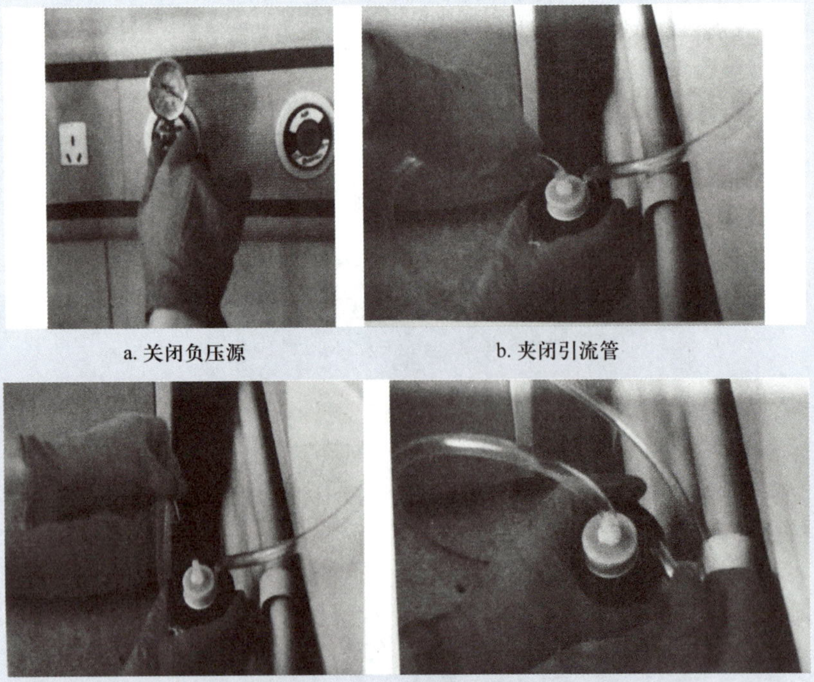

a. 关闭负压源　　　　　　　　b. 夹闭引流管

c. 分离引流管与引流瓶　　　　d. 更换新的引流机

图9-5-6　更换引流瓶

操作流程	操作步骤	沟通与说明
体位	• 协助病人取舒适卧位(图9-5-7)  图 9-5-7　协助病人取舒适卧位	您这样躺着还舒服吗?(舒服)需要我协助您更换一下体位吗?(不用)
宣教	• 对病人及家属进行健康宣教(图9-5-8) 图 9-5-8　健康宣教	您的健侧肢体是可以自主活动的,要适当地活动,以促进血液循环,患肢要置于功能位,抬高,高于心脏,以利于血液回流,如果出现疼痛、肿胀加重或者渗液多敷料粘贴不牢等情况,一定要及时按呼叫器呼叫我们,如果患肢想要移动,一定要在医护人员的辅助下移动,避免造成皮肤损伤和引流管脱落,避免压迫引流管,一旦发现堵管或出血,要及时通知医生处理。平时多吃一些高热量、高蛋白、富含维生素、清淡易消化的食物,避免摄入辛辣刺激性的食物,以保持大便通畅。您还有什么需要帮助的吗?(没有,谢谢)您好好休息,有事请按呼叫器
整理记录	• 清理用物 • 洗手 • 记录	垃圾分类处理,洗手,记录观察要点

▶ **任务评价**

负压封闭引流护理技术评价表

▶ **问题探究**

1. 负压封闭引流技术的适应证与禁忌证有哪些?

答:适应证:① 大面积皮肤缺损、撕脱伤、开放性骨折合并软组织缺损。② 肌腱外露或骨外露、断肢再植软组织缺损。③ 慢性骨髓炎合并创面经久不愈、骨筋膜室综合征。④ 压力性损伤、烧伤创面、糖尿病性溃疡。

禁忌证:① 癌性溃疡伤口。② 活动性出血伤口。③ 凝血功能障碍。④ 未经治疗的骨髓炎。

2. 负压封闭引流技术常见的并发症有哪些? 如何处理?

答:(1) 漏气:最常见的漏气部位为引流管或外固定的系膜处,三通接头连接处,边缘有液体渗出处,皮肤皱褶处,无序贴膜导致膜与膜之间有"漏贴空白"处。处理方法:重新用半透膜密封漏气处,若48小时后发现仍有小的漏气,引流管中已无引流物持续流动,此时可不做处理,一般不影响负压封闭引流治疗效果。

(2) 引流管堵塞:最常见问题之一。堵塞物为血凝块和坏死组织,堵塞时间可发生在任何时间段,尤其在夜间容易被忽视,应加强观察和交班。堵塞部位以三通接头附近最多,如果有无菌三通接头,可予以更换,在没有的情况下,可以在无菌操作下先用注射器针头疏通,再用生理盐水冲洗,使其再次衔接紧密。

(3) 薄膜下积液:发生于术后 1~3 天内,由薄膜封闭不严造成,术后要仔细观察薄膜密封状态,若薄膜周缘和引流管翘起,薄膜下有液体积聚,关闭负压后负压封闭引流材料复原,提示封闭不严,此种情况的预防办法是术前彻底清洁创面皮肤,确保薄膜周缘与皮肤粘贴紧密,术后重新进行封闭。

(4) 负压封闭引流材料鼓起,看不见管形。除考虑引流管被压迫或堵塞外,还应考虑中心负压不够。此种情况需要护理人员勤观察,常出现在创面较大、中心负压自行下降等情况下,可及时采用轮替夹闭技术或者使用多个单独负压源。

(5) 有大量新鲜血液被吸出。接通负压源后,局部血管扩张,血流加速,术后常规运用抗凝扩容药物,存在潜在出血的危险。因此,应密切观察伤口引流情况,若引流物为持续的新鲜血液,则证明创面止血不彻底,应马上通知值班医生,及时、再次手术止血。

(6) 负压封闭引流材料干结、变硬。术后 48 小时内干结、变硬可从引流管中逆向注入生理盐水,待材料重新变软后继续封闭引流;48 小时后出现干结、变硬,引流管中无引流液持续流出时,可以不处理。

(7) 感染。创面消毒不彻底、无菌操作不严格均有可能导致创口感染。表现为敷料内有少许坏死组织和渗液残留,甚至出现黄绿色、灰褐色污点,有时创口甚至会透过半透膜散发出臭味。由于负压吸引的存在,创口不容易产生感染扩散,但此时还是应重新消毒,更换新的引流系统。

 负压封闭引流护理技术问题测试

▶ **职业精神**

 疫路有你——周雪贞

任务二 **断指再植术后护理观察技术**

▶ **目的**

通过对局部血液循环的观察,及时发现血管危象并采取有效措施,提高再植术的成功率,减轻病人痛苦,提高生活质量。

▶ **准备**

1. **护士准备** 衣帽整洁,按七步洗手法洗手,戴无菌口罩。
2. **病人准备** 向病人解释、取得配合;安置舒适体位;必要时遵医嘱用镇静药或镇痛药。
3. **用物准备** 烤灯、皮肤测温计、无菌医用棉签、无菌切口尖刀、无菌纱布、快速手消毒液(图 9-5-9)。
4. **环境准备** 保持病房环境安全、整洁、空气流通,尽量减少不必要的探访人员,避免交叉感染。室温控制在 20~25℃,湿度控制在 60%~70%,有消毒隔离措施。

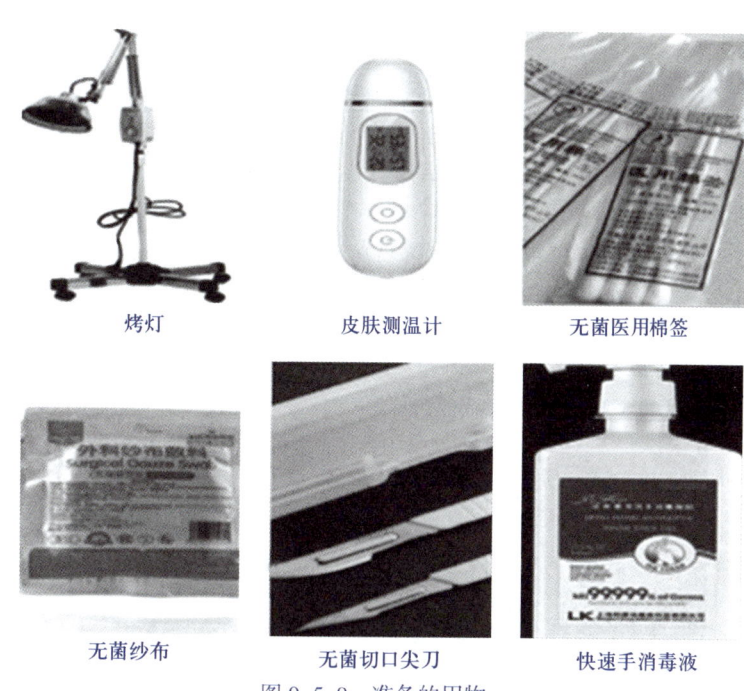

烤灯　　　　　　　皮肤测温计　　　　　无菌医用棉签

无菌纱布　　　　　　无菌切口尖刀　　　　快速手消毒液

图 9-5-9　准备的用物

▶ **实施**

操作步骤见表9-5-2。

表 9-5-2　断指再植术后局部血循环观察技术操作步骤

操作流程	操作步骤	沟通与说明
核对解释	• 携用物至病人床旁,核对床号、姓名,向病人或家属解释操作的目的及过程,并取得同意	您好,我是您的责任护士小×,请问您叫什么名字?(我叫×××)×室×床×××,您现在感觉怎么样?伤口还疼吗?我看一下您再植指的情况,请您配合一下我,好吗?(好的)
维持皮温	• 局部用60 W侧照灯(烤灯)照射保温,灯距30~40 cm(图9-5-10) 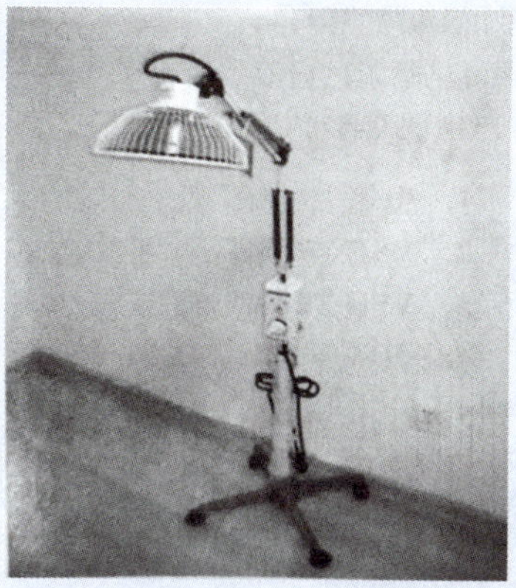	我现在要给您用烤灯照射皮肤保温,灯距我已经调节好了,等会儿您和您的家人不要随便调节,以免影响效果

图 9-5-10　照射保温

操作流程	操作步骤	沟通与说明
观察时间	• 断指再植术后48小时内,每30分钟观察1次,48小时后改为每1小时观察1次,96小时后如一切正常改为每2小时观察1次	这3天内,每过30分钟,我会来观察一次再植指的皮肤情况
观察指体色泽	• 断指再植术后指体色泽的变化是最容易观察到的客观指标。正常色泽:完全性离断的指体再植术后,由于远端血管已没有神经支配,全部处于扩张状态,所以再植断指的色泽比正常指红润(图9-5-11)	正常色泽是红润的,如果指体皮肤苍白,变为灰色或者呈暗紫色,说明存在血运障碍,请您及时告知医生

观察指体色泽	

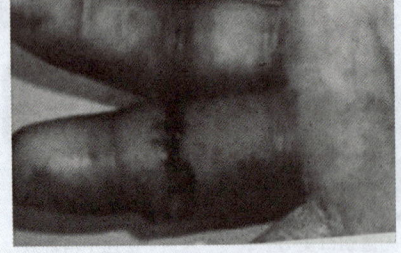

图 9-5-11　指体色泽比正常指红润

(1) 指体由红润变成苍白:此时断指处于缺血状态,由动脉痉挛或栓塞引起,应立即报告医生,给予相应处理,并严密观察(图9-5-12)

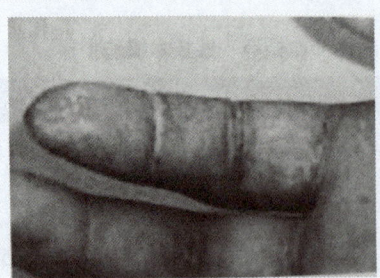

图 9-5-12　指体色泽苍白

(2) 指体由红润变为灰色且张力低:若此时静脉通畅,动脉无供血,可能为动脉危象,应采取手术探查
(3) 指体由红润变成暗紫色且张力高:静脉回流发生障碍,用手术刀在指端侧方作一小切口后,立即可见暗紫色血液流出,不久又流出鲜红色血液,指体由紫变红(图9-5-13)

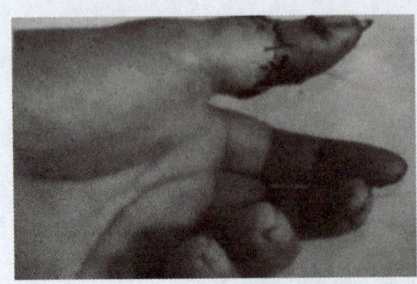

图 9-5-13　指体呈暗紫色

操作流程	操作步骤	沟通与说明
测量指体温度	• 记录室温,用皮肤测温计进行接触检测,先检测健指指温,然后再检测再植指指温。每一断指若两侧指动脉均作了吻合,并修复了较多的静脉,这一断指的温度大致与健指相同,有时甚至略高于健指;如果仅修复一侧动脉,则指温要比健侧略低1~2℃;如果断指指温比健指低4~5℃,说明断指血液循环已发生障碍,此时应根据其他观察指标进行全面分析 • 在检测指温过程中,如果发现当时指温略升高,而指体由红润渐渐变成暗紫色,而后指温又逐渐下降,且低于健指3~4℃时,指体由红变为紫红,指温下降,但仍有毛细血管回充盈现象,且反应迅速,说明指体静脉回流大部分障碍,但仍有少量回流,若指温保持不变,指体有成活的可能,如果指温继续下降,指体呈暗紫色,指端侧方切开放血,指体由紫变红,说明静脉回流完全障碍而发生栓塞,应及时进行手术探查,切除栓塞段静脉,作重新缝合或血管移植修复,否则指体难以成活	我现在要测量一下指体的温度,您放轻松,一会儿就好
观察指腹张力	• 指腹张力全凭检测者的主观感觉,这一主观感觉却反映着指体循环的变化,是一种直接又简单的检测指标 (1)再植术后指腹张力大致同健指或略高于健指,称指腹饱满(图9-5-14) 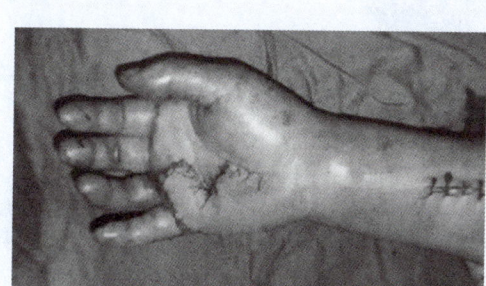 图9-5-14 指腹饱满 (2)指腹张力降低:指体呈苍白色,而且指体瘪塌,发凉,此时再植指的动脉供血发生障碍(图9-5-15) 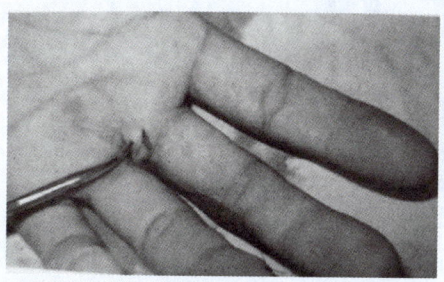 图9-5-15 指腹张力降低 (3)指腹张力增高:指体呈暗紫色,无毛细血管回充盈现象,证明指体静脉回流障碍(图9-5-16)	现在我看一下您再植指的指腹张力,您的指腹看起来饱满,张力略高于健指

操作流程	操作步骤	沟通与说明
观察指腹张力	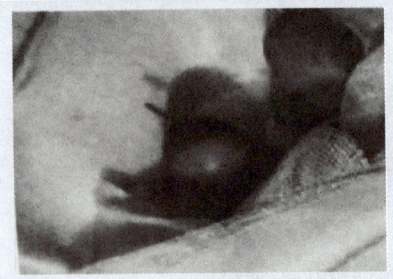图 9-5-16 指腹张力增高	
毛细血管充盈时间	• 用棉签或手指轻轻压一下指腹或指甲,此时被压的皮肤或指甲呈苍白色,一旦移开压迫后,受压区在 1~3 秒钟内,由苍白转为红润,此为毛细血管回充盈试验正常,如小于 1 秒为反应增快,提示有静脉回流障碍的可能,大于 3 秒为反应迟缓,提示有动脉血供不足的可能,须立即处理(图 9-5-17)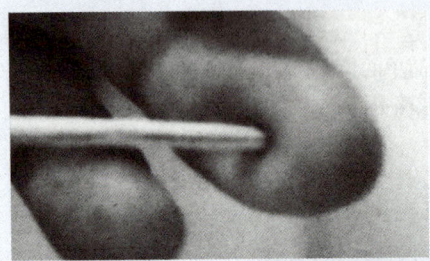图 9-5-17 毛细血管回充盈试验	我轻轻压一下指甲,看一下毛细血管充盈情况,我会动作轻柔的,您不用紧张
针刺或用小刀片切口放血	• 是一项能明确反映再植组织血液供应的最可靠指标。用针刺或在局部做 0.3~0.5 cm 的小切口,血供好则快速涌出少量鲜红色血,可用肝素棉球局部湿敷,保持切口处于抗凝状态,以便确切地观察血液循环(图 9-5-18)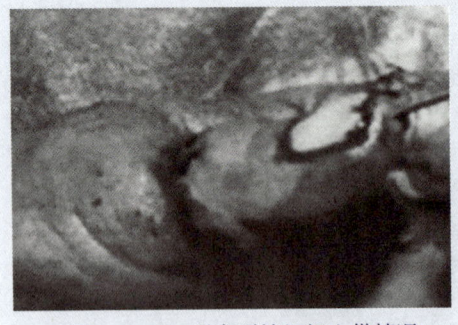图 9-5-18 观察再植组织血供情况	现在我要用小刀片在指体划一小切口,目的是观察再植组织的血液供应情况,您放轻松,不要动,一下就好
血循环危象的观察	• 血管危象常发生在术后 24~48 小时 (1) 动脉危象:再植指皮色发白,皮温凉,张力低,毛细血管反应减慢,针刺或小切口放血渗血慢或无渗血(图 9-5-19)	您的再植指就目前来看,恢复得不错,但是在这两三天最容易发生血管危象,如果您发现指体皮肤色泽异常,或出现不适,一定要及时告诉我们

操作流程	操作步骤	沟通与说明
血循环危象的观察	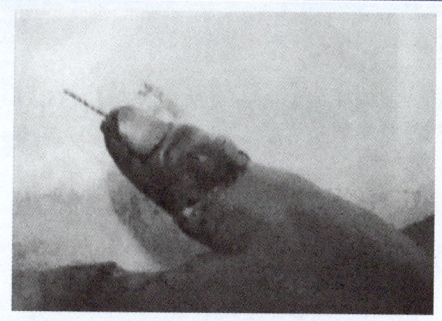 图 9-5-19　动脉危象 (2) 静脉危象:再植指皮肤色泽暗,温度低,张力高,毛细血管反应增快,侧切口放血呈暗红色(图 9-5-20) 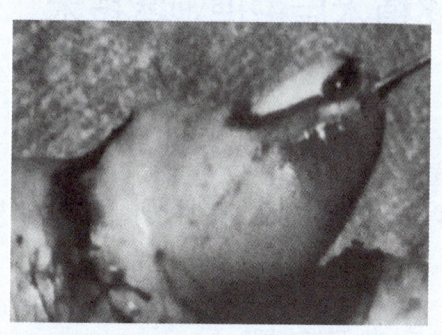 图 9-5-20　静脉危象	
整理记录	• 协助病人取合适体位 • 清理用物 • 洗手 • 及时记录并将观察结果及时上报医生	您还有什么需要帮助的吗?(没有)您好好休息,有事及时按呼叫器。过一会儿我再来看您。垃圾分类处理,洗手,记录观察情况,有异常及时告知医生

▶ **任务评价**

 断指再植术后局部血循环
观察技术评价表

▶ **问题探究**

1. 断指再植术的适应证及禁忌证有哪些?

答:(1) 适应证:断离的指体有一定的完整性;断指两端的血管神经可供对端吻合,或经过邻指的血管神经转位,血管神经移植可以修复者;指甲根以近侧的断离均适宜再植;再植时限为冬季十几个小时内,夏季常温下 7 小时内。

(2) 禁忌证:严重的压轧伤、撕裂伤性断指,尤其是血管神经损伤较重或抽出较长无法修复者;指体损伤重,再植时需缩短超过 2~3 cm 者,再植后过于短小,影响功能和外观;断指被乙醇、汽油等有害液体浸泡,或被冰水、盐水浸泡时间过长(6 小时以上),再植很难成活;有高凝状态或出血倾向的病人,应慎重再植;精神病病人,术后不配合者;年迈体弱或有较严重的老年病者。

2. 断指再植术后病人如何安置体位?

答:① 局部制动。② 平卧 3 周,以保证患肢血液循环通畅。③ 保持患肢略高于心脏水平。④ 为防止影响患肢的供血,指导病人不要卧向患侧,进食及大小便时采取平侧卧位,以防止患肢血管压力改变而危及血供。

 断指再植术后局部血循环观察技术问题测试

▶ **职业精神**

 疫路有你——周雪贞

任务三 皮瓣移植术后护理观察技术

▶ **目的**

1. 及时了解皮瓣的血运情况,警惕血管危象的发生。
2. 通过观察护理,及时采取措施减少感染的发生,促进皮瓣的存活和创面的修复。

▶ **准备**

1. **护士准备** 衣帽整洁,按七步洗手法洗手,戴无菌口罩。
2. **病人准备** 向病人解释、取得配合;安置舒适体位;必要时遵医嘱用镇静药或镇痛药。
3. **用物准备** 烤灯、皮肤测温计、无菌医用棉签、快速手消毒液(图 9-5-21)。

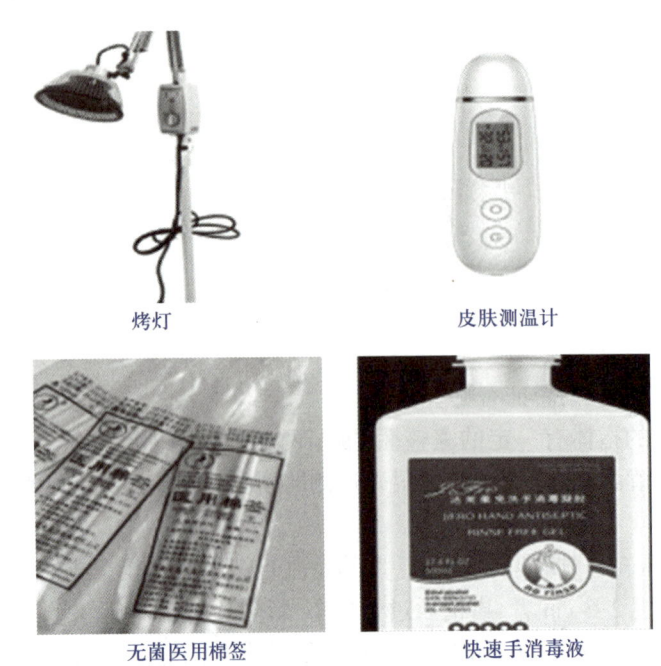

烤灯 皮肤测温计

无菌医用棉签 快速手消毒液

图 9-5-21 皮瓣移植术护理用物准备

4. 环境准备　保持病房环境安全、整洁、空气流通,尽量减少不必要的探访人员,避免交叉感染。室温控制在 20~25℃,湿度控制在 60%~70%,有消毒隔离措施。

▶ 实施

操作步骤见表9-5-3。

表 9-5-3　皮瓣移植术后护理观察技术操作步骤

操作流程	操作步骤	沟通与说明
核对解释	• 携用物至病人床旁,核对床号、姓名,向病人或家属解释操作的目的及过程,并取得同意	您好,我是您的责任护士小×,请问您叫什么名字?(我 叫 ×××)×室×床×××,您现在感觉怎么样?伤口还疼吗?我看一下您移植皮瓣的情况,请您配合一下我,好吗?(好的)
维持皮温	• 局部用 60 W 侧照灯照射保温,灯距 30~40 cm	我现在要给您用烤灯照射皮肤保温,灯距我已经调节好了,等会儿您和您的家人不要随便调节,以免影响效果
观察时间	• 在行皮瓣移植术后 1~3 天易发生血管危象,应严密观察创面有无渗血、出血	这 3 天最容易发生血管危象,我会随时来观察的
观察皮瓣的颜色	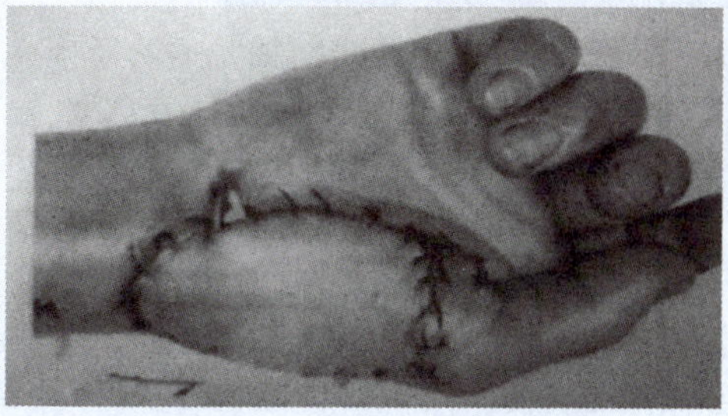 • 皮瓣的颜色应红润或与健侧皮肤一致(图 9-5-22) 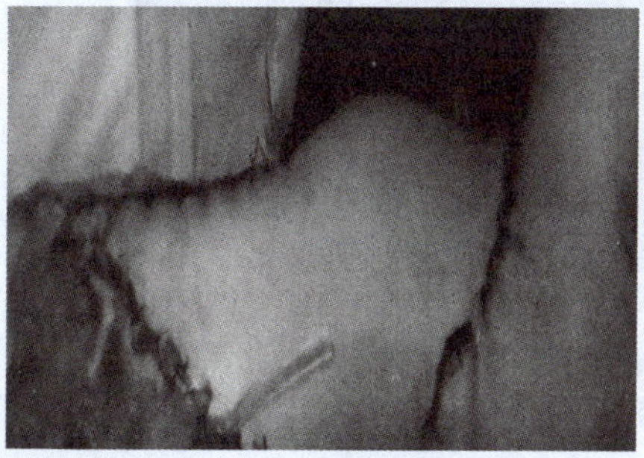	正常皮瓣颜色是红润的,与健侧皮肤一致,如果移植组织皮肤颜色异常,比如变为红紫、紫红,甚至变为黑色,说明发生了血管危象,请您及时告知医生,以免延误治疗

图 9-5-22　皮瓣颜色红润

• 皮瓣颜色变淡或苍白,说明动脉痉挛或栓塞(图 9-5-23)

图 9-5-23　动脉痉挛或栓塞

操作流程	操作步骤	沟通与说明
观察皮瓣的颜色	• 移植组织皮肤上出现散在性瘀点，大多是静脉栓塞或早期栓塞的表现。随着栓塞程度的加重，散在性瘀点相互融合成片，并扩展到整个移植组织表面，说明栓塞已近完全（图 9-5-24） 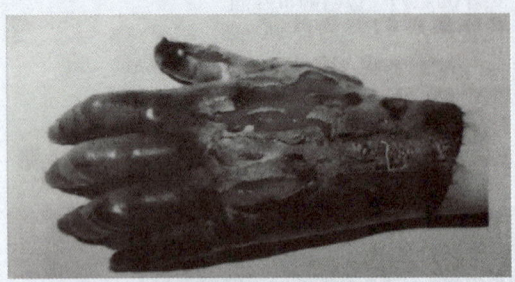 图 9-5-24　静脉栓塞或早期栓塞 • 移植组织的皮肤颜色大片或整片变暗，说明静脉完全栓塞。随着栓塞时间延长，皮肤颜色由暗红变为红紫、紫红、紫黑（图 9-5-25） 图 9-5-25　静脉完全栓塞 • 当动、静脉同时栓塞时，移植组织皮肤呈灰暗色，继而变为洋红色，最后变为黑色（图 9-5-26） 图 9-5-26　动、静脉同时栓塞	
皮肤温度	• 记录室温，用皮肤测温计进行接触检测，先检测正常皮肤温度，然后再检测移植组织的皮肤温度 • 手术结束后，皮温一般较低，常于术后 3 小时内恢复。移植组织的皮肤温度为 33~35℃，与正常温差在 2℃ 以内。若低于 2℃ 以上，则提示发生了血液循环障碍。如果皮肤温度突然升高或病人主诉有疼痛或刺痛的感觉，则有感染的可能	我现在要检测一下您移植皮瓣的温度，您放轻松，一会儿就好

操作流程	操作步骤	沟通与说明
观察肿胀程度	• 可根据移植组织肿胀情况分为以下4种情况:一般移植组织均有轻微肿胀(−);移植组织皮肤有肿胀,但皮纹尚存在(+);皮肤肿胀明显,皮纹消失(++);皮肤极度肿胀,皮肤上出现水疱(+++)(图9-5-27) 图 9-5-27　移植组织肿胀 • 当动脉血液供应不足或栓塞时,组织干瘪 • 当静脉回流受阻或栓塞时,组织肿胀明显 • 当动、静脉同时栓塞时,肿胀程度不发生变化	现在观察一下移植组织肿胀情况,现在有轻微肿胀是正常的
毛细血管充盈反应	• 用棉签压迫移植皮瓣,皮肤变白后,放松压迫,皮肤在1~2秒转为红色即为正常。若毛细血管充盈反应消失或延迟,则为动脉供血障碍。若血管充盈时间缩短,则提示静脉回流障碍	我用棉签轻轻压一下移植皮瓣,看一下毛细血管充盈情况,我会动作轻柔的,您不用紧张。您的毛细血管充盈情况是正常的
整理记录	• 协助病人取合适体位 • 清理用物 • 洗手 • 及时记录并将观察结果及时上报医生	您还有需要帮助的吗?(没有)您好好休息,有事及时按呼叫器。过一会儿我再来看您。垃圾分类处理,洗手,记录观察情况,有异常及时告知医生

▶ 任务评价

皮瓣移植术后护理观察技术评价表

▶ 问题探究

1. 皮瓣移植术供皮区如何选择?

答:(1) 完整、健康,无瘢痕、疖、痈等皮肤病变。

(2) 至少有一段适当长度(2~3 cm)和适当外径(1 mm)的动、静脉分布于其内。

(3) 血管的解剖位置应比较明确,变异较小。

(4) 可提供皮瓣的大小、厚度、肤色应尽量与受皮区相近。

(5) 最好有至少一根可供缝接的感觉神经。

(6) 皮瓣转移后供皮区的功能和形态不受影响或受影响小。

2. 常用的供皮区有哪些?

答：常用的供皮区有侧胸皮瓣、肩胛区皮瓣、足背皮瓣、前臂皮瓣、下腹皮瓣、股内侧外侧皮瓣等。

 皮瓣移植术后护理观察技术问题测试

▶ **职业精神**

 疫路有你——高啟林

（戚　蓉）

参考文献

［1］李乐之，路潜 . 外科护理学 [M]. 7 版 . 北京：人民卫生出版社，2021.

［2］熊云新，叶国英 . 外科护理学 [M]. 4 版 . 北京：人民卫生出版社，2018

［3］郭书芹，王叙德 . 外科护理 [M]. 2 版 . 北京：人民卫生出版社，2020.

［4］陈孝平，汪建平，赵继宗 . 外科学 [M]. 9 版 . 北京：人民卫生出版社，2018.

［5］崔焱，尤黎明，李乐之，等 . 基础护理学 [M]. 7 版 . 北京：人民卫生出版社，2022.

［6］李小寒，尚少梅 . 护理学基础 [M]. 7 版 . 北京：人民卫生出版社，2022.

［7］沈南平 . 儿科护理技术 [M]. 北京：人民卫生出版社，2011.

［8］王泠，胡爱玲 . 伤口造口失禁专科护理 [M]. 北京：人民卫生出版社，2018.

［9］肖娟 . 现代护理学临床与应用实践 [M]. 南昌：江西科学技术出版社，2019.

［10］许红璐 . 简明临床专科护理操作流程 [M]. 广州：华南理工大学出版社，2017.

［11］应燕萍，杨丽，凌瑛，等 . 临床实用护理技术操作流程及规范 [M]. 南宁：广西科学技术出版社，2021.

［12］蒋争艳，唐英姿，蒙桂琴 . 外科护理技术 [M]. 上海：同济大学出版社，2021.

［13］李晓松，王瑞敏 . 护理综合技能训练 [M]. 北京：高等教育出版社，2012.

［14］黄叶莉，王建荣，宋雁宾，等 . 基础护理技能实训 [M]. 北京：科学出版社，2014.

［15］皮红英，丁炎明，郑一宁，等 . 外科护理技能实训 [M]. 北京：科学出版社，2014.

［16］燕铁斌，尹安春 . 康复护理学 [M]. 4 版 . 北京：人民卫生出版社，2017.

［17］邓宝凤 . 养老护理员（中级）[M]. 北京：中国劳动社会保障出版社，2013.

［18］周文娟 . 骨科专科护士核心能力培养实训手册 [M]. 武汉：华中科技大学出版社，2022.

［19］李宝丽，刘玉昌 . 实用骨科护理手册 [M]. 北京：化学工业出版社，2019.

［20］付小兵 . 慢性难愈合创面防治理论与实践 [M]. 北京：人民卫生出版社，2011.

［21］裘华德，宋九宏 . 负压封闭引流技术 [M]. 2 版 . 北京：人民卫生出版社，2008.

读者意见反馈

为收集对教材的意见建议，进一步完善教材编写并做好服务工作，读者可将对本教材的意见建议通过如下渠道反馈至我社。

咨询电话　400-810-0598
反馈邮箱　gjdzfwb@pub.hep.cn
通信地址　北京市朝阳区惠新东街4号富盛大厦1座
　　　　　高等教育出版社总编辑办公室
邮政编码　100029

责任编辑：夏宇

高等教育出版社　高等职业教育出版事业部　综合分社
地　　址：北京市朝阳区惠新东街4号富盛大厦1座19层
邮　　编：100029
E-mail: chenpk@hep.com.cn
高教社高职医药卫生教师QQ群：191320409
（申请配套教学课件请联系责任编辑）